Carl Wilhelm Götzloff

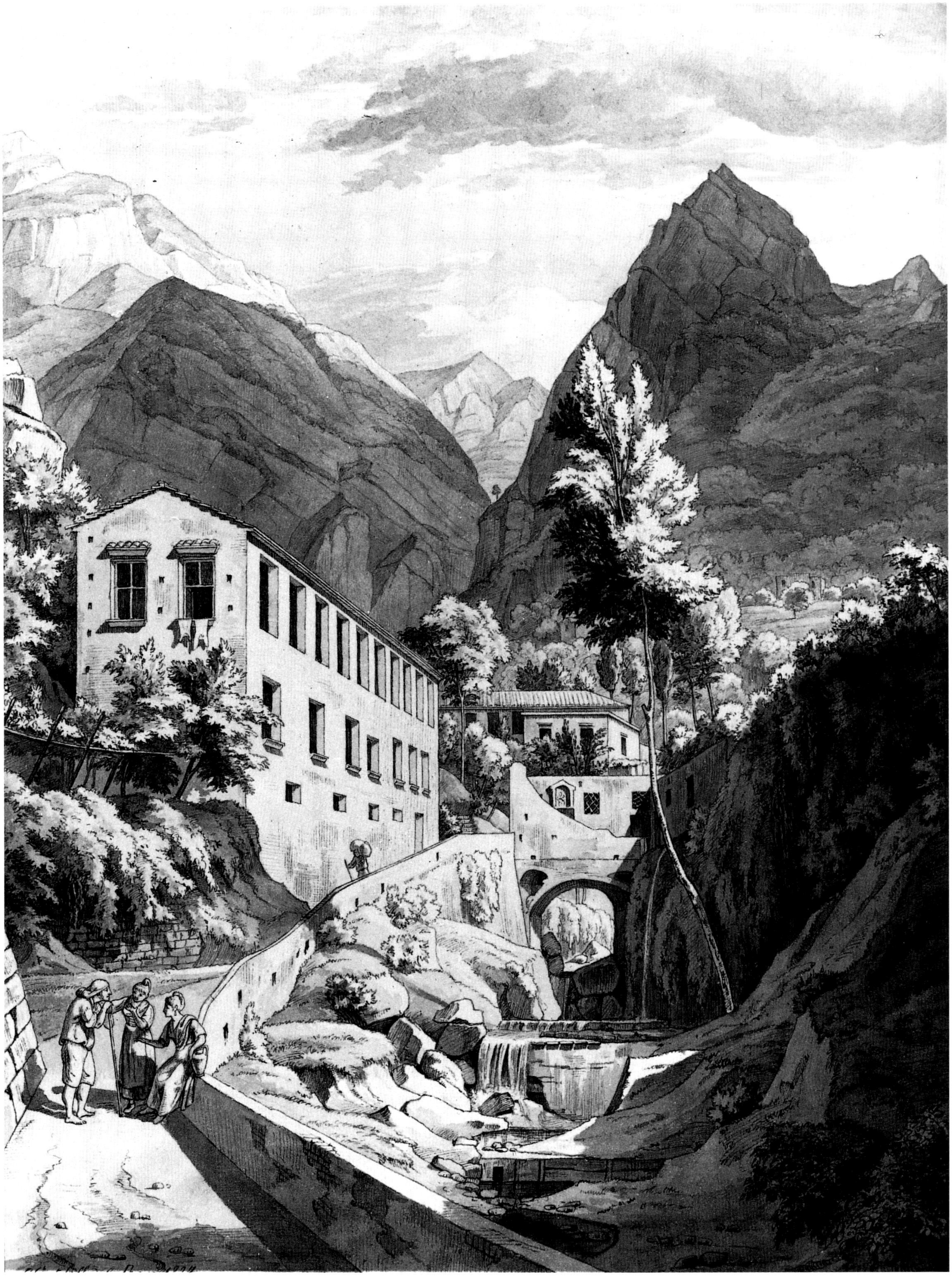

Ernst-Alfred Lentes

Carl Wilhelm Götzloff

Ein Dresdner Romantiker
mit neapolitanischer Heimat

Monographie mit Werkverzeichnis der Gemälde

Belser Verlag
STUTTGART
ZÜRICH

Meiner lieben Frau Helga für ihr immerwährendes Verständnis

Frontispiz:
1 *Mühlental bei Amalfi,* 1824;
Feder und Pinsel in Braun über Bleistift, 19 x 25,4 cm;
Privatbesitz

Die Deutsche Bibliothek – CIP-Einheitsaufnahme
Lentes, Ernst-Alfred
Carl-Wilhelm Götzloff : ein Dresdner Romantiker mit
neapolitanischer Heimat ; Monographie mit Werkverzeichnis
der Gemälde / Ernst-Alfred Lentes. –
Stuttgart ; Zürich : Belser, 1996
ISBN 3-7630-2337-2
NE: Götzloff, Carl Wilhelm (Ill.)

ISBN 3-7630-2337-2

Redaktion: Susanne Friedrichsen
Reproduktionen: Eurolitho, Tarzo
Satz: Steffen Hahn GmbH, Kornwestheim
Druck: Westermann Druck Zwickau GmbH

Printed in Germany 1996

Inhaltsverzeichnis

Danksagung

Herzlich gedenken möchte ich an dieser Stelle all derer, die zur Verwirklichung der Absicht beigetragen haben, ein Buch über Carl Wilhelm Götzloff zu erstellen, allen voran Hans Joachim Neidhardt, dem Kustos der Dresdener Galerie Neue Meister, der mir als Kenner der Materie und Verfasser der ausführlichen Schrift »Die Malerei der Romantik in Dresden« wichtige Anregungen und wertvolle Auskünfte zu geben bereit war. Ebenso danke ich Gerhard Glaser, dem Chefkonservator des Instituts für Denkmalpflege Dresden, auf dessen Veranlassung hin im Frühjahr 1986 Frau Lisbeth Weise den Beitrag Hans Gellers über Götzloff für mich abschrieb. Entnommen wurde er seiner anläßlich des 200jährigen Jubiläums der Dresdener Kunstakademie 1964 zusammengetragenen Abhandlung über zahlreiche Romfahrer, die nur als Typoskript vorliegt. Diese Ausführungen waren Grundlage der vorliegenden Arbeit.
Für die freundliche Unterstützung und viele interessante Hinweise sei auch dem Galeriebesitzer Rolf Schenk in Zürich und dem Urenkel des Malers, Claudio Emmer in Levanto, gedankt.
Stellvertretend für alle Kunst- und Auktionshäuser, die mir wichtige Informationen lieferten, möchte ich mich namentlich bei Frau Ulrike Eichler, Neumeister München, bei Herrn Nicholas Maclean, Christie's London, und Herrn Andreas Narzt, Sotheby's München, bedanken.
Anerkennung gebührt ebenfalls meinem Freund Antonio De Angelis, dem Heimatforscher und Landvermesser in Sant'Agnello bei Neapel, der mir mit seinen zahllosen Erläuterungen überwiegend topographischer Natur stets behilflich war. Für ausführliche schriftliche Erklärungen danke ich dem Archäologen Giorgio Buchner, Ischia.
Mein besonderer Dank gilt aber zweifelsohne der Kunsthistorikerin Francoise J. Mathis, die der Idee zu diesem Buch letztendlich zu fester Form verhalf, sowie selbstverständlich meiner Frau und meinen Töchtern Claudia und Silke, ohne deren einsichtige Ausdauer und Mithilfe das Projekt gar nicht über Jahre hinweg hätte gedeihen können.

Ernst-Alfred Lentes

Einleitung

Mit dem Begriff der Romantik hat im ersten Anlauf kaum jemand Schwierigkeiten. Der Musikkenner wird vielleicht an Chopin und Liszt denken, der Literaturkundige an Heine, Tieck, Byron oder Keats, der Kunstexperte an Caspar David Friedrich und Philipp Otto Runge, während im allgemeinen Sprachgebrauch Romantik mit Nostalgie und Empfindsamkeit in Verbindung gebracht wird. Spontan erweckt dieser Terminus in jedem eine bestimmte Vorstellung von Gemütsregung und gesteigerter Schwärmerei.
Zweifelsfrei durchsetzt die Romantik als Gesinnung und Einstellung alle Bereiche des geistigen Lebens seit Anbeginn des 19. Jahrhunderts. Als Epochenbezeichnung hat sie durchaus Gültigkeit. Auch lassen sich in der bildenden Kunst Merkmale aufzählen, die der Romantik eigen sind, doch variieren diese von Land zu Land; ein eigener Stil bekundet sich darin nicht: »Denn zur Erfüllung des Begriffs ›Stil‹ als eines Entwicklungsabschnittes der Kunstgeschichte gehört eine nur ihm eigene Formenwelt.« Dieser entbehre jedoch die Romantik.[1]
Die Anhänger dieser Richtung bekümmerte dies kaum. Ergriffenheit lautet das sie verbindende Losungswort.
Caspar David Friedrich (1774–1840) und Philipp Otto Runge (1777–1810) sind natürlich die renommiertesten Hauptmeister der deutschen Romantik in der Malerei. Carl Blechen (1798–1840), Joseph Anton Koch (1768–1839) und vielleicht noch Johan Christian Claussen Dahl (1788–1857) werden vermutlich die nächsten auf der in der Allgemeinheit verbreiteten Berühmtheitsskala sein. Um Carl Wilhelm Götzloff hingegen hüllt sich meist Schweigen, ohne ihn deshalb in schlechter Gesellschaft zu wähnen. Warum aber, vor allem in Anbetracht des umfangreichen Œuvres, hat sich bislang keiner dieses Künstlers angenommen? Warum blieb es in anderen Fällen bei mehr oder weniger knappen Randbemerkungen? Warum erschien bis heute noch keine Monographie?
Ist diese Unterlassung auch bedauerlich für die bisherige Gesamterfassung romantischer Tätigkeit, bietet sich hier mit einer eingehenderen Studie über Werk und Wirken Carl Wilhelm Götzloffs eine willkommene Möglichkeit, diesem Mangel zumindest in Teilen abzuhelfen.

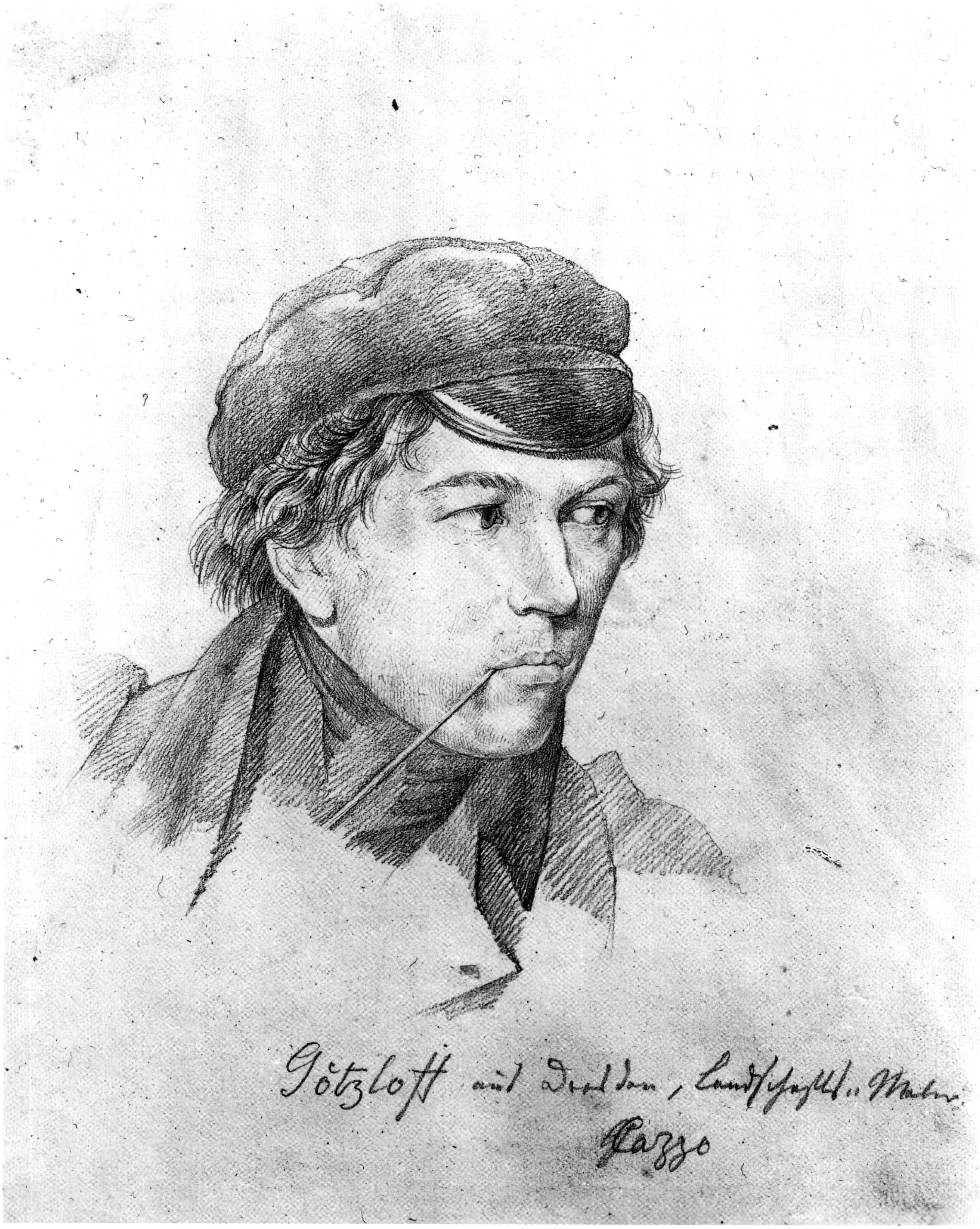

2 *Selbstporträt*, um 1820; Bleistift auf Papier, 18,4 x 23,6 cm; Dresden, Kupferstich-Kabinett

1799–1820
Jugend und Lehrjahre in Dresden

Carl Wilhelm Götzloff erblickte am 27. September 1799 als viertes und jüngstes Kind des Stadtwachtmeisters Friedrich Adrian Götzloff und seiner Frau Dorothea, geborene Luder, in Dresden-Neustadt das Licht der Welt. Ein Jahr zuvor hatte sich der Greifswalder Maler Caspar David Friedrich in Dresden niedergelassen. So zufällig die zeitliche Übereinstimmung der Ereignisse auch war, die Präsenz des 25 Jahre älteren, außergewöhnlichen Künstlers in seiner Heimatstadt sollte für Götzloff zukunftsweisende Bedeutung gewinnen.

In Dresden, das oft irrtümlich als das Zentrum romantischer Malerei angesehen wird,[2] verbrachte der junge Götzloff seine Kindheit und wurde 1814, seinen Neigungen folgend, Schüler der Dresdener Königlichen Akademie der Künste. Das Akademiegebäude liegt noch heute im Herzen der Stadt, oberhalb der Elbe, auf der Brühlschen Terrasse, damals von Frauenkirche, Stadtschloß und Semperoper architektonisch reizvoll umgeben. Die sofort erfolgte Zulassung in die Klasse »Zur Landschaft« mag, im Rückblick, programmatisch für den Werdegang des angehenden Künstlers stehen. Zu diesem Zeitpunkt fügte er sich lediglich in die hierzulande bereits fundierte Tradition der Landschaftsmalerei ein.

Bei dem Landschafts-, Geschichts- und Bildnismaler Johann August Hahn (1777–1816), dem damaligen Zeichenmeister, lernte der 15jährige den sachlich präzisen, mit Akribie betriebenen, aber auch etwas leblosen Zeichenstrich. Die Federzeichnung *Wiesenstück mit Distel* (Abb. 3) aus dem Jahre 1815 bringt zum Ausdruck, wie bemüht der Schüler die Natur konturiert und das Spiel von Licht und Schatten erforscht. Die exakte Datierung auf den 22. Januar 1815 entspricht dem Studiencharakter der Arbeit. Im Zeichnen nach alten und jüngeren Meistern erlernte Götzloff sein Handwerk, dem als Neuling der Akademie auch Schülerarbeiten zum graphischen Studium vorgelegt wurden. Die Anerkennung für sein Talent ließ nicht lange auf sich warten. Bereits 1814 erschien Götzloffs Name im Katalog der alljährlichen Akademie-Kunstausstellung. Außer dem Titel, *Eine Schlittenfahrt*, ist von dem damals ausgestellten Werk nichts überliefert.

Als Privatschüler bei Carl August Richter (1770–1848) erwarb Götzloff darüber hinaus Kenntnisse in der Kunst des Radierens und des Kupferstechens. Mit Richters Sohn, dem vier Jahre jüngeren Adrian Ludwig (1803–1884), den er bei diesen Gelegenheiten kennenlernte, sollte ihn später eine lebenslange Freundschaft verbinden.

An der Dresdener Königlichen Akademie studieren zu dürfen galt als höchst ehrenvoll und als besondere Auszeichnung. Nicht nur der kostenfreie Unterricht an der »Kunstschule«, wie man die Akademie zu nennen pflegte, sondern auch die hervorragenden Lehrkräfte hatten ihr einen Namen gemacht. Die Anforderungen an die Schüler waren hart, und auch Götzloff blieb keine Zeit, sich auf ersten Erfolgen auszuruhen. Vielen Bewährungsproben mußten sich die Schüler in den nächsten Jahren noch aussetzen, so beim Durchlaufen der drei lehrplanmäßig vorgeschriebenen Kategorien: Zeichen-, Gips- und Aktkunst.

In der Elementarklasse wurden die Schüler zunächst nachdrücklich in das sogenannte »Richtigsehen« und das äquivalente Übersetzen der optischen Wahrnehmung eingewiesen. Die Übung erstarrte meist in einem mechanistischen System fester Schraffuren. So erinnert sich Ludwig Richter, damals Kommilitone Götzloffs, in seinen Memoiren: »Wir plagten und mühten uns ab, die schablonenmäßigen Formen ›der gezackten Eichenmanier‹ und ›der gerundeten Lindenmanier‹, wie Zingg sagte, so einzuüben, daß wir dergleichen mit Leichtigkeit zeichnen konnten; außerdem suchte man eine Fertigkeit im Tuschen, besonders in Sepia, zu erlangen, und leistete in dieser Technik auch Tüchtiges.«[3]

So ist es auch nicht erstaunlich, daß die Kunstschule bei der Königlichen Akademie im Jahre 1816 von Götzloff insgesamt fünf Sepiazeichnungen nach Kopien ausstellt. Der Katalog verzeichnet unter Nr. 273 »*Meerbusen bey Neapel, Copie in Sepia, von Carl Wilh. Götzlow*«. Es darf vermutet werden, daß diese Arbeit bei dem jungen Künstler schon die Sehnsucht nach Italien geweckt hat denn Neapel sollte seine Heimat werden. Mit Sicherheit kündigt sich aber das Interesse des Kunstschülers für diesen Landstrich an.

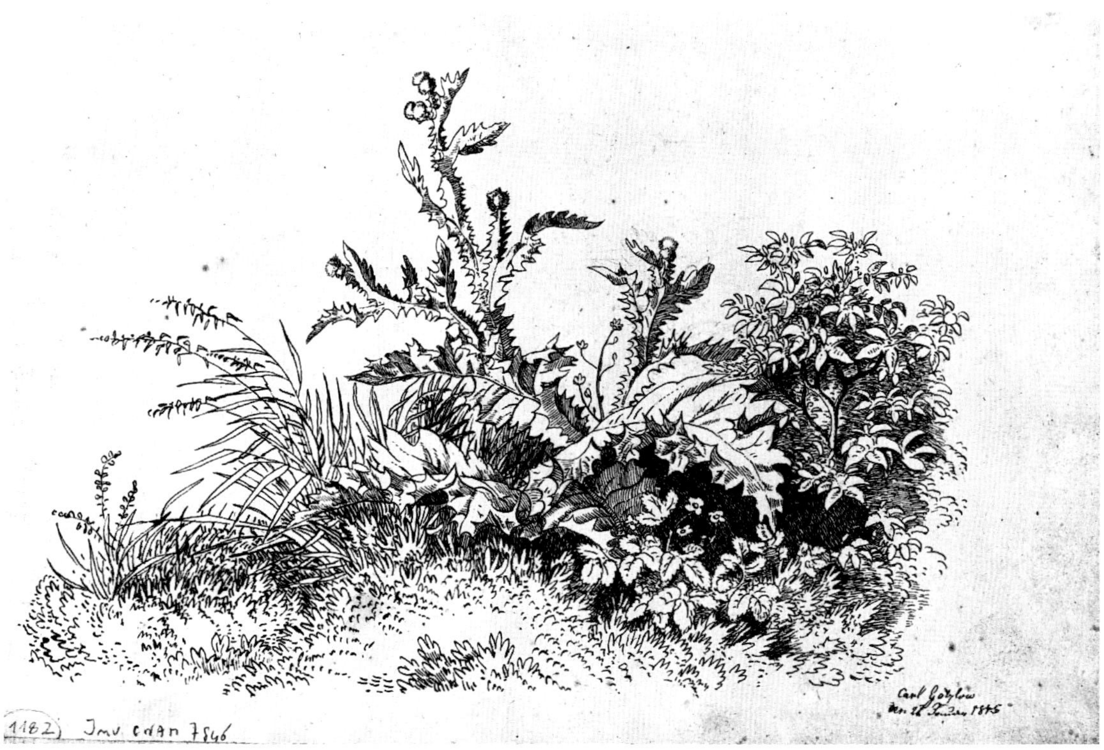

3 *Wiesenstück mit Distel*, 1815; Feder auf Papier, 16,5 x 24,8 cm; Rom, Nationalgalerie

An dem Einfluß des alten Adrian Zingg (1734–1816), der 1766 an die Dresdener Akademie berufen worden war, führte damals kaum ein Weg vorbei. Zingg war übrigens nicht nur Lehrer Carl August Richters gewesen, sondern auch der Pate von dessen Sohn Adrian Ludwig. Wenigen gelang es, Zingg und seinen schematischen, topographisch »korrekten Landschaftausschnitten«[4] in einem zart sich andeutenden Pleinairismus zu widerstehen. Der gemeinsame Freund Götzloffs und Richters, Carl Wagner (1796–1867), der später Hofmaler und Galerieinspektor in Meiningen werden sollte, beschritt diesen eigenständigen Weg und erntete die offen eingestandene Bewunderung der Mitschüler.

»Wagner war so glücklich gewesen, keinen manierierten Lehrer, wie sie damals alle waren, oder doch nur für die ersten Anfänge, gehabt zu haben, und so hielt er sich an die Natur und suchte das auf dem Papier zur Anschauung zu bringen, was in der Natur sein Auge sah und vor allem sein Herz erfreute. Denn jeder sieht eigentlich nur das, was ihn sympathisch berührt, was er liebt, und wofür der innere Sinn empfänglich oder bereits erschlossen ist. Ein bloß äußerliches Sehen würde nur mechanisch nachbilden. So sah Wagner also mit eigenem Auge und nicht durch eine der vielen akademischen Brillen, welche der Lehrer mit bester Überzeugung glaubte seinem Schüler auf die Nase setzen zu müssen.«[5]

Empfindsamkeit und Einfühlungsvermögen stellte durchaus auch Götzloff in seinen frühen Arbeiten, die unmittelbar vor oder doch zumindest nach dem Vorbild der Natur entstanden waren, unter Beweis, wie die um 1817 entstandene Zeichnung *Entlaubter Baum* (Abb. 4) veranschaulicht. Aus einem kräftigen Wurzelstock wachsen beinahe entlaubte Äste, die sich zerbrechlich, schlank und graziös in den Himmel strecken. Hier und da krausen sich letzte vertrocknete Blätter. Die präzise und liebevolle Naturbeobachtung bleibt in dieser Arbeit auf das Graphische bezogen.

Im Anschluß an die erste Kopien- und Naturschulung wurden die Studenten im akademischen Zeichnen nach Gipsfiguren unterwiesen. Diese zweite Klasse übte die angehenden Maler in höchster Präzision und rastlosem Erforschen der Details – eine zum Teil quälende Tätigkeit, der sich die zwölf bis fünfzehn Lehrlinge eines Kurses bis zu zwölf Stunden am Tag unterziehen konnten.

»Mit irgend einem hervorragenden Punkte, etwa der Nase, wurde angefangen, und dieser Teil mit Hilfe des Senkels, gedachter Winkel und jeder am Originale möglichen Messung vorerst im Umrisse vollendet. Nachdem die Nachbarn solchen Anfang kritisch durchgesehen und approbiert hatten, fand man von hier aus weitersenkelnd, winkelnd und messend, die zunächstliegenden Teile und so kam endlich, zwar sehr langsam, aber sicher der detaillierteste, bis auf jede einzelne Locke genau vermessene Umriß des ganzen Kopfes zustande«,[6] notierte Wilhelm von Kügelgen (1802–1867), der Sohn des Dresdener Akademieprofessors Gerhard von Kügelgen (1772–1820), in seinen Jugenderinnerungen. Mit Kohle und Wischer wurde versucht, der Form Herr zu werden, deren Statik sich im Unterricht geduldig zeigte. Ausdauer und Kontinuität in diesem Studium waren ein hartes Los, das Fehlen eines festumrissenen Lehrplanes förderte jedoch das Zusammengehörigkeitsgefühl einer sich austauschenden Gruppe. Vielleicht liegt hier der Ansatz für die gemeinsamen Unternehmungen und Studienreisen, zu denen sich einige der Schüler auch später immer wieder zusammenfanden.

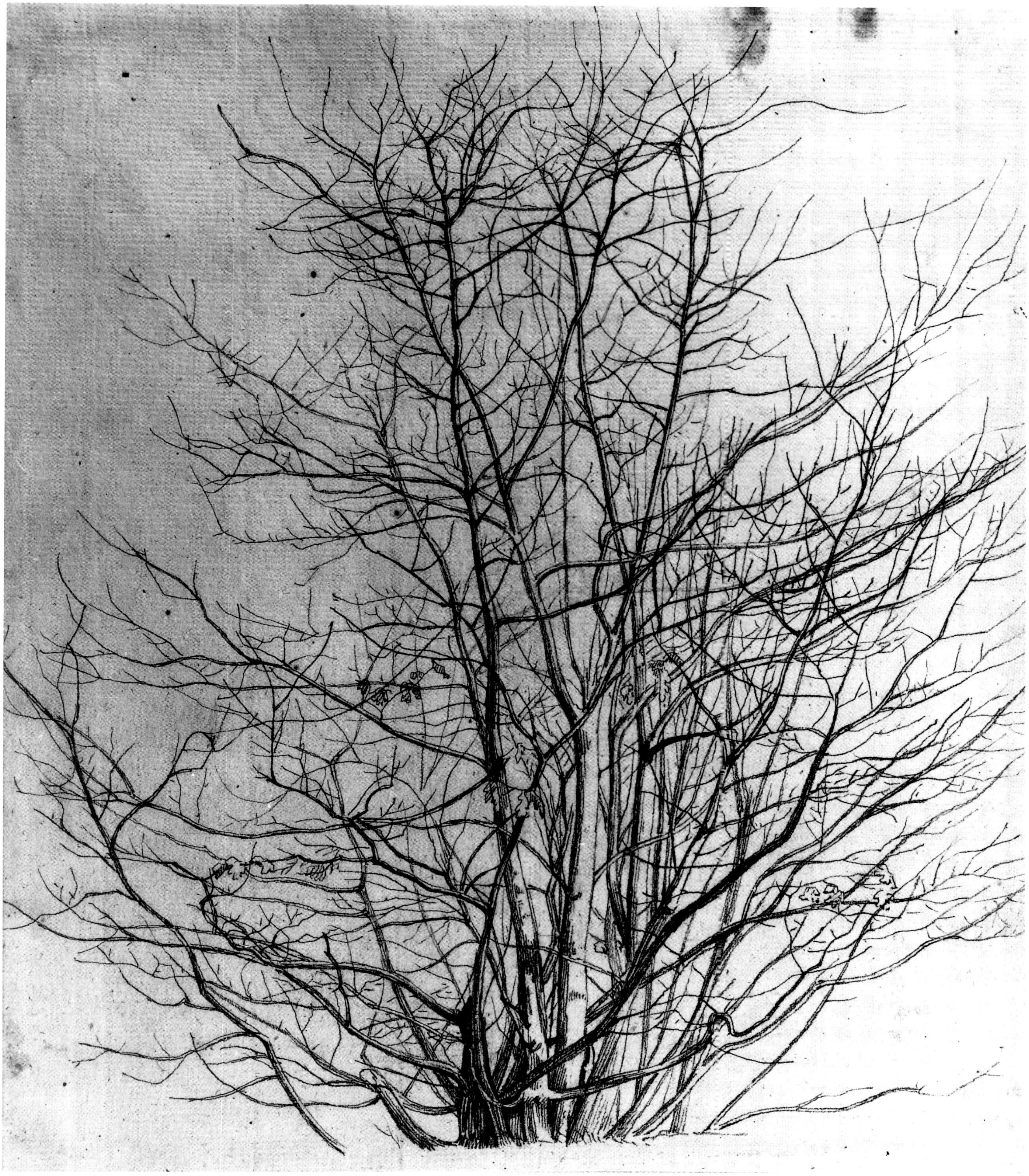

4 *Entlaubter Baum*, um 1817; Graphit auf Papier, 18,4 x 21,4 cm; Dresden, Kupferstich-Kabinett

In einer dritten Stufe, dem Aktzeichnen, wurde die erworbene Sicherheit im Abmessen und plastischen Wiedergeben nun am lebenden Modell erprobt. Der vertrauliche Austausch in intimer Runde vor dem Objekt wich in dem nun doppelt so großen Schülerkreis dem konzentrierten und raschen Erfassen und Skizzieren der weniger gefügigen, weil lebendigen, wandlungsfähigen Natur. Akademisch sachlich gibt sich Götzloffs Studie *Männlicher Akt* (Abb. 5) von 1818, zeichnerisch scharf ist die Kontur, wenig malerisch aber die Darstellung des Körperlichen in einer Muskelanspannung, wie sie beim Bogenschießen zu beobachten ist.

Mehr als die Körperstudien sagten dem Studenten die großen Landschaftsszenerien zu. Einen intuitiven Zugang zur Landschaft fand Götzloff recht bald über das stets die Ausbildung begleitende Kopieren alter Meister, wobei sich sein Augenmerk zunehmend auf Dresdener und niederländische Landschaftsmaler zu richten begann. Ihre Arbeiten plagiierte er immer wieder und verarbeitete sie im Laufe des Studiums in eigenen Kompositionen. Er war mit dieser Methode bei weitem nicht allein; schon Franz Edmund Weirotter (1730–1771), der Dresdener Christian Wilhelm Dietrich (1712–1774), Ferdinand Kobell (1740–1799) und Carl Wilhelm Kolbe d. Ä. (1757–1835) hatten zuvor bereits mit ihrem angestrebten Realismus einen »Pseudohollandismus« aufleben lassen. Zeugnis von Götzloffs früher Vorliebe für topographische Erscheinungen legt zum Beispiel die Zeichnung *Eine Landschaft, nach Everdingen* ab, die in der Akademie-Kunstausstellung 1817 vertreten war. Landschaften versuchte Götzloff noch in ein anderes, wenig tolerantes Medium zu übertragen, den Kupferstich. Der Probedruck *Ein Bachant, nach Golzius* sei hier erwähnt. Von dem Kupferstecher Johann Adolph Darnstedt (1769–1844) lernte er damals sicherlich nicht nur das Metier, sondern auch die Beziehung zur Heimat, zu der unmittelbaren Topographie Dresdens, die der exzellente Zeichner Darnstedt oft selbst und nicht nur zur Reproduktion von Werken anderer Dresdener Künstler stach. Diesen Einfluß belegt das im Katalog der Akademieausstellung von 1817 genannte Gemälde *Eine felsige Landschaft, nach einem Kupferstich* (Kat. 1).

1819 vertraute sich Götzloff dem als außerordentlicher Professor an der Dresdener Akademie lehrenden Autodidakten, Landschaftszeichner und -maler Friedrich Christian Klaß (1752–1827) an, der seine Vorliebe für die Landschaftsmalerei entscheidend unterstützte und förderte. Auf die Ölmalerei konzentrierte sich jetzt der junge Künstler, und schon bald zeichneten sich die ersten Erfolge ab, wie damaligen Kritiken zu entnehmen ist. Nach der Betrachtung und Begutachtung verschiedener Landschaften, »Studien, nach der Natur, in Öl gemalt« auf der Akademie-Kunstausstellung von 1819 war man bisweilen sogar bereit, ihm »Genie«[7] zu attestieren. Das Jahr 1820 bestätigte die ersten Erfolge, als auf der Akademie-Kunstausstellung zwei Landschaftsbilder, *Eine Landschaft im Mondschein* (Kat. 3) und *Partie im Uttewalder Grund* (Abb. 8, Kat. 4), mit 12 Talern hoch prämiert wurden. Im Kunst-Blatt vom 4. Dezember 1820 wird über die Kunstausstellung in Dresden berichtet:

»No. 1, ein Mondschein, und 358, eine Waldpartie von Hrn. Götzloff, einem jungen Künstler. No. 1 ist recht schön gedacht, fleißig ohne Tandeley ausgeführt. No. 358, eine sehr eng geschlossene Waldpartie, in die ein einzelner, blendender Sonnenblick fällt. Eine mit außerordentlichem Fleiß gemalte Naturstudie, worin jeder Grashalm und alle Farrenkräuter mit größter Genauigkeit ausgeführt sind. Da die Distanz so nahe ist und das Interesse des Bildes in Darstellung der üppigen Vegetation eines engen, waldigen Grundes besteht, in dem Vortrage selbst aber bey aller saubern, fleißigen Ausführung, doch eine angenehme Leichtigkeit nicht zu verkennen ist, so macht das Bild einen recht guten Effekt.«[8]

Gilt das Gemälde *Eine Landschaft im Mondschein* (Kat. 3) leider als verschollen, verrät die *Partie im Uttewalder Grund* (Abb. 8, Kat. 4) ohne Zweifel den regen Einfluß der Romantik.

Die Honorierung eines Landschaftsbildes war im aufgeschlossenen Milieu der Dresdener Akademie keineswegs ungewöhnlich. Dort hatte sich die Landschaftsmalerei schon in der zweiten Hälfte des 18. Jahrhunderts unter anderem dank Johann Christian Klengel (1751–1824) als gesondertes Fach im akademischen Curriculum etablieren können. Die Düsseldorfer Akademie folgte diesem Beispiel erst 1829 unter Gottfried Schadow (1764–1850), die Münchener Akademie sogar viele Jahre später, 1843. Noch weit bis ins 19. Jahrhundert war die Ausbildung an den Akademien fast ausschließlich der klassizistischen Kunstanschauung verpflichtet. Hiernach galt die Historienmalerei als die angesehenste Gattung in der Malerei, da nur sie eine überzeitliche und allgemeingültige Idee vollkommen zum Ausdruck bringe. Landschaftsmalerei dagegen könne nur transitorische Augenblicke und rein subjektive Wahrnehmungen festhalten. Lange war ihre Funktion allein auf den schmückenden Hintergrund beschränkt, und auch im beginnenden 19. Jahrhundert noch rangierte sie im Rangsystem der Gattungen an unterster Stelle. Das war an einer fortschrittlichen Akademie wie der Dresdener nicht anders. Hier stand die Landschaftsmalerei zwar in hohem Ansehen, doch einem Künstler wie Caspar David Friedrich wurde 1824 die Lehrbefugnis verweigert mit der Begründung, seine Kunst sei zu subjektiv.

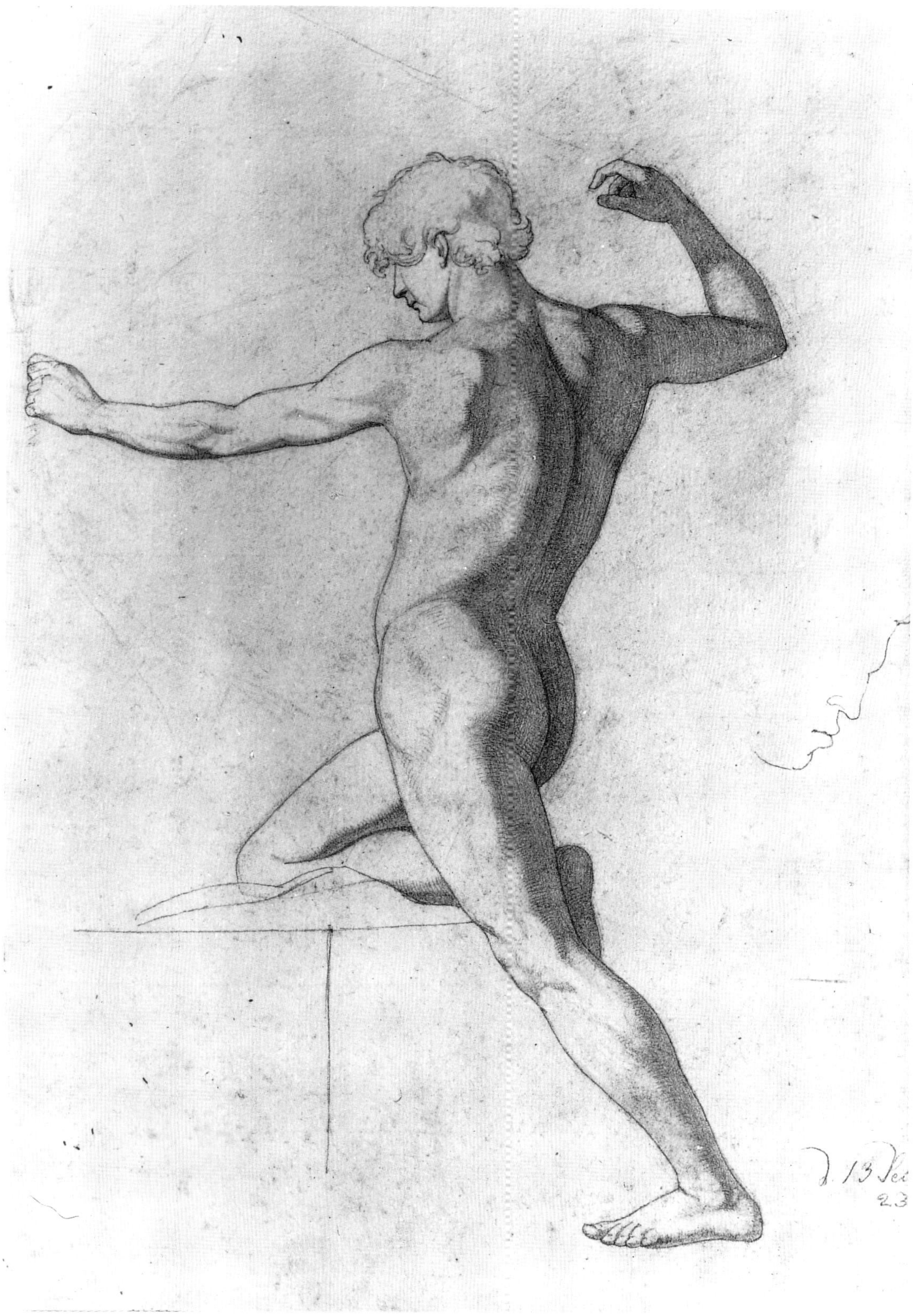

5 *Männlicher Akt*, 1818; Graphit auf Papier, 17,8 x 26,2 cm; Dresden, Kupferstich-Kabinett

Das um 1820 entstandene Ölgemälde *Partie im Uttewalder Grund* (Abb. 8, Kat. 4) formuliert die Loslösung vom klassizistischen Ideal, ohne jedoch in seiner düsteren Beseeltheit Caspar David Friedrichs gefeierte romantische Naturmystik einfach zu wiederholen. Widmen sich die beiden Künstler bisweilen denselben Motiven, wie Friedrichs lavierte Zeichnung von 1800 *Felstor im Uttewalder Grund* (Pinsel über Bleistift; 70,6 x 50 cm; Essen, Museum Folkwang) bestätigt, so scheint zunächst der Einfluß eines anderen Künstlers stärker in Götzloffs Jugendwerk eingegangen zu sein. Die Rede ist von Johan Christian Claussen Dahl, dem die Natur heroisierenden Norweger, der 1818 zum ersten Mal nach Dresden kam, sich 1820 dort niederließ und vier Jahre später mit einer Professur für Landschaftsmalerei an der Akademie betraut wurde.
In der *Partie im Uttewalder Grund* (Abb. 8, Kat. 4), einem der frühesten noch erhaltenen größeren Gemälde Götzloffs, wird in Dahlscher Manier[9] die Natur um ihrer selbst willen erfaßt, ohne jeglichen notwendigen Rückgriff auf bedeutungsträchtige Staffage oder Symbolik. Auch Reminiszenzen an den Holländer Jacob Isaacksz. van Ruisdael (1629–1682) mit seinem Trachten nach Wirklichkeitsnähe und naturalistischer Darstellung treten zutage.
Eine schmale Schneise bahnt sich ihren Weg durch ein Waldstück, dessen dichter Baumbewuchs, ungeachtet seines Ausmaßes, minuziös, fast zierlich anmutend ausgearbeitet ist. Der Uttewalder Grund, in den Götzloff hier höchst empfindsam dringt, ist ein Teil des 35 Kilometer östlich von Dresden gelegenen Elbsandsteingebirges. Von der Stadt Wehlen aus geht der Wehlener Grund in den Uttewalder Grund über. Er führt zu einer der Eingangspforten der »Sächsischen Schweiz«, dem Felsentor. Hier pflegten sich damals viele Maler der Romantik zu treffen, um gemeinsam das pittoreske Gebiet mit Stift und Zeichenblock auf der Suche nach anregenden Motiven zu durchforsten.
Der Schweizer Porträtmaler Anton Graff (1736–1813) und der Kupferstecher Adrian Zingg hatten diese Region ursprünglich »entdeckt«, in die sich auch Caspar David Friedrich gern und oft in kreativer Einsamkeit zurückzog. Das Interesse der Dresdener bildenden Künstler galt in jenen Jahren der subjektiv gestimmten Interpretation der Natur, insbesondere der Landschaft, so daß das Erkunden der heimatlichen Schönheiten nicht wundernimmt.
Zur Veranschaulichung dieser These kann auch das um 1820 entstandene Gemälde *Die Lochmühle im Liebethaler Grund* (Abb. 9, Kat. 5) herangezogen werden. Das Motiv liegt nur wenige Kilometer vom Uttewalder Grund entfernt, wo es ebenfalls einen Eingang in die Felsenwelt der Sächsischen Schweiz bildet. In dieses Tal hatte sich über die Jahrhunderte die Wesenitz, ein rechter Nebenfluß der Elbe, auf einer Länge von circa fünf Kilometern zwischen Lohmen und Liebethal durch den harten roten und grauen Sandstein gearbeitet, um eines der typischen schluchtenartigen Täler des Elbsandsteingebirges mit steilen Wandbildungen und engem Talgrund zu hinterlassen. Seit dem 18. Jahrhundert von Wanderern wie von Malern gleichermaßen geschätzt, war die auf eine bewegte Vergangenheit zurückblickende Lochmühle[10] inmitten dieser malerisch reizvollen Naturkulisse, in der schroffe Felsen und wild schäumendes Wasser ungezügelte Kraft demonstrieren, ein beliebtes Ziel.
Kiefern und Birken bestreiten die besonnten Steilhänge und Felspartien auf der linken Bildseite, Fichten bewachsen den rechten schattigen Felshang, die schmale Talsohle wird von Laubgehölzen bestimmt, verschiedenartige Krautgewächse wie Huflattich und Farne durchsetzen den Vordergrund. Intensives Licht sammelt sich in der Bildmitte: beim Überlauf des Stauwehrs der Lochmühle, vor allem in der Gischt des aufschäumenden Wassers, deren kreidiges Weiß in der belichteten Wandpartie der Mühle wiederkehrt sowie im Stamm der Birke, der auf eine Figurengruppe an seinem Fuße verweist. Eine Mutter mit ihrem Kind hat sich auf dem Felsplateau niedergelassen, während ein Hund freudig um sie herumspringt. Nahezu unmerklich klein gebärdet sich der Mensch in dieser erhabenen Umgebung.
Auch J. C. C. Dahl, seinen Schüler Carl Christian Sparmann (1805–1864) und Carl Blechen faszinierte die Lochmühle im Liebethaler Grund, wie motivgleiche und später datierte Gemälde[11] veranschaulichen. Vielleicht suchte Dahl diesen Ort nach seiner Rückkehr aus Italien erst auf, nachdem er Götzloffs künstlerische Interpretation davon in Dresden zu Gesicht bekommen hatte. Im Darstellungscharakter der Landschaft kommt Götzloff Dahl jedenfalls sehr nahe, der sich mehr den gewaltigen, zum Teil sogar, wie das Motiv des abgestürzten Baumes zeigt, zerstörerischen Kräften der Natur widmet als dem reinen Oberflächenspiel des Lichtes, wie es Blechen mit Vorliebe tut. Um die Dramaturgie des Bildes noch zu steigern, hatte Götzloff die Gipfel im Hintergrund der Landschaft, die an eine Studie zu dem Gemälde[12] von Carl Gustav Carus (1789–1869) erinnern, hinzukomponiert, die 1735 erbaute Steinbrücke dagegen, welche die Wesenitz unterhalb des Stauwehrs überspannt, kurzerhand fortgelassen. Götzloff ging es vornehmlich um die Vergegenwärtigung der Naturgewalten und deren symbolischer Tragweite. Auch Friedrich war die Komposit-Landschaft als Vehikel für eine spezielle Stimmung nicht fremd.

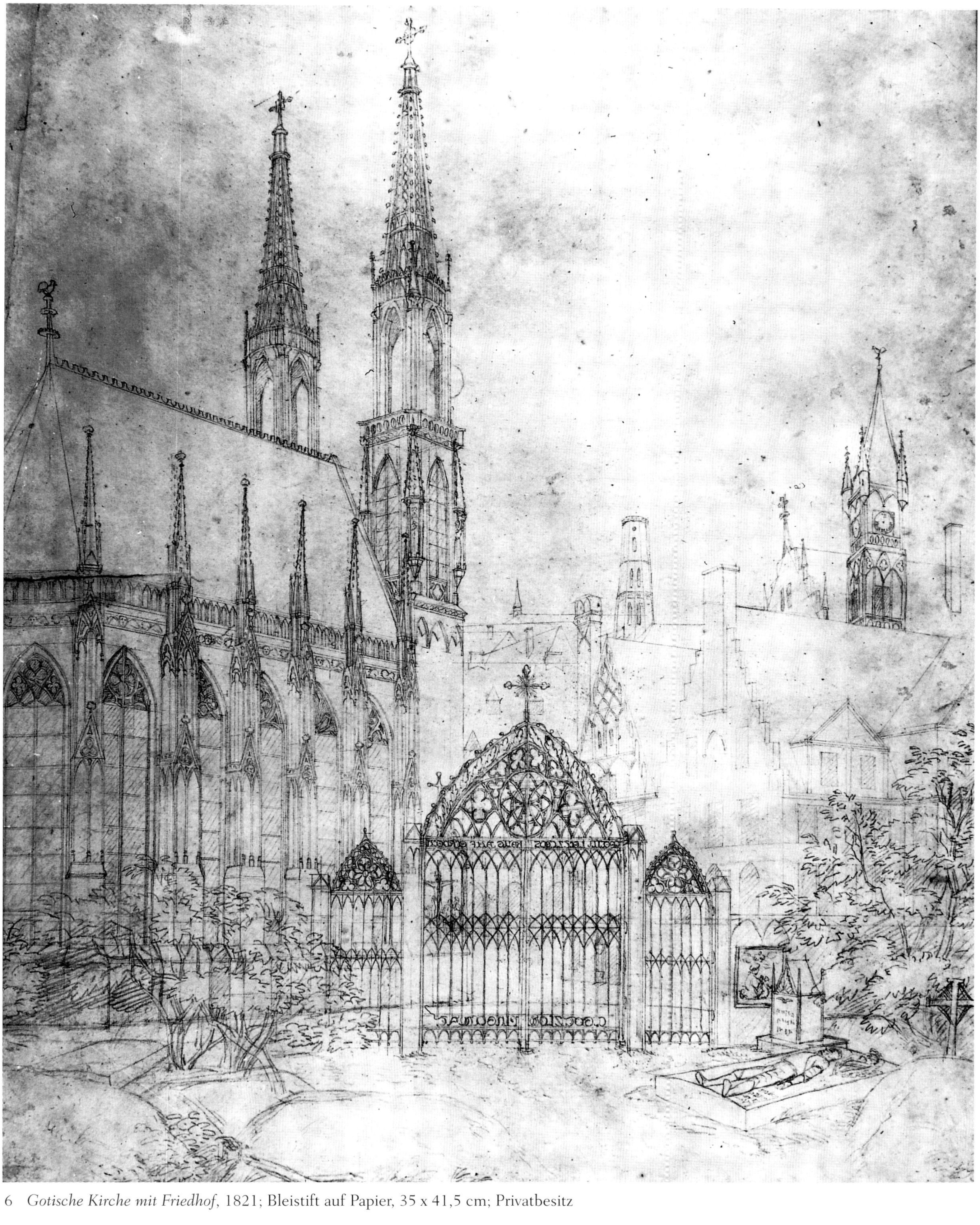

6 *Gotische Kirche mit Friedhof*, 1821; Bleistift auf Papier, 35 x 41,5 cm; Privatbesitz

Ohne Zweifel profitierte Götzloff als feinsinniger Mensch von der Arbeit der künstlerischen Vorreiter an der Akademie, aber auch von den anregenden Unterhaltungen in der Gesellschaft um Carl Ferdinand Berthold (1800–1838), einem Schüler Gerhard von Kügelgens. Er war unter den Künstlern einer der wenigen mit gymnasialer Laufbahn und erntete aufgrund seiner umfassenden Schulbildung sowie seines Fleißes als Zeichner und Radierer Respekt unter seinen Mitschülern. Seine kränkliche Konstitution und seine Gehbehinderung, die ihn schließlich an seinen Stuhl fesselten, machten es ihm jedoch schon bald unmöglich, seinem Metier nachzugehen. Seine Dachwohnung in unmittelbarer Nachbarschaft Götzloffs, die er mit seiner Mutter teilte, wurde rasch zum Treffpunkt für junge engagierte Künstler wie Carl Koopmann (1797–1894), der Sohn eines Hamburger Kaufmanns und später Professor am Polytechnikum in Karlsruhe, Adolf Gottlob Zimmermann (1799–1859), Carl Peschel (1798–1879), der spätere Historienmaler und Professor an der Dresdener Akademie, und natürlich für C. W. Götzloff. Vergnüglicher Stunden kann sich auch Wilhelm von Kügelgen in seinen Jugenderinnerungen entsinnen:

»Durch eine kleine dunkle Küche trat man ein, allzeit sicher, den Insassen anzutreffen, seiner Gäste harrend, die sich so zahlreich um ihn sammelten, daß die vorhandenen Stühle nicht ausreichen wollten, und man auf Fensterbrettern Platz nahm. (...) Berthold saß den ganzen Abend fest in einer tiefen Mulde seines Sofas, von wo aus er die Gesellschaft aufs trefflichste zu beleben und so anzuregen wußte, daß jeder sein bestes gab, und die Abende gewißlich für uns alle zu dem Vergnüglichsten gehörten, was unser Leben uns an geselligem Genuß gewährt hat.«[13]

In der Dachwohnung wurde aber nicht nur viel geplaudert und diskutiert, sondern auch viel gezeichnet und porträtiert. »Zum Blauen Stern« hieß der Gasthof in der Dresdener Neustadt, der die Bertholds beherbergte. Unter keinem guten Stern stand jedoch der junge Carl Ferdinand, den der Tod früh ereilte.

Ein Werk Götzloffs, das kurz vor seinem Abschied von Dresden entstand, verrät den Einfluß C. D. Friedrichs. Friedrich war seit 1820 Mitglied der Dresdener Kunstakademie, seit 1824 außerordentlicher Professor für Landschaftsmalerei, allerdings ohne Lehrbefugnis. Götzloffs *Winterlandschaft mit gotischer Kirche* (Abb. 7, Kat. 6) weist mehrere Gemeinsamkeiten mit Gemälden des berühmten Romantikers auf. So ist das Bild in zwei Zonen geteilt. Im dunkler gehaltenen Vordergrund sieht man die Rückenansicht zweier, ins Gespräch vertiefter Spaziergänger. Vor dem lichten, orangegelb schimmernden Hintergrund ragt aus der Silhouette einer Stadt eine gotische Kirche majestätisch heraus. Außer diesem für Friedrich typischen bipolaren Bildaufbau findet man die für seine Kunst charakteristischen »Hieroglyphen«. Links, auf der Schwelle zwischen den Zonen, steht auf einem Felsvorsprung ein wie abgestorben wirkender Baum, dessen kahle, gewundene Äste in den winterlichen Himmel ragen. Rechts verbirgt sich hinter dichtem Nadelgehölz eine Burgruine, die von der sie umgebenden Natur schon wieder zurückerobert scheint.

Auch Hans Joachim Neidhardt erkennt in der *Winterlandschaft* (Abb. 7, Kat. 6) von 1821 eine Symbollandschaft im Sinne Friedrichs und schlüsselt den historischen Zusammenhang auf:

»Mit den Karlsbader Beschlüssen von 1819 hatte eine brutale Unterdrückung aller freiheitlichen, patriotisch-demokratischen Bestrebungen im Machtbereich der ›Heiligen Allianz‹ eingesetzt. Ihre Träger waren vor allem die Studenten, die sich in den 1818 gegründeten Burschenschaften organisiert hatten. Besonders ihnen galt die Verfolgung des feudalen Machtapparates.

Schon 1815 kam die altdeutsche Tracht auf, die von den Studenten aus Protest gegen diese Unterdrückung getragen wurde. Sie wurde 1819 und 1820 regierungsamtlich verboten, da die Träger die alte Ordnung umstürzen wollten. Auch an der Dresdener Kunstakademie galt das Verbot.

Wenn in unserem Bild zwei Jünglinge in altdeutscher Tracht durch eine winterlich erstarrte Landschaft einer im Sonnenlicht liegenden mittelalterlichen Stadt zuschreiten, so ist, ähnlich wie bei Friedrich, eine zeitliche Abfolge gemeint. Der in dunkel gehüllte Vordergrund, gerahmt von der Burgruine rechts und der Baumruine links, bedeutet die trostlose Gegenwart. Die Vision einer hellen Zukunft aber liegt als Pilgerziel der beiden Wanderer in der Ferne: Die Stadt mit den zum Himmel weisenden Türmen der gotischen Kathedrale. Es ist eine Phantasiekirche mit zwei überschlanken, völlig symmetrischen Türmen, welche eine apsisartige Vorhalle mit steilem Spitzdach flankieren. Diese eigenartige Westfassade erinnert an den Dom zu Meißen, dessen Westtürme damals freilich noch fehlten. Götzloff stellt sie sich als vollendet vor. Bei der Gestaltung dieser Kathedralenvision könnte ihn Friedrichs Bild ›Die Kathedrale‹ (um 1818) angeregt haben, das 1821 noch unvollendet in dessen Atelier gestanden haben muß, denn es fand sich im Nachlaß.«[14]

Sechs Jahre akademische Kunstübung hatte Götzloff erfolgreich absolviert. Bevor er sich erwartungsvoll auf den Weg in den Süden machte, setzte er sich in diesem letzten Ölgemälde der Dresdener Zeit noch einmal mit der wohl wirkungsmächtigsten Kunstströmung seiner Heimat auseinander, erprobte das Gelernte und vergewisserte sich vielleicht auch der Ideale, die er mit seinen Künstlerfreunden oft diskutiert hatte. Selbstbewußt, mit kritischem Blick zeigt sich der Künstler in einem *Selbstporträt* um 1820 (Abb. 2). In diesem Jahr verließ er seine Heimat.

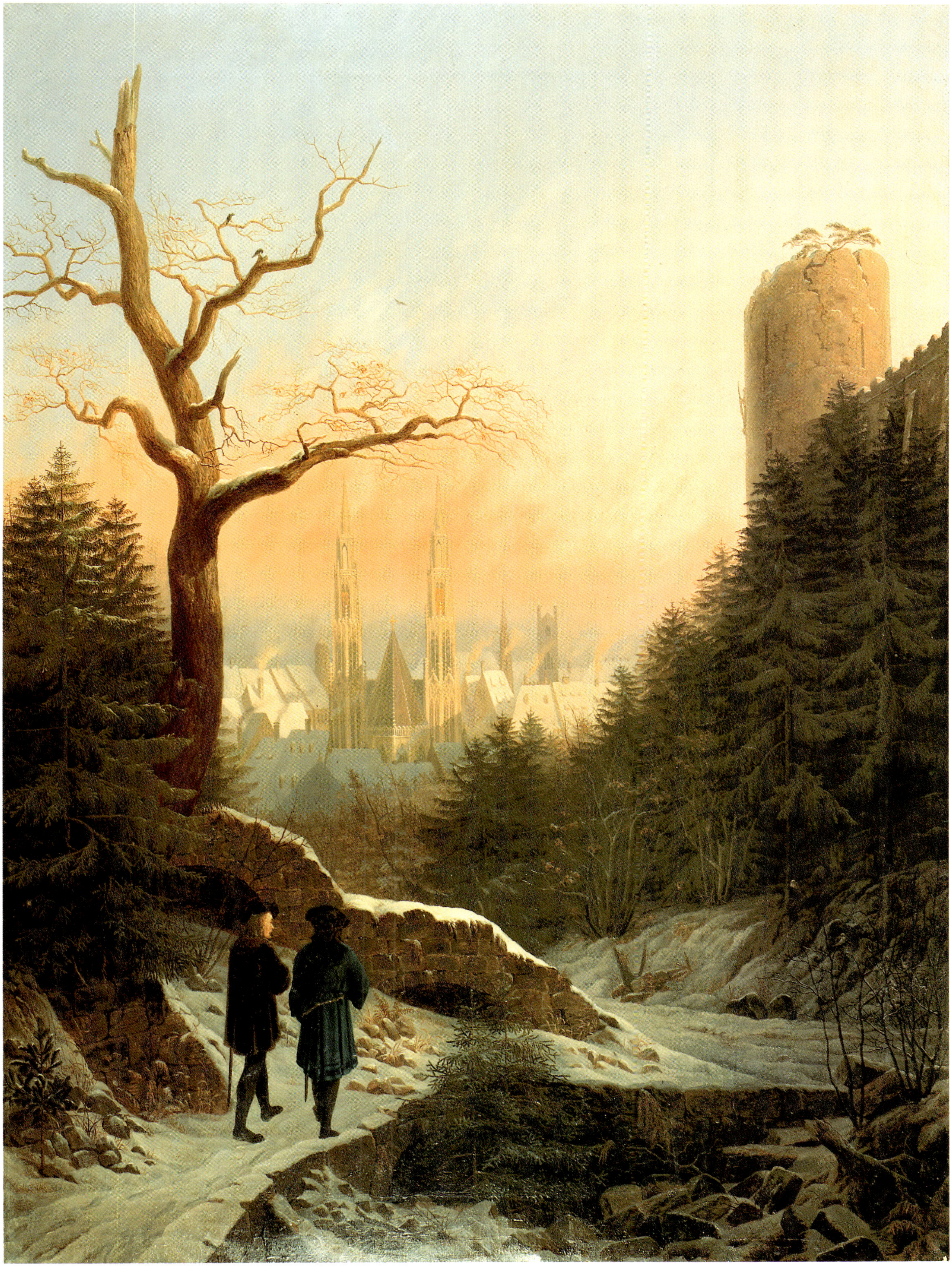

7 *Winterlandschaft mit gotischer Kirche*, 1821; Öl auf Leinwand, 67 x 85 cm; Großschönau, Damast- und Heimatmuseum (Kat. 6)

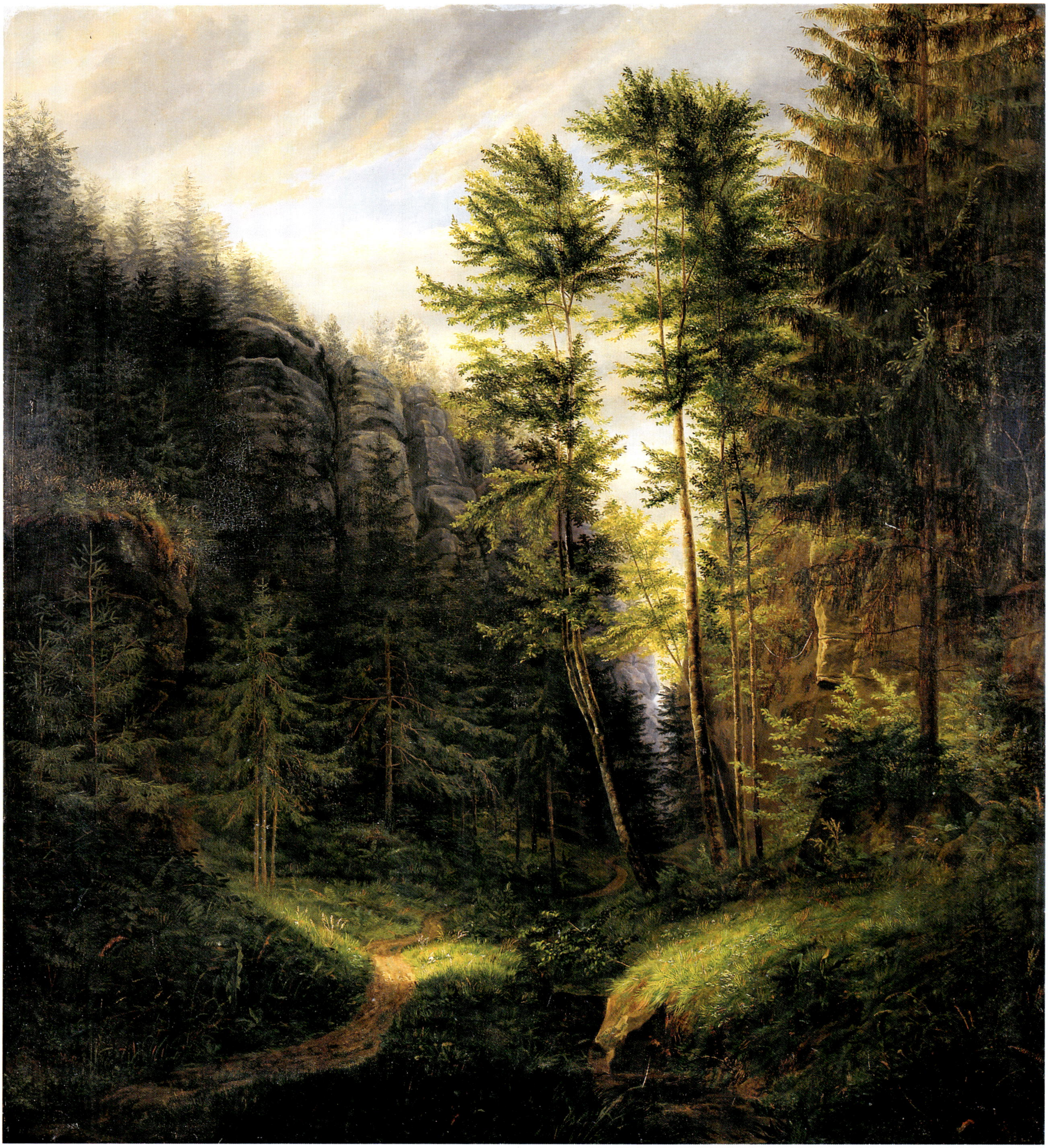

8 *Partie im Uttewalder Grund*, 1820; Öl auf Leinwand, 69 x 78 cm; Privatbesitz (Kat. 4)

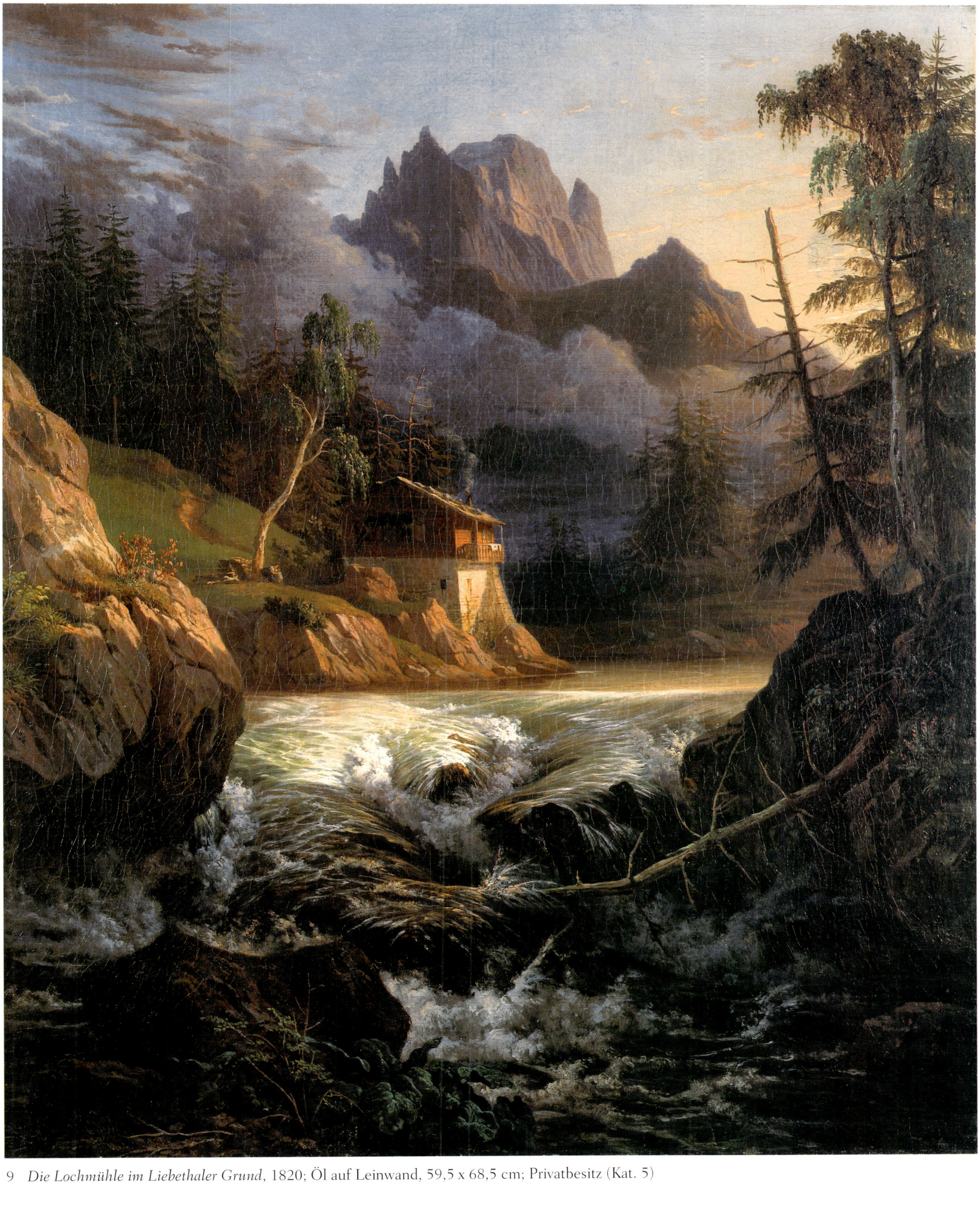

9 *Die Lochmühle im Liebethaler Grund*, 1820; Öl auf Leinwand, 59,5 x 68,5 cm; Privatbesitz (Kat. 5)

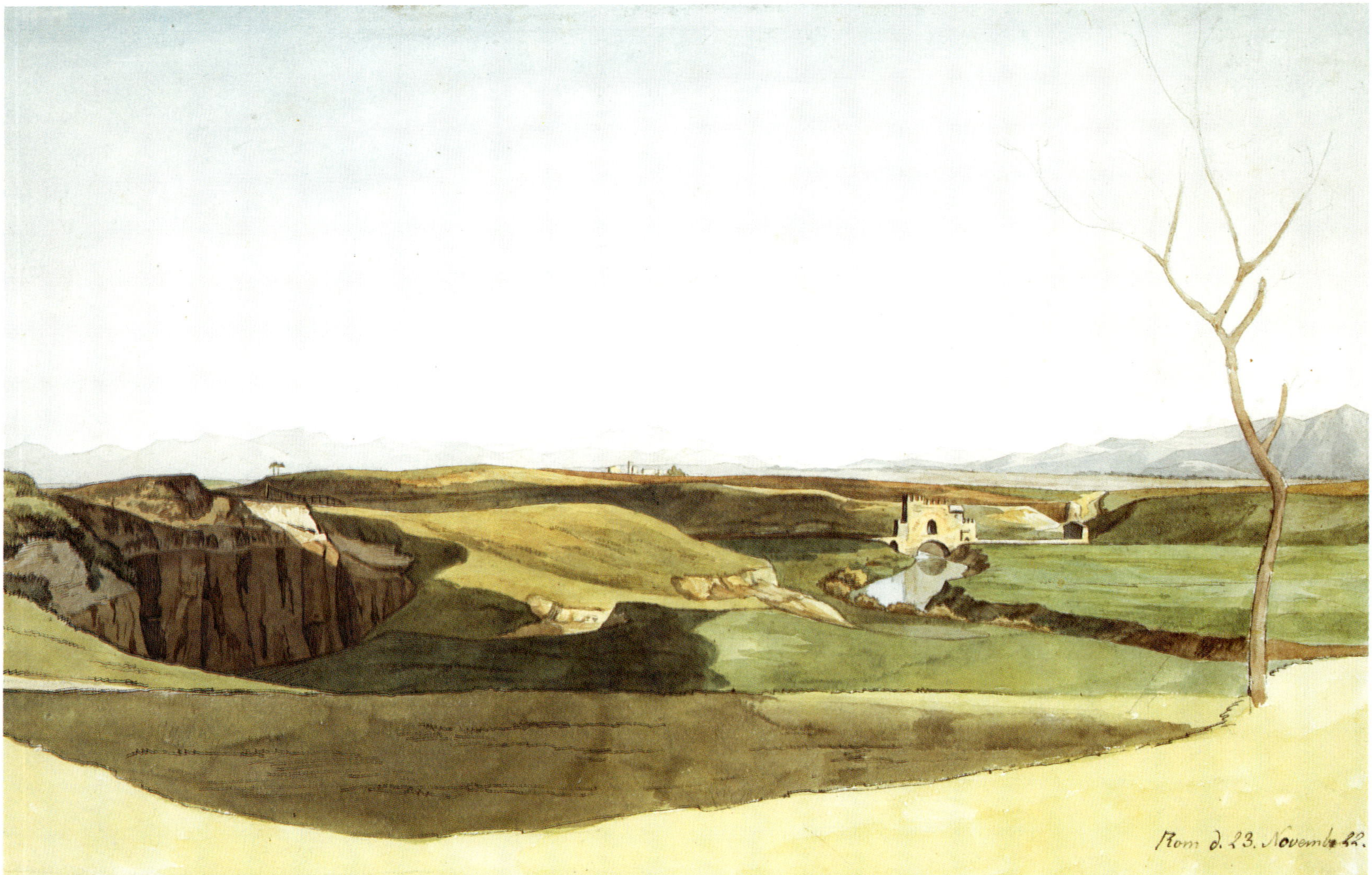

10 *In der Campagna*, 23. 11. 1822; Aquarell auf Papier, 15,2 x 23,5 cm; Dresden, Kupferstich-Kabinett

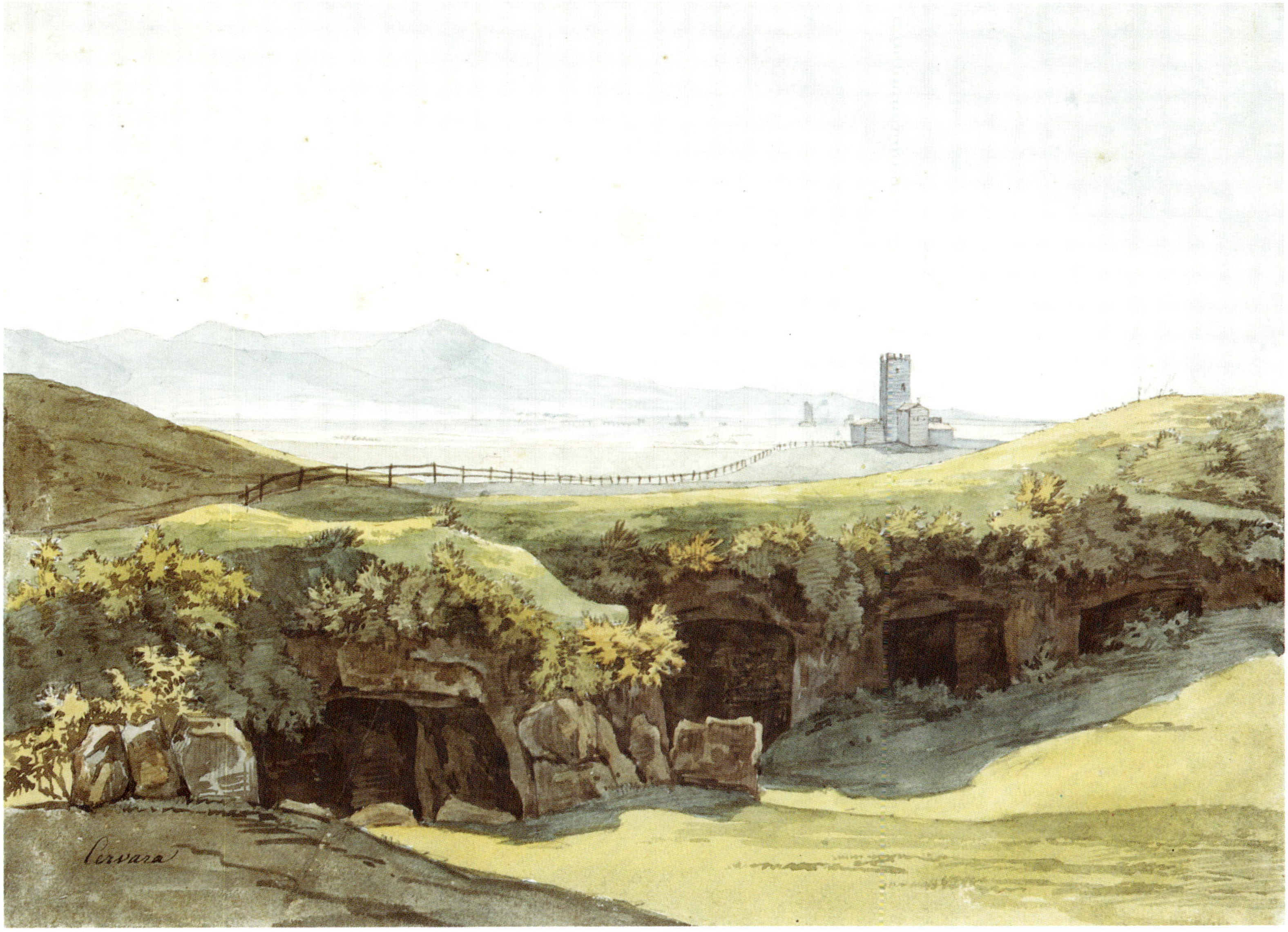

11 *Landschaft bei Cervara*, 1824; Aquarell, 15 x 20,8 cm; Dresden, Kupferstich-Kabinett

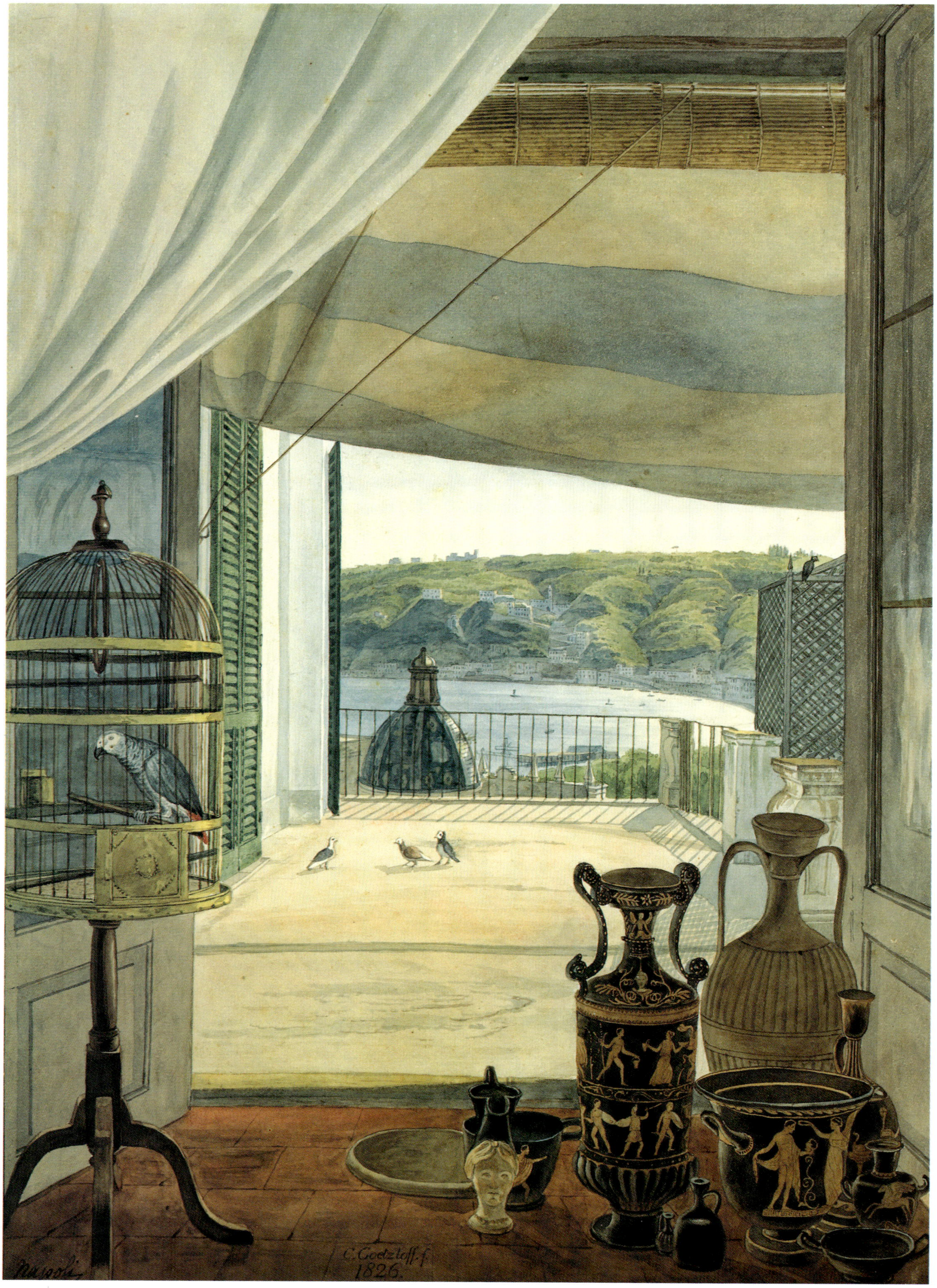

12 *Blick aus einem Balkonzimmer auf den Golf von Neapel*, 1826; Aquarell, 24,1 x 32,8 cm; Vaduz, Stiftung Ratjen

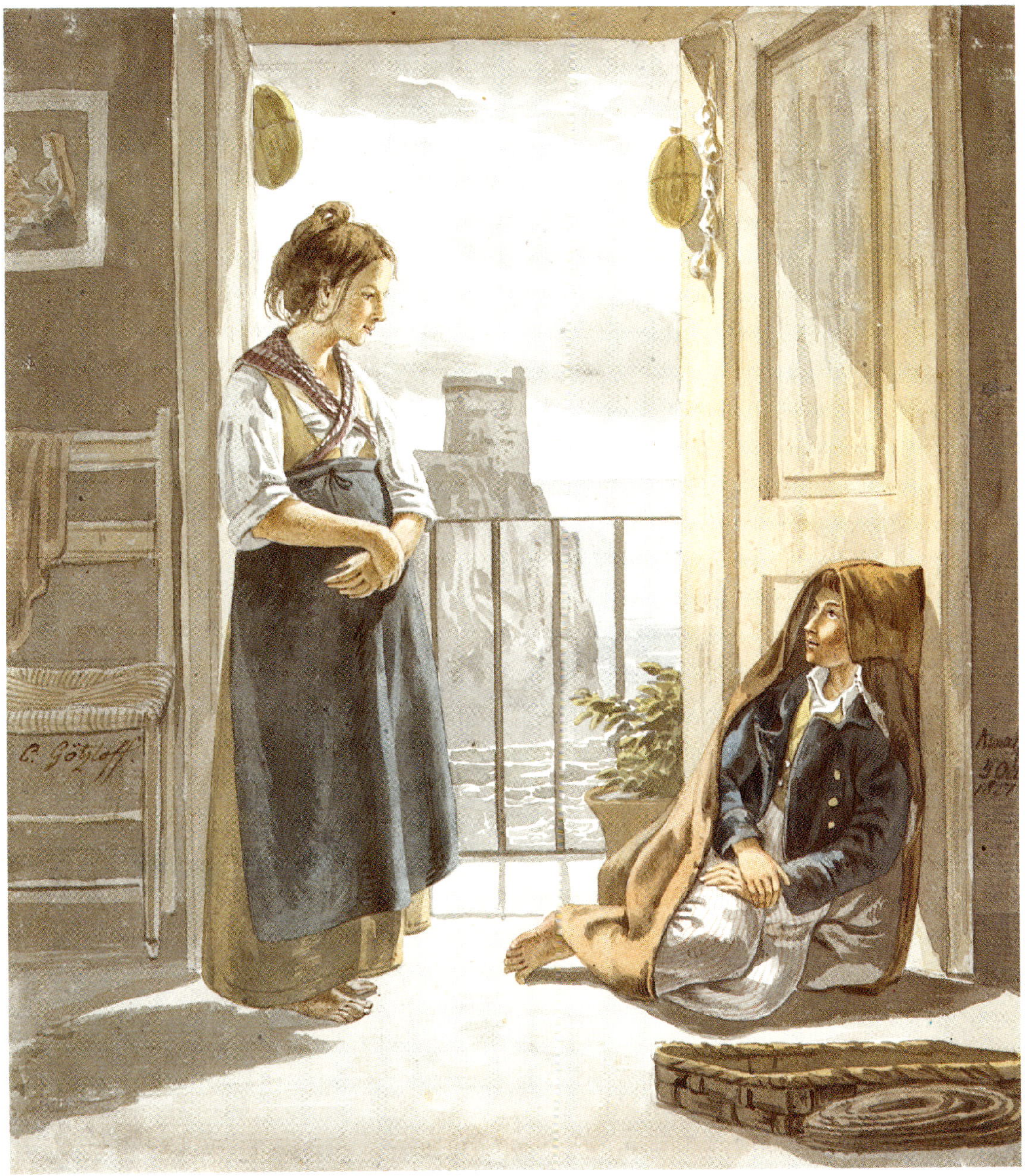

13 *Geschwister*, 5. 10. 1827; Aquarell auf Papier, 18 x 20,7 cm; Dresden, Kupferstich-Kabinett

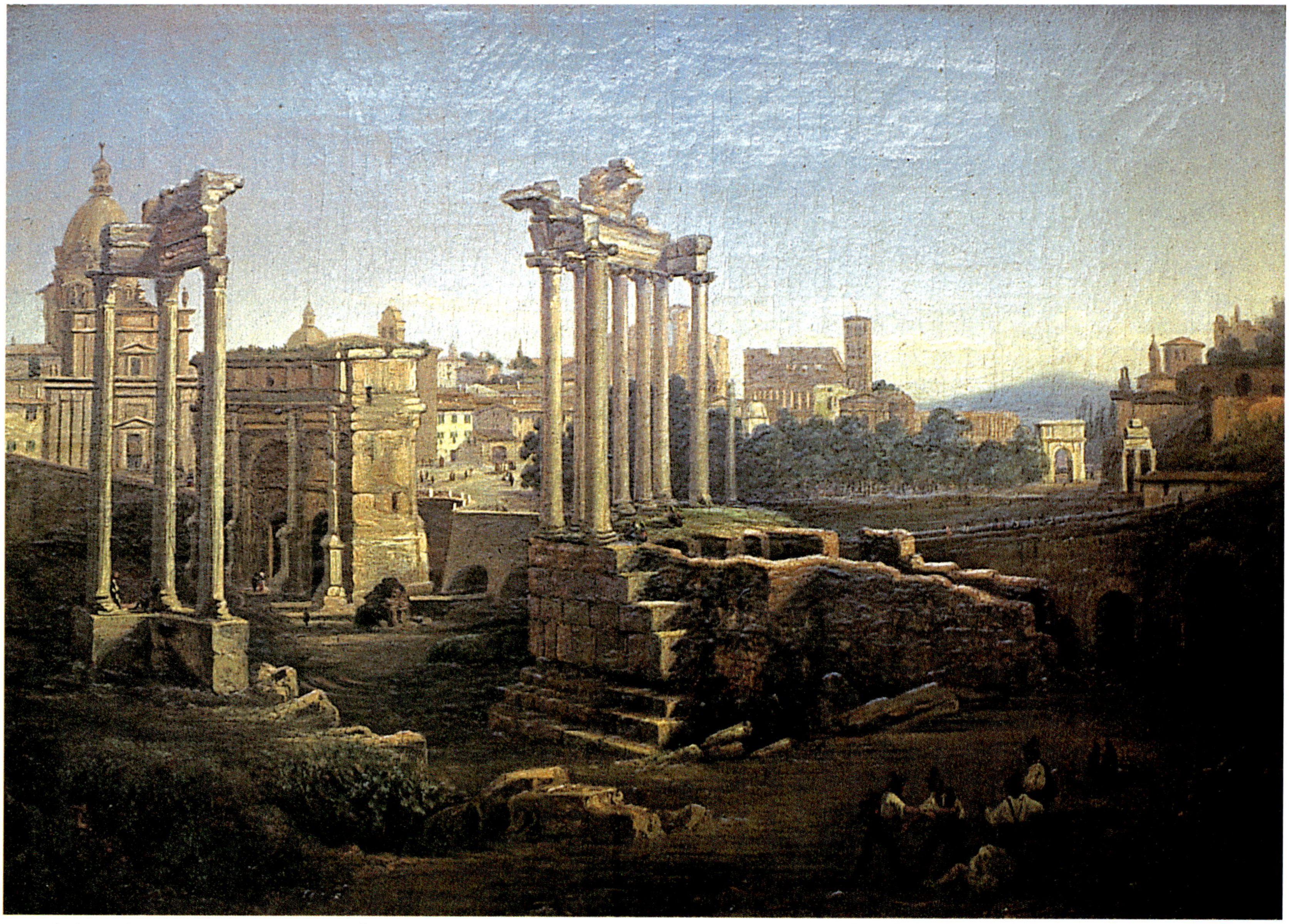

14 *Blick auf das Forum Romanum*, 1822; Öl auf Leinwand, 26 x 38 cm; Privatbesitz (Kat. 8)

1821–24
Erste Studien in Rom und Umgebung

Ein königliches Reisestipendium des Jahres 1821 ermöglichte Götzloff die erste Begegnung mit der südländischen Ferne. Italienische Kunst und Kultur mit eigenen Augen zu studieren war nicht nur für den 22jährigen Akademieabsolventen ein lange gehegter Wunsch. Eine Reise nach Italien gehörte im 18. und 19. Jahrhundert ins Pflichtprogramm jedes Künstlers und Bildungsreisenden. Und so riet auch der Italienexperte[15] Carl Christian Vogel von Vogelstein (1788–1868), der ab 1820 als Professor an der Dresdener Akademie unterrichtete, seinem Schüler zu dieser Tour, die ihn zunächst bis nach Rom führen sollte.

Doch bevor Götzloff italienischen Boden betrat, erkundete er zusammen mit seinem Reisegefährten und Dresdener Mitschüler, dem gebürtigen Trierer Maler Josef Anton Dräger (1794–1833), dessen Heimat. Auch dieser Abstecher entsprach durchaus der damals üblichen Route in den Süden, von der die Kunstreisenden zahlreiche Skizzen und Zeichnungen der auf dem Wege liegenden Sehenswürdigkeiten heimbrachten. Dazu gehört die Bleistiftzeichnung *Gotische Kirche mit Friedhof* (Abb. 6). Den beiden mächtigen Kirchtürmen stehen bürgerliche Häuser, die an Trier erinnern, mit kleineren Türmen gegenüber. An die Vergänglichkeit des Lebens soll das frisch angelegte Grab mit Kreuz erinnern, das am rechten Bildrand neben der Grabplatte, die einen Ritter in Rüstung trägt, aufgebaut ist. In Spiegelschrift hat der Zeichner die Signatur C. GÖTZLOF am rechten Grund des reich verzierten Hauptportales zum Friedhof eingearbeitet.

Götzloff zeichnet in *Blick auf Kaub mit Höhenburg Gutenfels und Burg Pfalz* (Abb. 15) von Oberwesel aus die im Rhein liegende Zollstätte »Pfalzgrafenstein« mit dem stark befestigten Städtchen Kaub, das von jeher Sitz der Rheinlotsen war, welche die Schiffe durch das schwierige Wasser des Bingerlochs führten. An den zum Rheintal steil abfallenden Hängen des Taunusgebirges liegt auf der Höhe die Ruine der Burg Gutenfels mit ihrem viereckigen Turm, die gegen Ende des 19. Jahrhunderts wiederaufgebaut wurde. Unterhalb das Städtchen Kaub, das vom spitzen Turm der evangelischen Kirche beherrscht wird. Gleich rechts daneben der trutzige katholische Kirchturm, der Bestandteil der mittelalterlichen Stadtbefestigung war. Es folgen der gedrungene Weseler-Torturm, der Amtshausturm, der Mainzer-Torturm und schließlich, hinter Segelschiffen und unmittelbar am Wasser gelegen, der Diebesturm. Mitten aus dem Rhein ragt die alte Pfalz oder der Pfalzgrafenstein empor, eine sechseckige Zollburg mit fünfeckigem Hauptturm, zahlreichen Türmchen und Schießscharten. Mit flinkem, sparsamem Strich hält Götzloff die Szenerie in der Zeichnung locker fest.

Weitere gerne besuchte Stationen wie Stromberg am Rhein, Burg Rheinstein bei Bingen, Oberwesel, Rüdesheim, die Kapelle St. Rochus oder das Binger Loch lassen sich in Götzloffs Skizzenbuch[16] problemlos bestimmen. Über Weinheim und Heidelberg ging die Reise anschließend durch den Schwarzwald und das Murgtal nach Ansteg. Vom Schweizer *Alpenhochtal* ist sogar ein zartes toniges Aquarell erhalten. Die jungen Maler passierten den St. Gotthard und erreichten über Bellinzona und Chiasso die italienische Grenze. Skizzen wie *Bellinzona, du côté du St. Gotthard* von 1821 (Abb. 16) veranschaulichen die Reiseroute. Götzloff fixiert in der Bleistiftzeichnung das charakteristische Erscheinungsbild der Stadt mit den drei Burganlagen Schwyz, Uri und Unterwalden, der Hauptkirche St. Peter und Stefan und dem langen Damm, der Bellinzona vor den Überschwemmungen des Flusses Tessin schützen sollte. Über Mailand, Bologna, die Apenninenkette und Florenz führte der Weg schließlich nach Rom.

Bis der Bestimmungsort endlich erreicht war, gingen etliche Monate ins Land, Monate nicht nur beglückender Erfahrung, erfreulicher Besichtigung und erbaulicher Schulung der Handfertigkeiten, sondern auch auszehrende Monate der Pein infolge der »Wagenkrankheit«, verursacht von der Unbequemlichkeit des Fuhrwerks und der zurückzulegenden Strecke. Dazu kam die ständige Angst vor Raubüberfällen. Aus Joseph von Führichs (1800–1876) Briefen aus Rom an seine Eltern weiß man, daß nicht selten Eskorten bewaffneter Reiter die Reisewagen zu ihrem Schutz begleiteten:

»Von Ferrara an hatten wir einen Wagen für neun Personen, der nach Bedürfnis bald mit sechs, bald mit acht Pferden bespannt wurde. In den Apenninen zogen ihn acht ungeheure weiße Stiere, und nebenher ritt die gewöhnliche Begleitung von drei päpstlichen Dragonern.«[17]

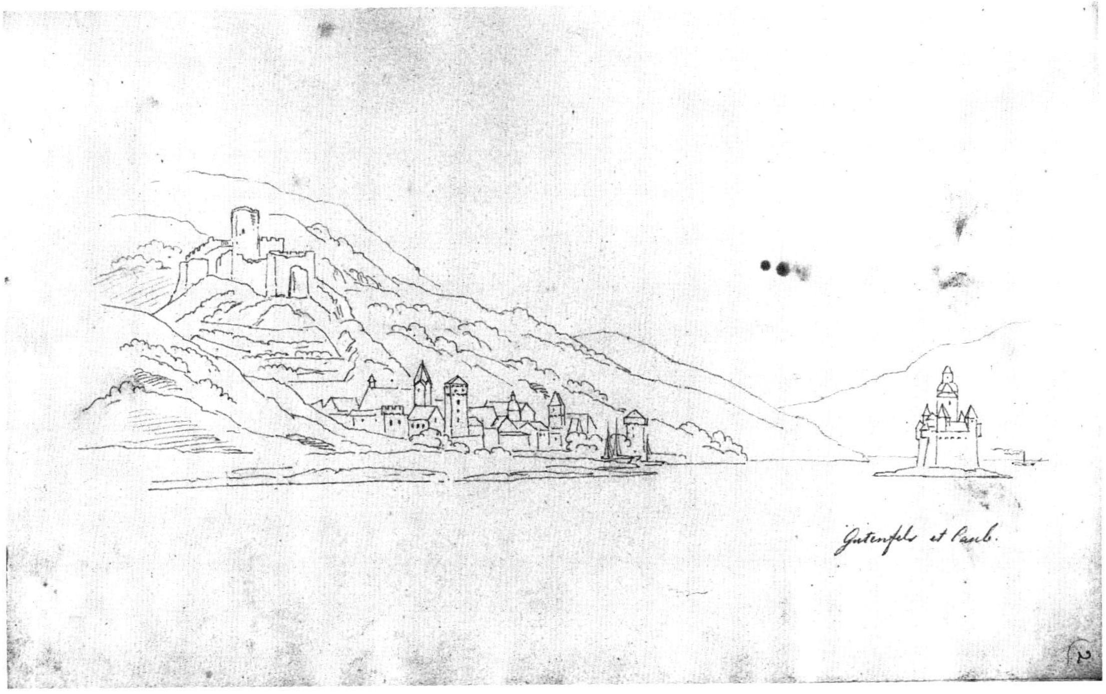

15 *Blick auf Kaub mit Höhenburg Gutenfels und Burg Pfalz*, 1821; Bleistift auf Papier, 20 x 30 cm; Rom, Nationalgalerie

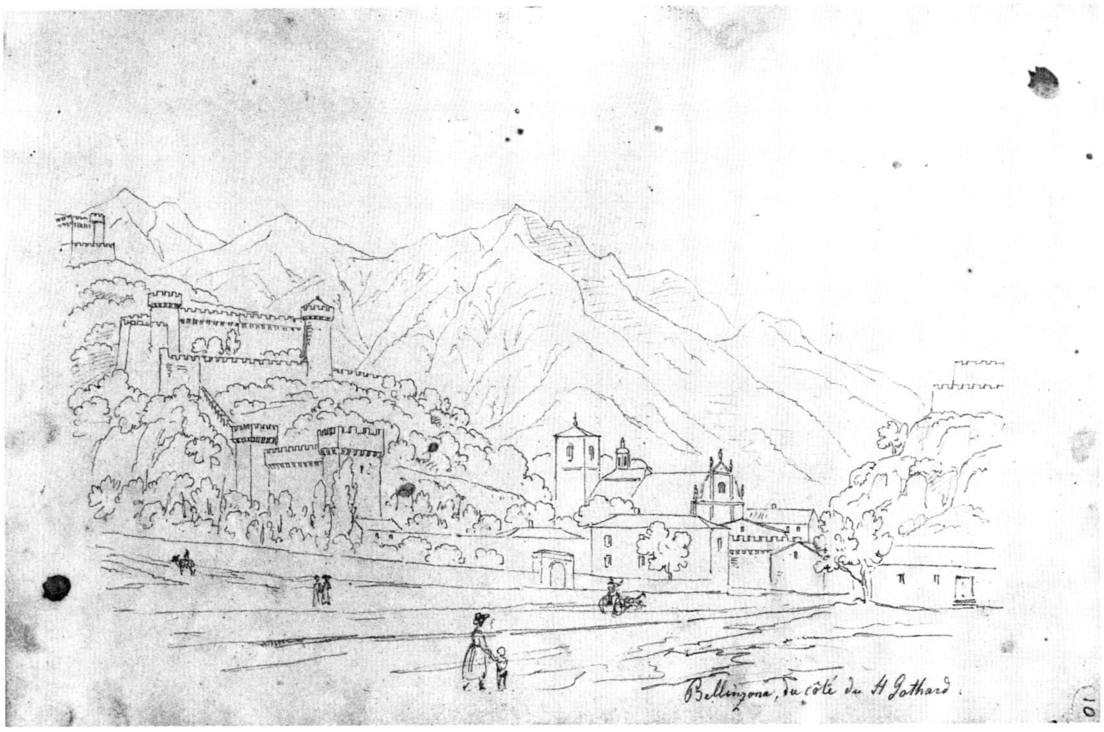

16 *Bellinzona, du côté du St. Gotthard*, 1821; Bleistift auf Papier, 20 x 30 cm; Rom, Nationalgalerie

Am 25. Oktober 1821 fanden die Qualen ein Ende. Rom, die ewige Stadt und das Ziel der Sehnsucht vieler Italienreisenden, nahm sich auch dieser Zugereisten an. Künstler aus ganz Europa zog es hierher, wo die von Goethe, Winckelmann, Humboldt und vielen anderen besungene Seele der Antike allgegenwärtig war.

Doch in Rom ließen sich nicht nur die klassische Antike und die stets vorbildlichen Kunstwerke der italienischen Renaissance und des Barock studieren. Rom war in jenen Jahren ein Schmelztiegel der internationalen Kunstwelt. Unterschiedlichste nationale Strömungen und Traditionen präsentierten ein breites Spektrum der verschiedensten künstlerischen Vorstellungen, Ausdrucksmöglichkeiten und Techniken. Mag zunächst auch die Skepsis vor den Kollegen aus dem Ausland vorgeherrscht haben, so wird man sich gewiß doch neugierig über die Schultern geblickt haben, wie sich später Ludwig Richter erinnert:

»›Gegensätze berühren sich!‹ Bei den Franzosen und uns traf das nur im räumlichen Sinne zu, denn ihre Zimmer stießen unmittelbar an die unsrigen; aber obwohl sie mindestens ebenso liebenswürdige und solide Leute waren, als wir zu sein uns schmeichelten, so kamen wir doch durchaus in keinen Verkehr miteinander. Im Gegenteil mieden wir uns mit einer Art von Scheu; denn jede Partei mochte die andere für mezzo matti halten, die Gegensätze waren damals zu stark. Die französischen Maler mit ihren Riesenkasten (gemeint sind die großen Malkästen, die sie mit auf ihre Streifzüge in die Umgebung schleppten, um direkt in der Natur die Motive in Ölfarben umzusetzen; d. Verf.) brauchten zu ihren Studien ungeheure Quantitäten von Farbe, welche mit großen Borstenpinseln halb fingerdick aufgesetzt wurde. Stets malten sie aus einer gewissen Entfernung, um nur einen Totaleffekt, oder wie wir sagten einen Knalleffekt zu erreichen. Sie verbrauchten natürlich sehr viel Maltuch und Malpapier, denn es wurde fast nur gemalt, selten gezeichnet; wir dagegen hielten es mehr mit dem Zeichnen als mit dem Malen. Der Bleistift konnte nicht hart, nicht spitz genug sein, um die Umrisse bis ins feinste Detail fest und bestimmt zu umziehen. (...)«[18]

Unter diesen vielfältigen Einflüssen fanden gleichermaßen klassizistische wie romantisch orientierte Künstler Anregungen. Allein 554 romdeutsche Künstler, Maler, Bildhauer und Architekten listet Hans Geller in seinem Buch »Die Bildnisse der deutschen Künstler in Rom« zwischen 1800 und 1830 auf. So weilten dort 1821 die Altmeister klassizistischer Landschaftsmalerei, Joseph Anton Koch und Johann Christian Reinhart (1761–1847), die beide seit Jahrzehnten in Rom lebten und arbeiteten. In unmittelbarer Nachbarschaft hatte Friedrich Overbeck (1789–1869) 1816/17 mit seinen Fresken für die Casa Bartholdy Höhepunkte nazarenischer Kunst geschaffen. Eine so eigenständige Künstlerpersönlichkeit wie C. D. Friedrich scheute jedoch diese Flut unterschiedlichster Strömungen. Für die Italienbegeisterung seiner Zeitgenossen zeigte er kein Verständnis. Bewußt verschloß er sich dem verblendenden Einfluß, »um nicht in der Fremde der Gefahr und dem Gift des Südens zu erliegen.«[19]

Der junge Götzloff ließ sich in der Via San Isidoro Nr. 20 am Monte Pincio nieder, wo der Nazarener Joseph von Führich und Adolf Gottlob Zimmermann, ein Dresdener Malkollege, sich bald einfinden sollten. Das gegenüber dem Kloster San Isidoro liegende Haus hatte zwei Stockwerke und wurde von Rosa dei Sabino verwaltet. Wie insbesondere aus den Briefen Führichs hervorgeht, unterhielt die Wirtin ein nahezu mütterliches Verhältnis zu ihren Mietern.

Es dauerte nicht lange und Götzloff verkehrte in den Kreisen deutscher Künstler. Gewiß hatte ihm sein überliefertes[20] freundliches und angenehmes Naturell den Zugang erleichtert. Obwohl Götzloffs Name 1821 unter den von Overbeck ins Leben gerufenen Lukasbündlern, die sich dem Ideal einer neuen religiösen Malerei verschrieben hatten, verzeichnet ist,[21] unterhielt er vermutlich eine engere Beziehung zum Kreis um

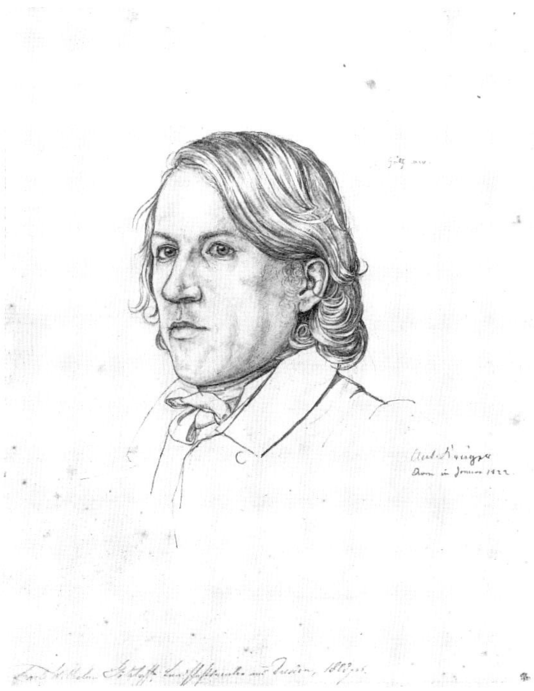

17 Ferdinand Anton Krüger
Bildnis von C.W. Götzloff, Januar 1822;
Bleistift auf Papier, 18,6 x 24 cm;
München, Privatbesitz

Julius Schnorr von Carolsfeld (1794–1872), dem zukünftigen Professor an der Akademie und Direktor der Gemäldegalerie in Dresden (1846–1871). Auch hier wird der relativ unerfahrene Götzloff den Empfehlungen Vogel von Vogelsteins gefolgt sein. Er lernte jedenfalls die »Kapitoliner« kennen, wie diese meist auf dem Kapitolhügel in Rom residierenden Künstler genannt wurden, ebenso den beliebten Treffpunkt deutscher Künstler, das Caffè Greco an der Spanischen Treppe. Die Wände des berühmten Kaffeehauses an der Via Conditti, das sich in Familienbesitz befindet, schmücken noch heute Gemälde und Zeichnungen, die Zeugnis von dem regen Künstlerleben ablegen, das sich dort um 1800 abspielte. Das Greco war gleichzeitig die übliche Postanschrift der Künstler für Briefe aus der Heimat, so damals auch für Götzloff.[22]

Mit Zeichnungen wie *Römische Ruine*, datiert auf Oktober 1821, wird Götzloff nicht lange um Schnorr von Carolsfelds Augenmerk gebuhlt haben müssen; seine Zuneigung jedenfalls konnte er im Sturm erobern, wie einem Brief Schnorrs an seinen Freund, den Kunstautor und -mäzen Johann Gottlob Quandt (1787–1859), zu entnehmen ist:

»Der Reichtum des Stoffes zu diesem Brief nötigt mich das, was ich Ihnen mitzuteilen habe, ins kurze zu fassen. Am 25. Oktober ist Götzloff mit seinem Gefährten glücklich hier angekommen. Er unterscheidet sich sehr von den übrigen und gefällt mir erstaunlich. Ohne noch irgend etwas von seiner Arbeit gesehen zu haben, flößt mir schon sein ganzes Wesen Vertrauen zu seiner Geschicklichkeit ein.«[23]

Das erste römische Jahr, 1822, kennzeichnet eine emsige Schaffensperiode. Die ansprechenden Motive fand der Stipendiat Götzloff auf Exkursionen in Tivoli und Frascati, die er mit dem Maler und Radierer Johann Christian Reinhart unternahm. Aus den vor Ort erstellten Zeichnungen erwuchsen in diesem Jahr sogar drei Ölgemälde. Leider gilt *Gegend bei Tivoli* (Kat. 7), das im »Artistischen Notizenblatt« vom 5. Oktober 1822 Erwähnung fand, als verschollen. Von einem weiteren Ölgemälde dieser Serie, *Blick auf das Forum Romanum* (Abb. 14, Kat. 8), ist überdies die Vorzeichnung vom 2. April 1822 in der Nationalgalerie in Rom aufbewahrt. Auch das dritte und sehr bedeutende Gemälde dieses Jahres ist uns überliefert, die *Campagna-Landschaft mit Brücke, Grabmal und Gebirge* (Abb. 19, Kat. 9).

In einem Brief an Quandt vom 8. März 1822 nimmt Schnorr von Carolsfeld sogar Bezug auf dieses Gemälde, welches der Baron Preuß von Teerlik bei Götzloff in Auftrag gegeben hatte.

»Götzloff, ein Talent ganz anderer Art, zeigt jetzt eine ziemlich vorgerückte, für Baron

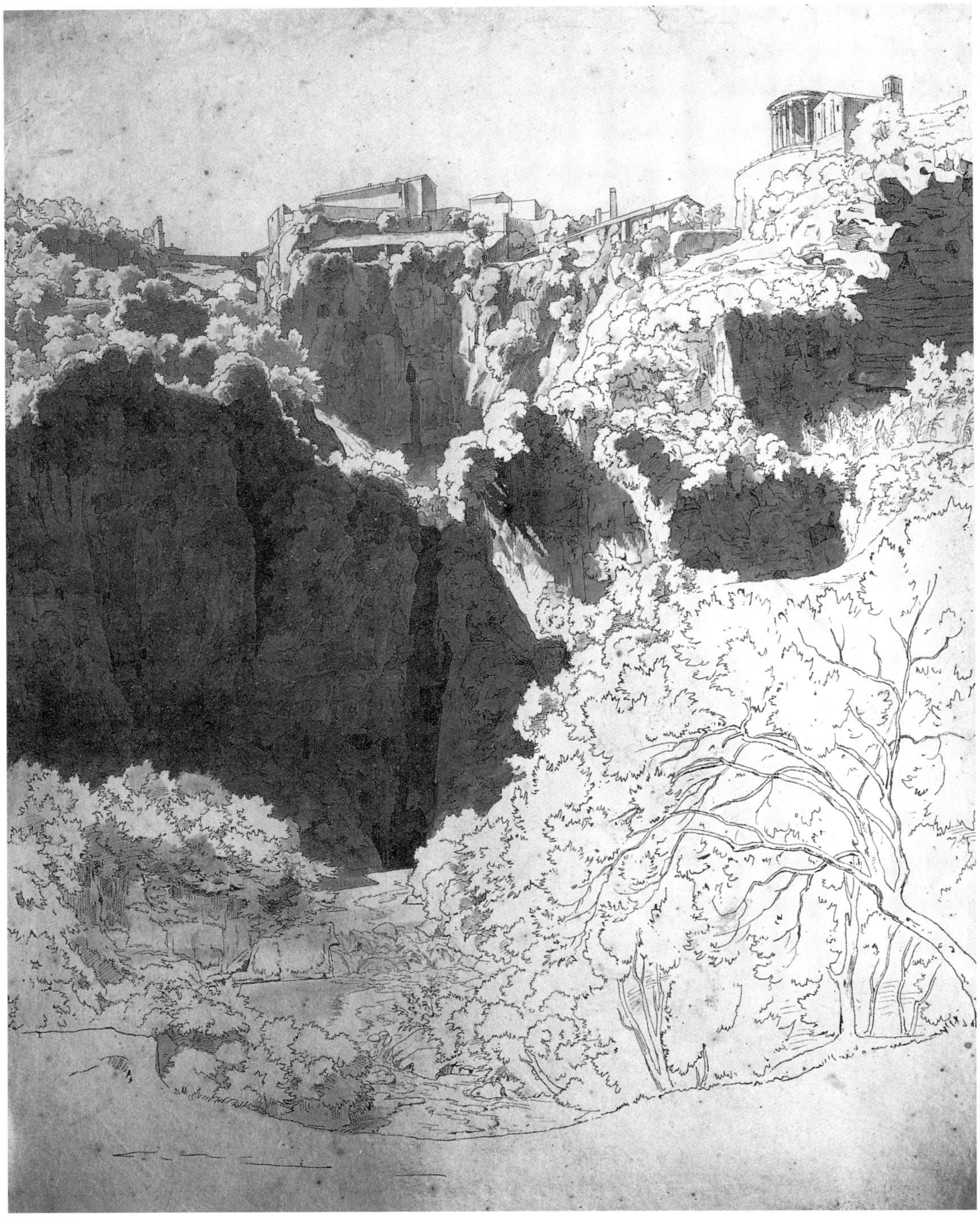

18 *Wasserfälle bei Tivoli*, März 1822; Feder und Pinsel in Sepia auf Papier, 33 x 41,5 cm; Privatbesitz

Preuß bestimmte kleine Landschaft. Er hat die Ansicht auf Ponte Nomentano und das Sabinergebirge zu seinem Gegenstand genommen. Mit unendlicher Zartheit hat er sein Vorbild gefaßt und wiedergegeben. Sein Talent scheint mit Reinholds seinem verwandt zu sein, doch ist Götzloff zarter, Reinhold tüchtiger und tiefer.«[24]

Als weites hügeliges Panorama erstreckt sich die römische Campagna. Im Vordergrund wird das Bild von einem breiten Weg bestimmt, der in großzügigen Mäandern seine Spur zieht. Im Mittelgrund überquert er die mittelalterlich befestigte Brücke Nomentano, die den Anio etwa zwei Kilometer vor seiner Mündung in den Tiber bei Rom überspannt. Weiter hinten wird der Weg von einem Rundbau flankiert, um sich schließlich in der Ferne am Fuße des Monte Gennaro zu verlieren. Ein Hauch von Erhabenheit scheint über dieser melancholisch wirkenden, kargen Südlandschaft zu liegen. Die Stimmung überträgt sich auch auf die zwei kleinen Figuren im Vordergrund, die ein biblisches Thema anklingen lassen: die Flucht nach Ägypten. An ihrer Seite jedoch nimmt ein Hund Witterung auf und trägt ein heiteres, genrehaftes Element in das Bild, so wie es der Auftraggeber Preuß in Götzloff fördern wollte.

»Mit diesem Brief wohl ziemlich zu gleicher Zeit wird Baron Preuß in Dresden ankommen. Er bringt aus Rom an die zehn bis elf Bildchen mit, unter denen einige Ihnen große Freude machen werden«, schreibt Schnorr an Quandt. »Unter den Landschaften werden Ihnen die von Reinhold wohl besonders gefallen (...); die Landschaft von Götzloff ist mir etwas zu zärtlich. Es ist aber nicht zu verlangen, daß sich einer gleich in die hiesige Natur findet; mit der Zeit wird er sie schon größer fassen. Preuß, der ein großer Liebhaber von Genremalerei ist, hat Götzloff zugeredet, daß er auch Genrestücke malen soll, etwa eine Räubergruppe, Kostüme aller Art etc. Mir scheint aber, daß ein solcher Vorschlag an Götzloff nur von einem Mann ausgehen kann, der die eigentümliche Weise eines Künstlers gar nicht zu erkennen vermag: wie ich denn Preuß inbezug auf die Kunst für völlig borniert halte.«[25]

Ein hartes Urteil von Schnorr? Im Falle des Auftraggebers, Preuß, gewiß. Inwiefern Götzloff den in ihn gesetzten Erwartungen gerecht werden konnte, mußte die Zukunft erweisen.

Fehlte Götzloff zunächst noch die Freiheit des »großen Erfassens«, des ungebremsten Eintauchens in die Landschaft, so artikulierte sich bereits in dem besprochenen Gemälde wie auch in den Zeichnungen dieser Serie, so in der Federzeichnung *Blick in die Campagna und auf das Sabinergebirge* (Abb. 20), ein neues Naturgefühl, eine neue Verbundenheit mit der Schöpfung, die auch seinen Kollegen nicht entging. Ludwig Richter, der das Werk im selben Jahr in der Dresdener Kunstausstellung begutachten konnte, machte keinen Hehl aus seiner Bewunderung für den Freund, den er bald in Italien aufsuchen sollte.

»Die Kunstausstellung im Sommer 1822 brachte einige kleinere Gemälde aus Rom, die einigen Aufschluß gaben über die neue Richtung, welche die junge Generation eingeschlagen hatte. Für mich waren von besonderem Interesse ein Bildchen aus der Campagna di Roma von Götzloff und Bilder von Klein und Catel. Der Unterschied dieser Produktionen gegen Klengel und Klaß, die Fabers war überraschend; ein Verschmähen der bisher geltenden Kunstrezepte und Regeln, aber ein um so strengeres und höchst liebevolles Anschließen an die Natur, geadelt durch ein gewisses Stilgefühl, welches sie den ältesten Meistern abgelernt hatten.«[26]

In Rom freundete sich Götzloff mit einem anderen Landsmann an, dem von Schnorr hochgeschätzten Maler Heinrich Reinhold (1788–1825), mit dem er während der Sommermonate der nächsten drei Jahre gemeinsam arbeitete. Die erste Studienreise des Jahres 1822 brachte sie über das 20 Kilometer südöstlich von Rom liegende Frascati ins Albanergebirge, wie die zeichnerische Ausbeute bezeugen kann. So skizziert Götzloff in *Blick auf Rocca di Papa und den Monte Cavo* vom 17. Juni (Abb. 21) von dem am Albaner See liegenden Städtchen Marino aus das Kirchlein Abbazia Palazzola, den Monte Cavo mit Rocca di Papa und auf einem Ausläufer, dem Monte Tusculum, die links im Bild hoch oben wachende Stadt Rocca di Priora. Delikat und beherzt ist auf dieser Bleistiftzeichnung der bergige Landschaftsausschnitt von dem 23jährigen nachempfunden. Im Hochsommer stießen die beiden Freunde dann 60 Kilometer östlich von Rom weiter vor in die Sabinerberge, wo sie von Anfang Juli bis Ende September vor allem die Gegend um Olevano erkundeten. Mehrere Zeichnungen wie *Felsige Landschaft*, *In der Serpentara bei Olevano* vom 7. September (Abb. 23), *Häuser in Olevano*, *Blick auf Civitella* (Abb. 22) legen davon Zeugnis ab. Ludwig Richter hat das pittoreske Schauspiel, das Götzloff in der Zeichnung *Blick auf Civitella*, heute Bellegra, zur Vorlage nimmt, eindrucksvoll beschrieben:

»Eine Viertelstunde weiter steigt nun in den phantastisch schönsten Umrissen die mächtige Felsenrippe empor, an deren ganz kahlen Abhängen der steile Weg in einer halben Stunde nach Civitella hinauf führt. Es liegt auf der höchsten Spitze dieser ganz isolierten Felsenmasse, welche alle ihre Nachbarberge überragt. (...) Wie ein Adlernest thront dies arme Dorf oder Städtlein da oben und beherrscht die ganze Gegend rings um.«[27]

Mit sicherer Hand werden in den Zeichnungen die Konturen der Landschaft, ihre spezifische Durchgestaltung eingefangen und die Innenfläche gemäß des wirksamen Helldunkels mit unterschiedlich gerichteten, feinen Parallelstrichen gestaltet. Kreuzschraffuren in den Dunkelzonen verwendet der Künstler nur selten. Die sich abzeichnende Lockerheit in den Andeutungen von Gräsern und Blattbewuchs eines vereinzelten Buschwerkes oder Gestrüpps, wie *In der Serpentara bei Olevano* (Abb. 23), steigert sich bereits in der *Felsigen Landschaft* zu einem eindrucksvollen temperamentvoll beschleunigten und anschaulich darstellenden Strichkürzel.

In Olevano entstehen neben den vielen Zeichnungen auch Ölstudien, so von Kalksteinfelsen in zarten Braun- und Ockertönen, durchdrungen von kleinwüchsigen Sträuchern, Büschen und Gräsern, die bis ins Detail liebevoll ausgeführt sind. Eingang finden diese Studien später in Gemälden, wo sie neben der Figurenstaffage oft den Vordergrund des Bildes beleben und bestimmen.

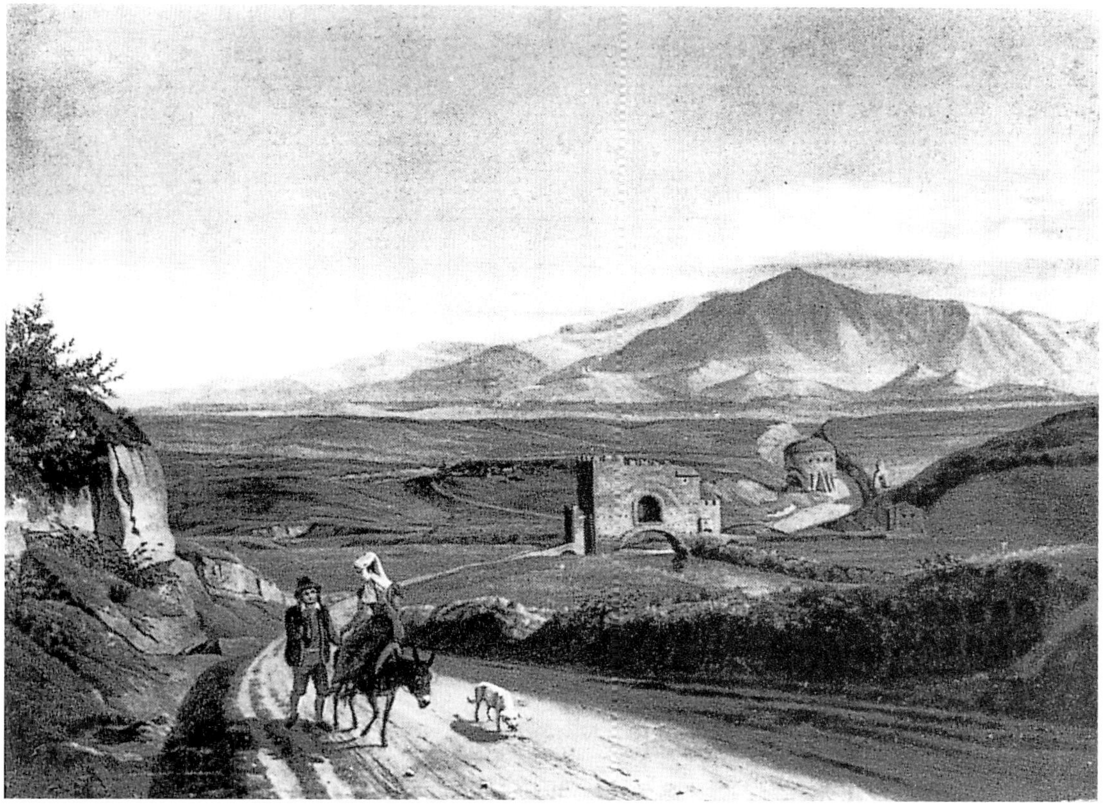

19 *Campagna-Landschaft mit Brücke, Grabmal und Gebirge*, 1822; Öl auf Holz, 29,3 x 39 cm; Privatbesitz (Kat. 9)

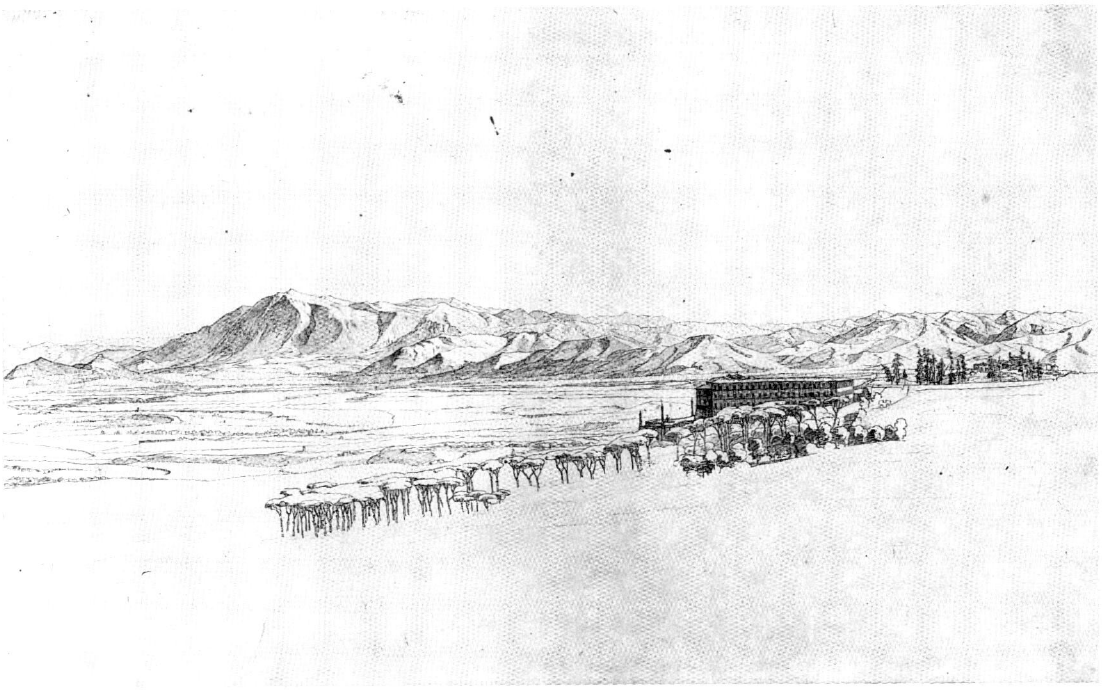

20 *Blick in die Campagna und auf das Sabinergebirge*, um 1822;
Graphit, Feder und Tusche auf Papier, 28,8 x 46,7 cm; Dresden, Kupferstich-Kabinett

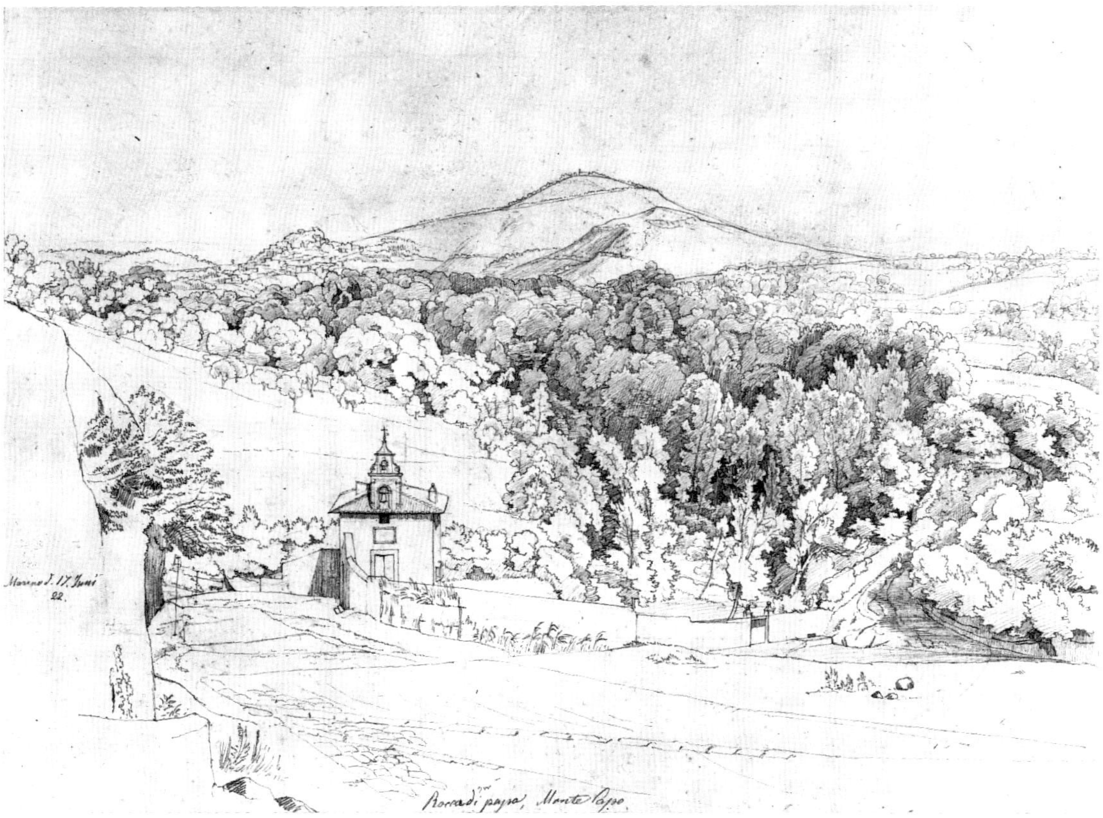

21 *Blick auf Rocca di Papa und den Monte Cavo*, 17. 6. 1822;
Bleistift auf Papier, 25 x 35 cm; Dresden, Kupferstich-Kabinett

Schließlich stieß Götzloff in Olevano auf den Maler Joseph Anton Koch. Der gebürtige Tiroler, der sich 1815 endgültig in Italien niedergelassen hatte, gilt mit seinen klassizistischen Landschaftskompositionen, die oft auch romantische Züge tragen, als der Erneuerer der deutschen Landschaftsmalerei. In Rom wohnte er in unmittelbarer Nähe von Heinrich Reinhold. Doch oft hielt er sich in Olevano auf.

Dieser von reiselustigen Schriftstellern wegen seiner Schönheit gepriesene Landstrich hatte Koch bereits auf seiner ersten Wanderung in die Sabinerberge im Jahre 1804, damals in Begleitung des Malers Gottlieb Schick (1776–1812), betört. Der Zauber war seitdem niemals wieder gebrochen, um so weniger als er am 1. September 1806 sein Herz an Cassandra Ranaldi, die Tochter des olevanischen Herbergsvaters, verlor. So eroberte Koch als einer der ersten deutschen Italienfahrer geographisches Neuland nicht nur für sich, sondern über die Darstellung reizvoller Motive bald auch für andere Mitglieder seiner Zunft.[28] Tief bewegte ihn diese abwechslungsreiche Gegend Italiens mit ihrer unberührten Natur in all ihrer elementaren Kraft und Pracht; sie lobpries er in seinen Werken in pathetischer Übersteigerung als Schöpfung Gottes. Die einfachen Landleute der Gegend fanden in seiner Vision Arkadiens als Staffage Platz.

»Alle Künste, die Dichtkunst, die erste vor allen, die Musik, die Architektur, Plastik und Malerei sind durch die Religion erzeugt; sie zieren den religiösen Cultus als Töchter himmlischer Begeisterung und sind schaffende Kräfte, welche mit der Natur selbst wetteifern, Gott in seiner Schöpfung zu loben. Wie die aufgehende Sonne mit ihrem strahlenden Licht die Erde erhellet, indem sie über den Horizont herauf steigt, sind die fallenden Thautropfen Zeugen des weichenden Dunkels der Nacht; die ganze Natur wird von ihrem festlichen Glanz erfüllet, und das Heer der Vögel singt zum Lobe der herrlich erleuchteten Schöpfung (...)«[29]

Die Bekanntschaft mit Koch und seiner heroisch-monumentalen Landschaftsauffassung blieb nicht ohne Wirkung auf Götzloff. Zunächst aber beschäftigte ihn wohl mehr das Auslaufen seines Stipendiums im Oktober 1822. Sein Vater trug in einem Schreiben an Friedrich August I., den König von Sachsen, die Bitte um Verlängerung dieser Talentförderung vor, die einen Betrag von 100 Talern vorsah – immerhin damals die Hälfte des Jahresgehalts eines Professors der Dresdener Kunstakademie, wie zum Beispiel Carl August Richter es bezog. Heinrich Graf Vitzthum von Eckstädt, damaliger Generaldirektor der Künste in Sachsen und Beauftragter für die Stipendien, gab jedoch seine Zustimmung und dem König eine lobende Kritik von der Kunst Götzloffs, der »(...) bisher ganz in der Manier seines Führers im Gebiet der Kunst, Caspar David Friedrich, malte, daß er aber scheinbar in Italien von dieser Manier abgegangen sei. Er habe sich vorteilhaft entwickelt und male jetzt freundliche, durch Baumschlag und günstige Beleuchtung belebte Landschaften, statt von Nadelhölzern, kahlen Felsen, Nebel, u. s. w. verdüsterte Naturgegenstände.«[30]
Auch Professor Friedrich Matthäi (1777–1845) wußte über Götzloff Erfreuliches zu berichten, dessen Emanzipation von der romantischen Naturmystik Friedrichs ihn in den Augen Matthäis und derer, die sich dem Ideal des Klassizismus verschrieben, adelte: »Carl Wilhelm Götzloff war ebenfalls einer der wenigen so im vorigen Jahr auf gut Glück ohne alle Mittel nach Italien gingen; er ist nicht ohne Fleiß und Talent! Hier in Dresden Nachahmer von Friedrich gefielen seine Arbeiten, wie die seines Vorbildes theilweise. Wie dieser scheint er schöne belaubte Bäume zu fliehen, sich an Nadelholz, Schneegestöber, Kirchhof, Mondschein pp zu halten. Er war ein großer Freund der Deutschtümelei und sprach sich in seiner vorjährigen Landschaft vollkommen als solcher aus. Die kleine Landschaft so der Kammerherr Preuß von ihm in Rom gemalt, zur Ausstellung gegeben, war mit vieler Liebe, Geduld, Reinlichkeit, wahrem Farbenton

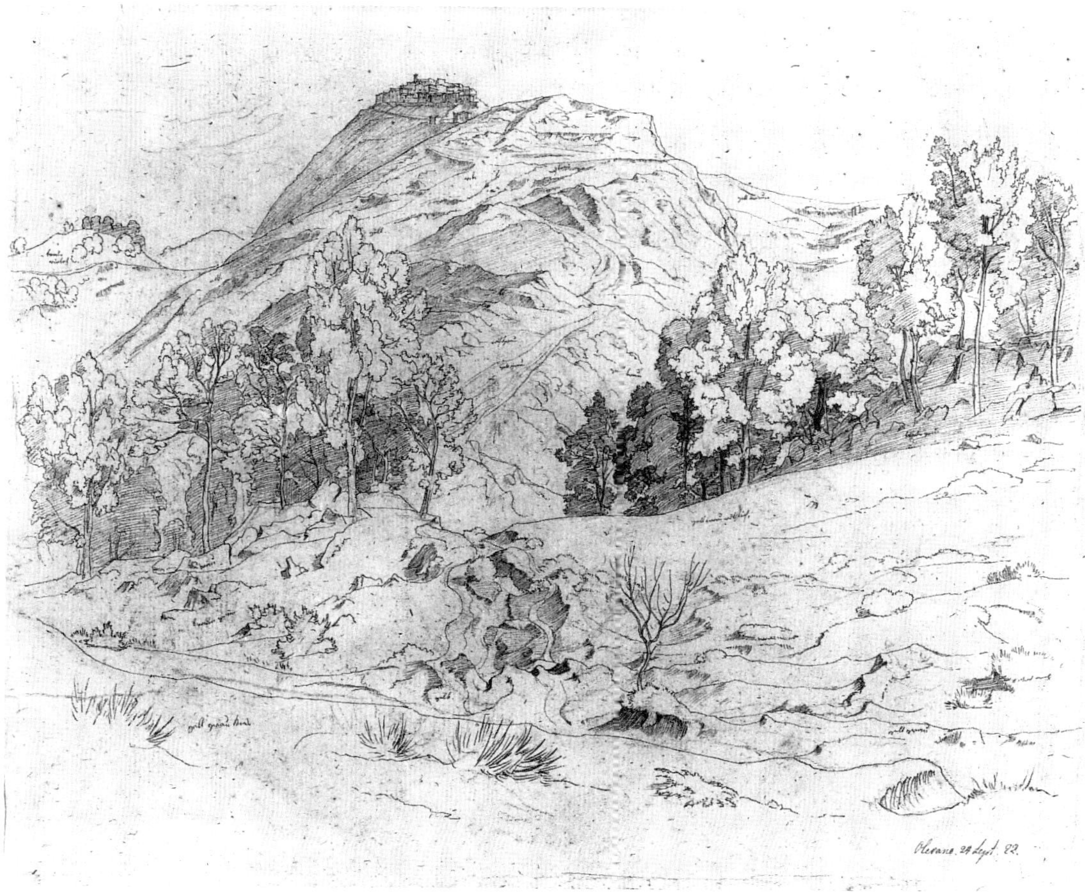

22 *Blick auf Civitella*, Olevano 24. 9. 1822;
Bleistift auf Papier, 24,5 x 31 cm; Dresden, Kupferstich-Kabinett

wie überhaupt der Natur getreu wiedergegeben; allein eben diese Treue ging bis ins ängstliche, daher das Bild mehr ein wissenschaftliches Werk, ein Studium als geniale Kunstschöpfung. Die Natur auf Leinwand abgedruckt ist noch kein Kunstwerk! Die dargestellte Gegend entschuldigt den Mangel an Bäumen. (...) Ich glaube, daß Götzloff bei einiger Unterstützung noch recht viel leisten dürfte, allein es wäre die Überzeugung zu wünschen, wie die Unterstützung angewandt wird. – Die Unterstützung dürfte aber hinreichend sein, wenigstens ein Jahr, wenn der Empfänger schon längere Zeit im Ausland ist, ist dies nicht der Fall, so wäre einundeinhalb Jahr nicht zu lange, dann aber muß er ein Werk einsenden, um die gute Anwendung seiner Zeit zu beweisen. (...) Auf Götzloff selbst zurückkommend, bin ich immer der Meinung gewesen, daß er mit Oehme, obgleich jeder nach deren letzteren Werken zu schließen eine ganz verschiedene Richtung nimmt, dergestalt gleich steht, daß ich nicht entscheiden konnte, von welchem in der Zukunft mehr zu erwarten stände.«[31]
Bis zur Entscheidung des Stipendienkomitees setzte Götzloff standhaft seine Studien fort. Im November 1822 kehrte er mit Reinhold zurück nach Rom. Aus dieser Zeit stammt die Federzeichnung *Ruine* (Abb. 24). Der ehemals zweigeschossige, mit korinthischen Kapitellen rhythmisierte Rundbau aus der Römerzeit steht auf gewachsenem Felsen im nordöstlichen Teil der Stadt, zwischen der Via Nomentana und der Via Salaria. Eingefriedet mit mächtigen Eisenstäben, umgeben von Wohnblöcken und bis zu achtstöckigen Hochhäusern, fällt der Ruhepunkt vergange-

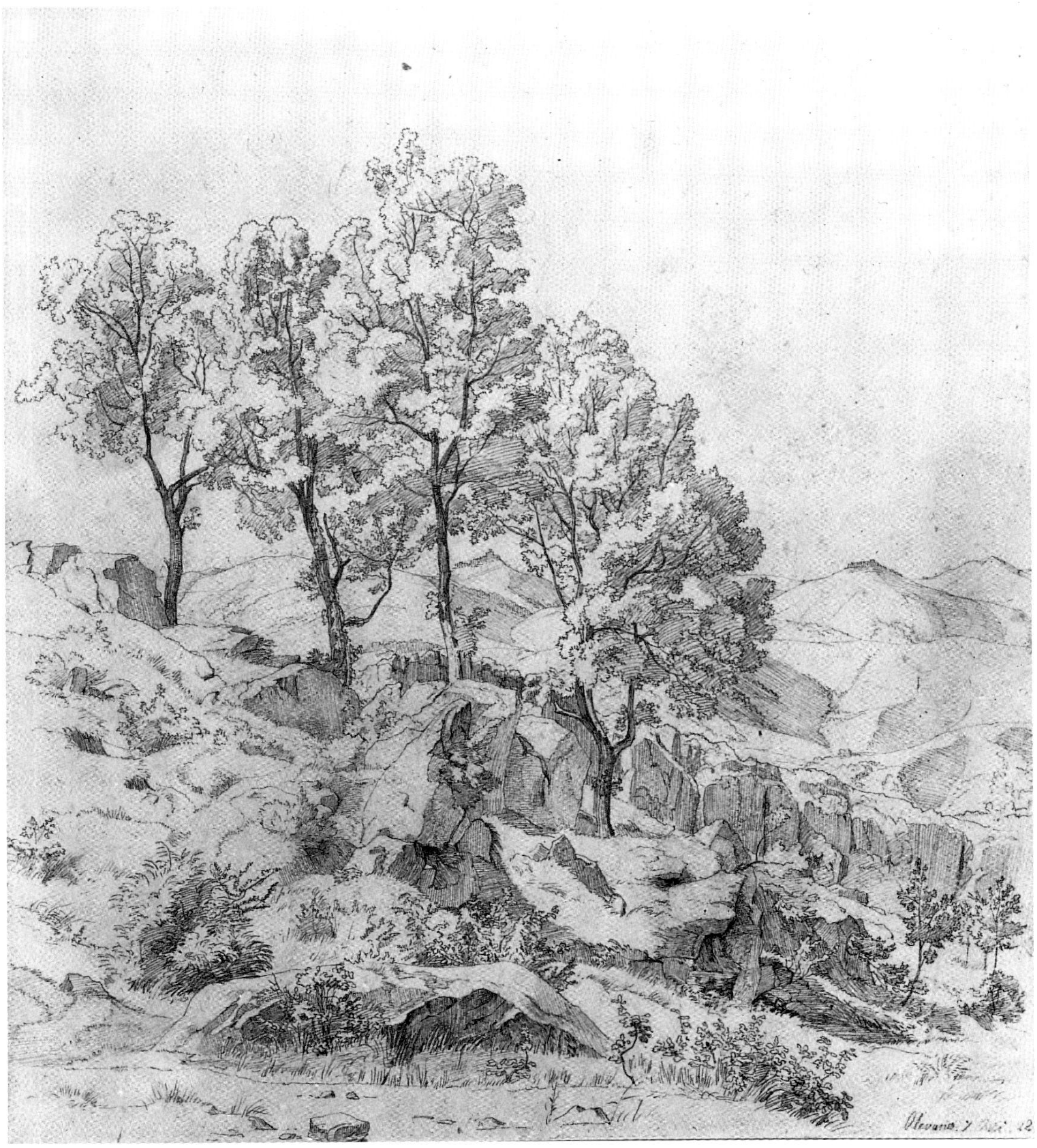

23 *In der Serpentara bei Olevano*, 7. 9. 1822;
Bleistift auf Papier, 26,5 x 30,2 cm; Dresden, Kupferstich-Kabinett

ner Zeiten inmitten wild parkender Autos dem heutigen Besucher kaum auf; auch hat der Platz seinen alten, bedeutungsschwangeren Namen »Gia Piazza della Sedia del Diavolo« gegen den neuen bescheideneren »Piazza Elio Callistio« eingebüßt.

Das schlichte, in zarten Braun- und Grüntönen gehaltene Aquarell *In der Campagna* (Abb. 10) entstand am 23. November. Hier taucht das Motiv der Ponte Nomentano mit dem Anio im Zentrum wieder auf, wobei Götzloff den Monte Gennaro aus der *Campagna-Landschaft mit Brücke, Grabmal und Gebirge* (Abb. 19, Kat. 9) von 1822 in dem Aquarell an den rechten Bildrand rückt und den Ausschnitt weiter faßt.

Seine Freizeit verbrachte er weiterhin im Kreise seiner Malerfreunde. Mit dem Maler Carl Wagner suchte er am 12. Dezember 1822 Joseph Anton Koch in seiner römischen Wohnung Via Quattro Fontane Nr. 107 auf, den sie an einer Partie vom Grindelwalder Gletscher »beschäftigt fanden«[32]. Und von Götzloffs Teilnahme an der lustig maskierten Silvesterfeier bei dem vielseitig begabten Maler Ferdinand Flor (1793–1881) weiß sogar Karl Joseph Friedrich zu berichten, der für uns noch einmal die »Unsinnsgesellschaft« wiederaufleben läßt.[33]

Mit dem neuen Jahr erhielt Götzloff schließlich die Zusage für ein weiteres Stipendium. Am 23. Mai 1823 bedankte er sich in einem Brief aus Neapel bei dem Grafen Vitzthum von Eckstädt für die erneut erhaltenen 100 Taler und stellte sogleich für die kommende Kunstausstellung in Dresden ein Gemälde mit dem Titel *Olevano* (Kat. 12) in Aussicht. Obwohl er es dann in der Eile unfertig absenden mußte, erntete es in Dresden viel Lob, sogar von königlicher Instanz. »(...) Die gute Meinung, die wir von dem jetzt in Italien studierenden Landschaftsmaler Götzloff schon lange hegten, ist durch seine Ansicht der Abtei Olevano, wenn ihm auch die Umstände nicht gestatteten, die letzte Hand daran zu legen, nicht gemindert. Er wird sich von jeder Manier frei zu erhalten wissen (...)«,[34] so am 20. September 1823 Hofrat Carl August Böttiger, der Herausgeber des in Dresden vertriebenen »Artistischen Notizenblatts«.

In der Tat wagte sich Götzloff nun an schwierigere Kompositionen heran, in denen fast gleichwertig mit Landschaft und Architektur jetzt auch Figuren auftauchen, wie die Federzeichnung *Die Thermen des Caracalla* von 1823 (Abb. 25) beweist. Entgegen Matthäis Meinung verrät aber die *Caracalla*-Zeichnung in der kulissenhaften Zweiteilung der Gründe – Mensch, Natur gegen Ruine, Verfall – eindeutig den Einfluß von C. D. Friedrichs Vergänglichkeitssymbolik.

Die gewaltigen Thermenanlagen im Süden Roms, unter Kaiser Septimius Severus 206 begonnen und von seinem Sohn Caracalla

216 eröffnet, hatten einst die Funktion von Erholungsstätten für die Bürger. Neben den Bädern standen großzügig ausgebaute Säle für die verschiedensten Bedürfnisse zur Verfügung. So gab es Räume für Gymnastik, Sport, Körperpflege, ungestörtes Lesen oder geselliges Beisammensein. Die quadratische Anlage mit einer Seitenlänge von 330 Metern bestand aus riesigen Hallen mit mächtigen Pfeilern und Säulen, Kuppeln und Halbkuppeln, Tonnen- und Kreuzgewölben. Sie konnte bis zu 1 500 Menschen gleichzeitig zum Baden und Spielen aufnehmen. Marmor, Mosaiken und Fresken schmückten prachtvoll Fußböden und Wände. Noch heute lassen die Ruinen der Thermen die luxuriösen Freizeitvergnügungen römischer Vergangenheit erahnen. Im Sommer werden in der Anlage Opern aufgeführt.

Im Sommer 1823 suchten Götzloff und sein Freund Reinhold alsbald die Sorrentiner Küste auf, wie der kompetente und verantwortungsbewußte Kunstvermittler Schnorr von Carolsfeld am 28. Juni seinem Kollegen Quandt in Dresden mitteilen konnte:

»Die Landschafter sind größtenteils abwesend. Götzloff und Reinhold machen Studien an der Küste von Sorrent, andere streichen in den nahen Gebirgen umher. Wir wollen sehen, was sie nächsten Winter auspacken; haben sie Gutes, so wird es ihnen wohl zum Vorteil gereichen, denn es scheint, als können wir hier viel vornehme Herren erwarten.«[35]

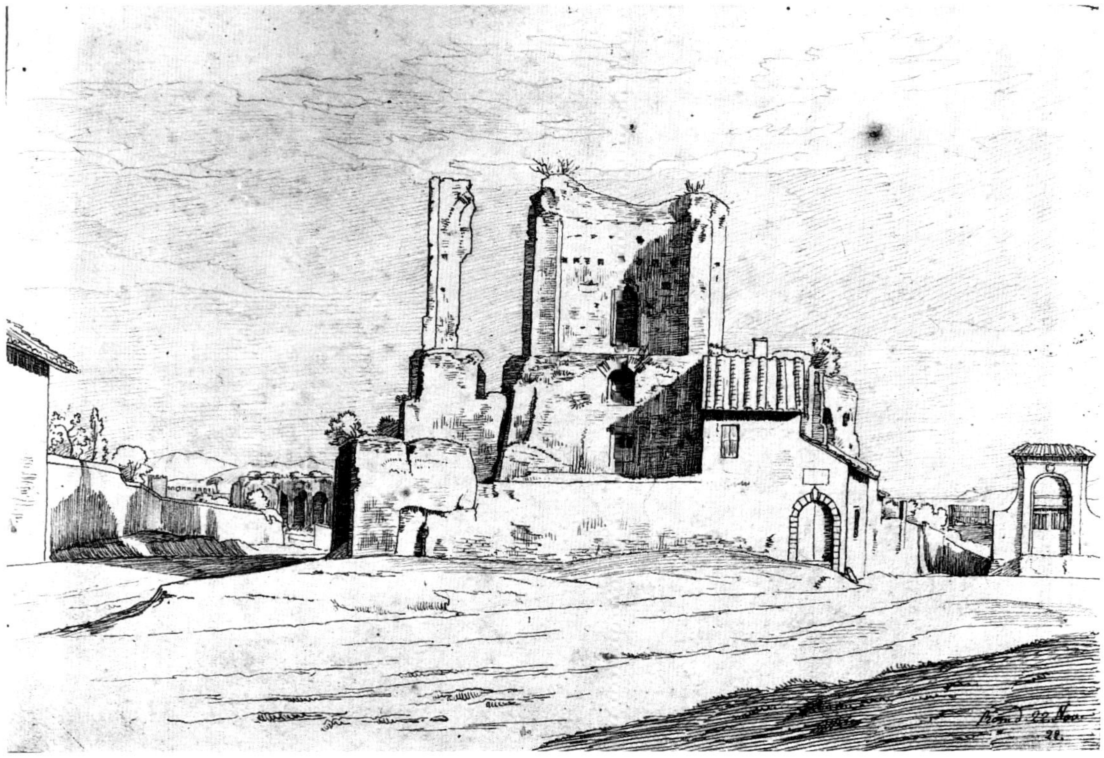

24 *Ruine*, 22. 11. 1822; Feder auf Papier, 13,8 x 20,3 cm; Dresden, Kupferstich-Kabinett

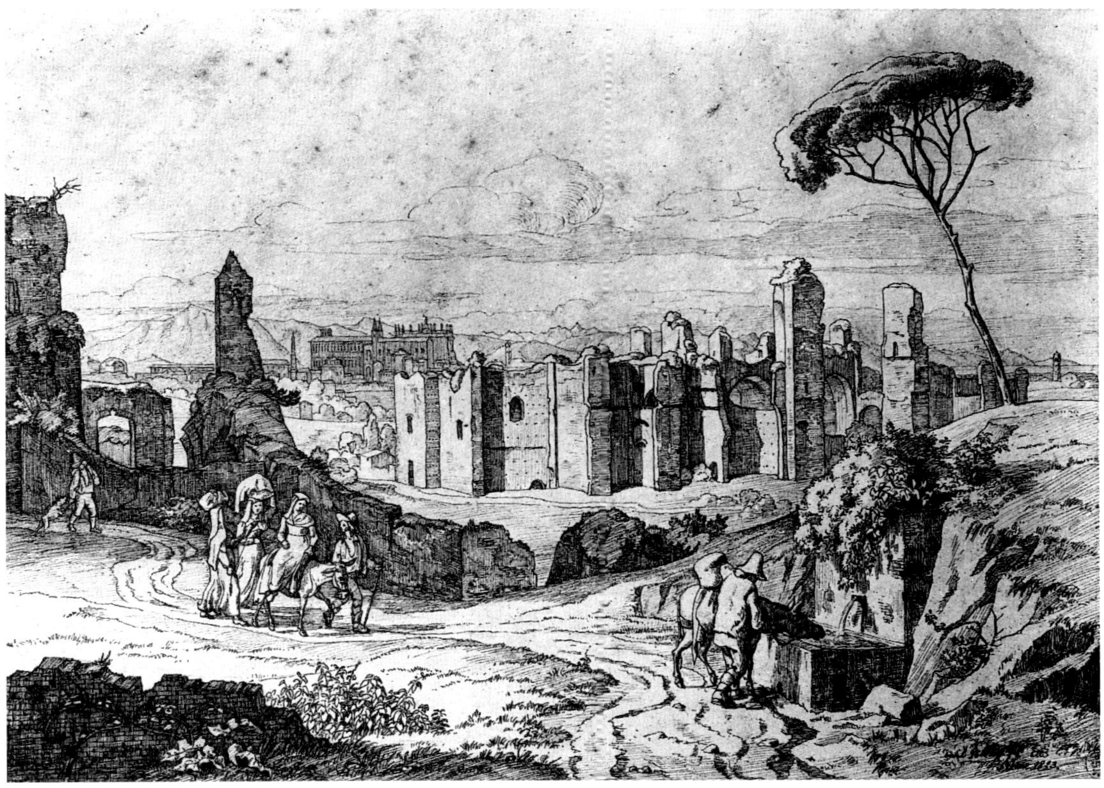

25 *Die Thermen des Caracalla*, 1823; Feder auf Papier, 19 x 26,5 cm; ehem. Dresden, Sammlung Friedrich August II.; wahrscheinlich 1945 verbrannt

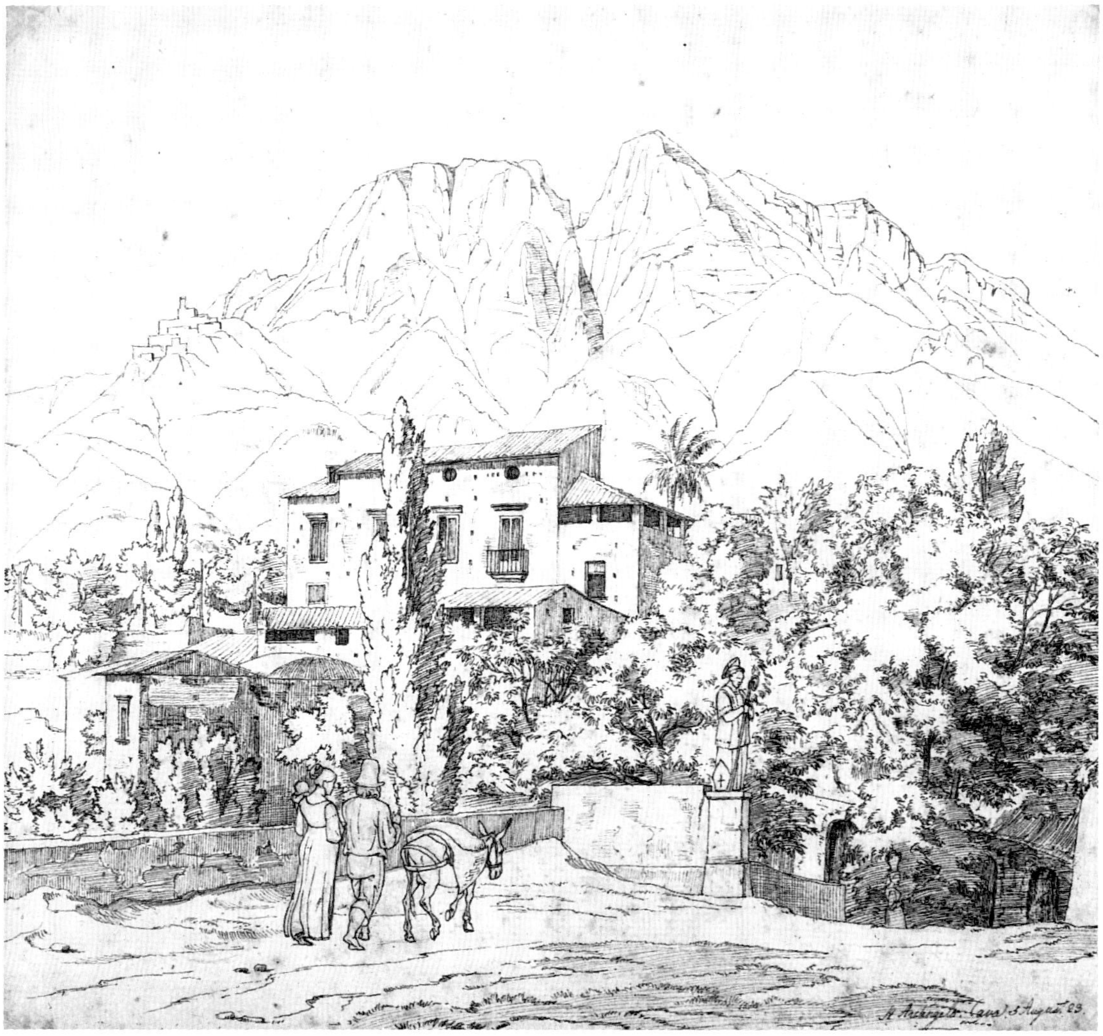

26 *Sant'Arcangelo di Cava*, 3. 8. 1823; Graphit auf Papier, 20 x 21,5 cm; Levanto, Claudio Emmer

Die etwa sechs Monate währende Studienreise führte von Rom über Terracina, Neapel, Salerno, Sant'Arcangelo, Amalfi, Cava, Castellammare, Sant'Agata bis nach Sorrent und Capri, Stationen, die in datierten Zeichnungen verewigt wurden. Einen Teil ihrer Reisestrecke werden die Freunde wohl mit dem Boot zurückgelegt haben.

Sorrent selbst war nämlich bis 1833 eine nur mit dem Schiff erreichbare »Insel«, da die Landanbindung an Neapel erst über die von 1833 bis 1838 zwischen Sorrent und Castellammare im Kalkstein angelegte Küstenstraße verwirklicht wurde.[36] Den Rest der Strecke gingen sie zu Fuß oder fuhren mit dem Pferdewagen. Von Salerno aus wanderten die Künstlerfreunde so zunächst ins Landesinnere der Sorrentiner Halbinsel bis nach Cava dei Tirreni.

Das davon wenige Kilometer westlich liegende Bergdorf Sant'Arcangelo fixierte Götzloff mit dem beherrschenden Monte Finestra im Hintergrund in der Graphitzeichnung *Sant'Arcangelo di Cava* (Abb. 26). Friedlich ziehen hier ein Mann und seine Frau mit einem Kind auf dem Arm in Begleitung ihres beladenen Esels ins Dorf. Ihr Weg durch einen Wald aus Zedern, Olivenbäumen und Palmen führt sie bis zu einer – heute noch erhaltenen – Brücke an einem Häuserkomplex vorbei, dessen Erscheinungsbild sich im Laufe der Zeit natürlich verändert hat. Die kleinen Häuser im Mittelgrund sind heute aufgemauert, so daß der ebenfalls umgebaute mehrgeschossige Bau mit den Ochsenaugen unter dem Dach nur noch zum Teil von diesem Standpunkt aus zu sehen ist. Im Hintergrund erkennt man, links im Bild, unterhalb des Gipfels vom Monte Finestra eine Burganlage. Auch sie ist ebenso wie der Berg nur schematisch wiedergegeben. Ruhig und erhaben nimmt sich das aus sparsamen, nahezu kunstmäßig gesetzten Linien erwachsende Massiv gegenüber dem unruhigen und dicht gefüllten Mittelgrund aus. Verleiht der steinerne Bischof auf seinem hohen Sockel im Vordergrund dem Bild einen sakralen Akzent, so wird dieser durch die genrehafte Szene der einen Wasserkrug auf ihrem Kopf balancierenden Frau, rechts im Halbdunkel, sogleich wieder zurückgenommen.
Die neun Tage später, am 12. August 1823 entstandene *Weinlaube bei Cava* (Abb. 27) stellt Götzloffs Freude am akribisch erfaßten Detail unter Beweis, aber auch den sicheren Umgang mit Licht- und Schattenphänomenen sowie der atmosphärischen Beschaffenheit der Gründe. Das geübte Auge des jungen Malers findet scheinbar Gefallen an einem außergewöhnlichen Bildausschnitt, in dem die Laube geradezu die Landschaft zu überdachen scheint.

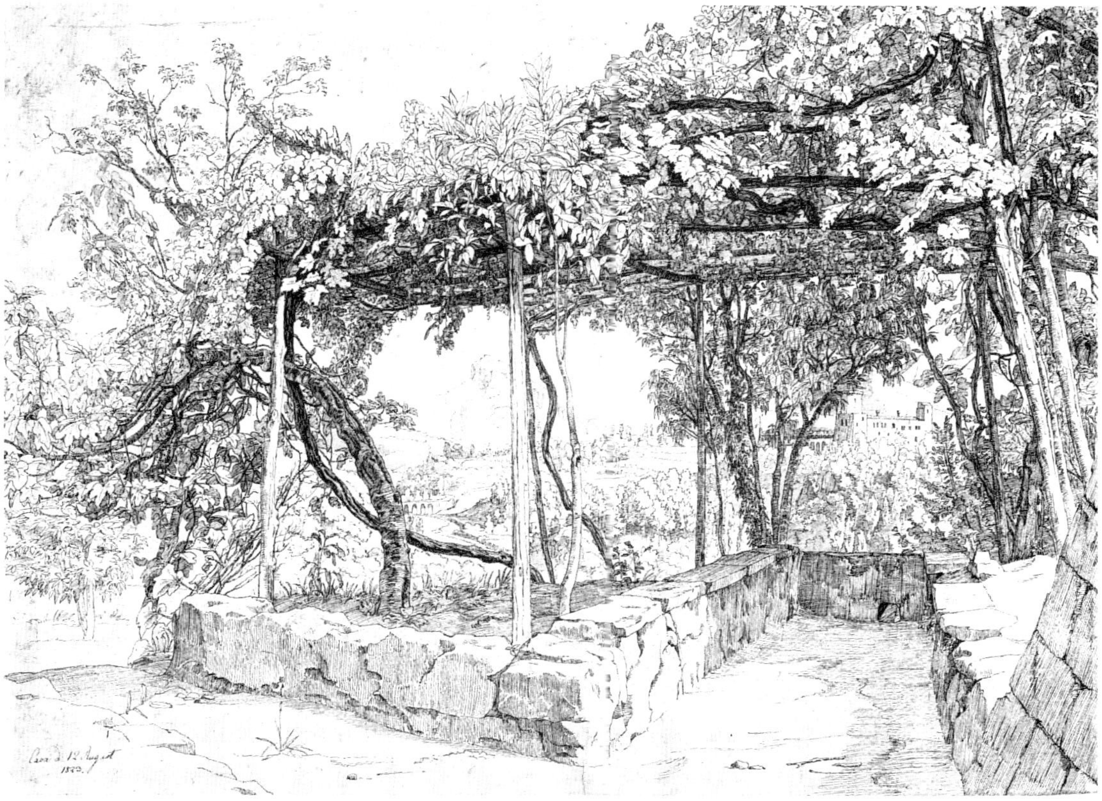

27 *Weinlaube bei Cava*, 12. 8. 1823; Bleistift auf Papier, 32,5 x 45,5 cm; Dresden, Kupferstich-Kabinett

Im Hintergrund, leicht nach links aus der Mittelachse gerückt, erblickt man den imponierenden Monte Castello und ihm zu Füßen eine römische Wasserleitung sowie rechts die Stadt Cava dei Tirreni.
Über Atrani gelangt man in Richtung Westen zum Kap von Amalfi, an dem auch Götzloff nicht achtlos vorüberging. Entsprechend seiner Vorliebe für epische Szenen bot sich ihm das in Italien lange Zeit für die Papierherstellung bekannte Mühlental als dankbares Objekt an. Die Produktion wertvollen und feinen Papiers hatte hier schon zu Zeiten Götzloffs eine lange Tradition, die im 14. Jahrhundert ihren Anfang genommen hatte. Lange zehrte diese Region von ihrem Ruf als erster Papierproduzent Europas, der noch im 19. Jahrhundert das ganze Königreich Neapel mit Papier versorgte, welches für alle öffentlichen Dokumente verwendet wurde. Götzloff entdeckte für sich in dem Mühlental, nur knapp zwei Kilometer nordöstlich des Domplatzes von Amalfi, die seit 1750 nachweislich im Besitz der Familie Amatruda geführte Papiermühle.
Hier entsteht die Zeichnung *Mühlental bei Amalfi* (Abb. 1), in Rom mit 1824 nachdatiert, die zu Beginn der dreißiger Jahre als Gemälde umgesetzt wird: Quer zur Bildachse überspannt das Mühlgebäude in dem *Mühlental bei Amalfi* (Abb. 72, Kat. 37) betitelten Ölgemälde den Canneto, dessen Strom durch die Lattariberge zum Meer verläuft. Die steilen Hänge im Hintergrund, die dreigeschossige – 1985 abgerissene – Seifenfabrik links im Bild sowie die leicht geneigten Bäume rechts rahmen das bescheidene, architektonisch wenig reizvolle Gebäude, dessen horizontale Lage im Bild durch den Tiefenzug der Schlucht und das über einen Treppenlauf fließende Wasser empfindlich gestört wird. Solchermaßen aus der Ruhe gebracht, liegt eine Assoziation nahe, die auch von dem an einem Mäuerchen im Vordergrund nur angelehnten Bündel von Ästen bestätigt wird: der Gedanke an das Ephemere, an die Zerbrechlichkeit und die unberechenbare Modifikation von Zuständen. Doch klingen diese Vorstellungen nur verhalten an, denn gleichzeitig vermittelt die traute Intimität der im Schatten rastenden und miteinander plaudernden Figurengruppe, links im Vordergrund, dem Betrachter Ruhe und Sicherheit. Sind diese bildnerischen wie inhaltlichen Kontraste einfach als Nebenprodukt zu werten, oder drückt sich nicht vielmehr in der Faszination Götzloffs an Gegensätzen – wie in Bergriesen und Miniaturmenschen, Licht und Schatten, Statik und Dynamik – die Janusköpfigkeit seiner Einstellung zur Natur aus? Der melancholische Unterton zieht sich wie ein roter Faden durch sein Œuvre.
Diese Mühle, die auch C. Blechen mehrfach gemalt hat,[37] ist heute noch in Betrieb, sogar mit einem Teil der alten Maschinen, und so soll es auf Wunsch der Familie Amatruda noch möglichst lange bleiben.
Im Hochsommer gelangte Götzloff dann nach Sorrent, wo er sich bald schon niederlassen sollte. Der wohl auf 1824 nachdatierte *Blick auf die Küste von Sorrent* (Abb. 32) gibt einen Eindruck von dem imposanten, die jungen Leute überwältigenden Panorama.

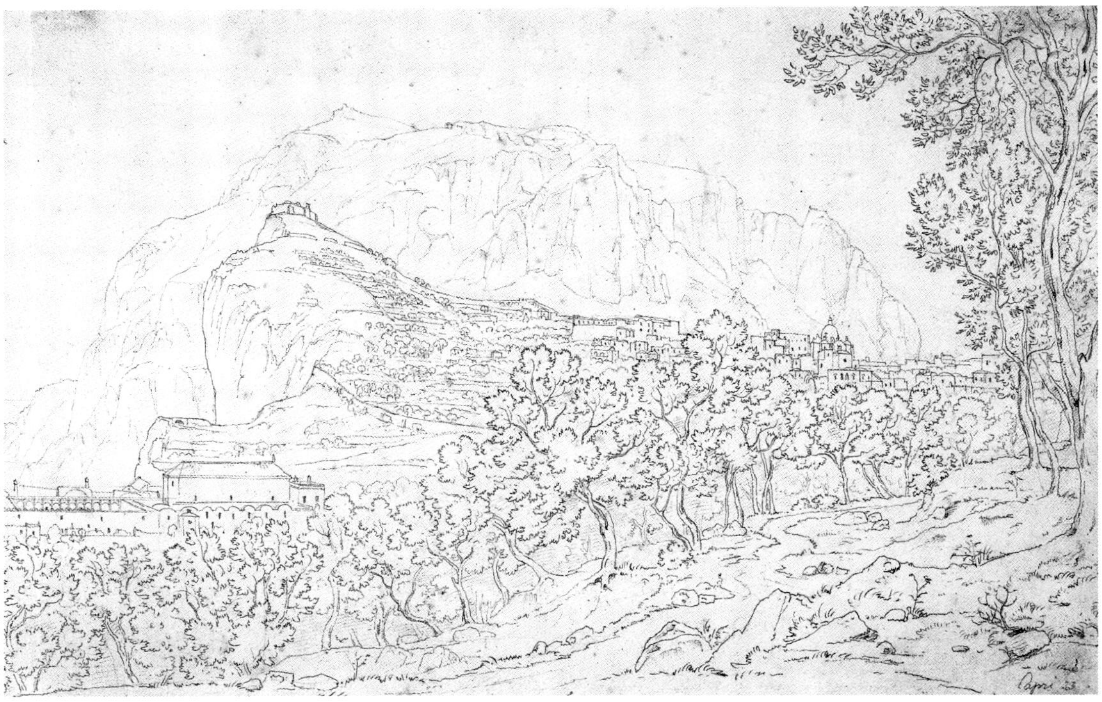

28 *Blick auf Capri mit dem Monte Solaro*, 1823; Bleistift auf Papier, 22,3 x 35 cm; Privatbesitz

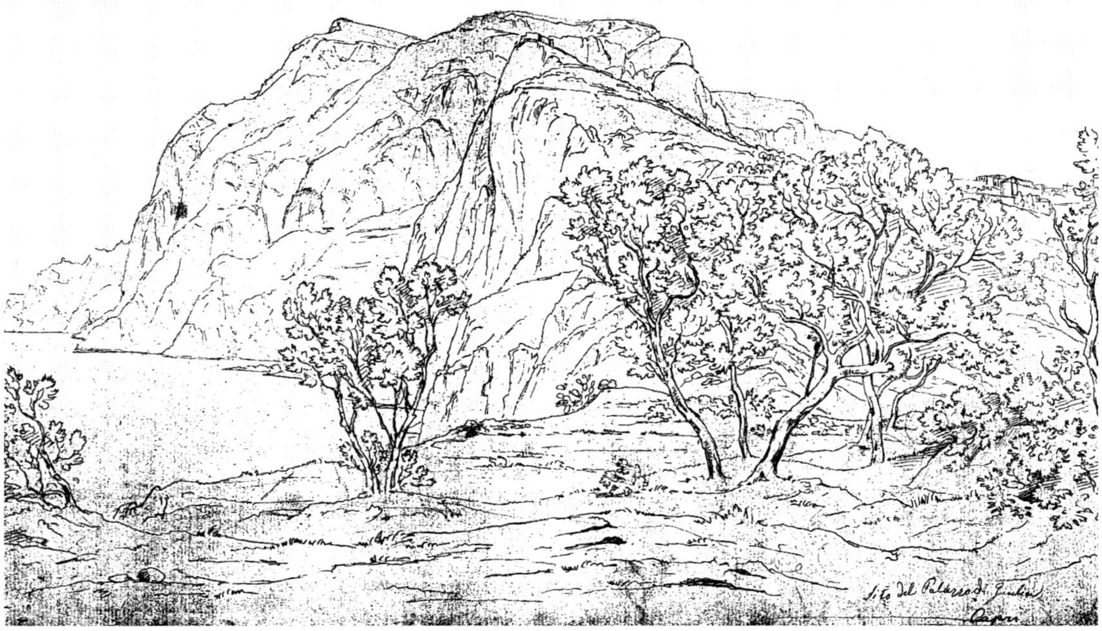

29 *Sito del Palazzo di Giulia*, Capri 1823; Bleistift auf Papier, 26,2 x 40 cm; Privatbesitz

Beeindruckend ist auch Götzloffs Wiedergabe, die mit Feder und Pinsel die weite Naturkulisse aus Bergkette, Meer und prächtiger Vegetation bis ins Detail erfaßt. Wie eine Zeit und Raum transzendierende Weltlandschaft wirkt in dieser Ansicht der reale Ort; verschwindend klein der Eselreiter im Vordergrund, der als Rückenansicht das Seherlebnis des Betrachters wiederholt.

Auf der Insel Capri beendete C. W. Götzloff seine Studienreise dieses Jahres, die es ihm offensichtlich nicht an Motiven mangeln ließ. In der Bleistiftzeichnung *Blick auf Capri mit dem Monte Solaro* (Abb. 28) ist Götzloffs Standpunkt in der Mitte der heutigen Via Tragara festzulegen. Links unten erstreckt sich die Anlage des Kartäuserklosters des Heiligen Jakobus, das bedeutendste mittelalterliche Bauwerk Capris. Unterhalb des Klosters liegt der kleine Hafen, über dem sich die Augustus-Gärten ausdehnen. Die Stadt Capri, rechts am Hang, wird vom Turm der Kirche San Stefano überragt. Gekrönt wird der schroffe Felsen oberhalb des Parks von der mittelalterlichen Burg auf dem Monte Castiglione. Über der Burg erhebt sich auf dem Monte Solaro eine Festung, von der ein Saumpfad zur Wallfahrtskirche Santa Maria Cetrella führt. Den rechten Kegel des Berges bildet in ähnlich zartem, linearem Gewand der Felsen San Michele. Ungleich härter sind dafür die Zeichen unserer Zeit, die Capris Antlitz verändert haben. Heute sind der Burgberg Castiglione und die Stadt Capri von Villen und Hotels überlagert.

In *Sito del Palazzo di Giulia* (Abb. 29), einer weiteren Capri-Zeichnung dieses Jahres, bildet der Monte Solaro mit der Kirche Santa Maria Cetrella den Abschluß der Felsengruppe, die sich im Mittelgrund hinter einem Wall von ausladenden Olivenbäumen in dem Berg Castiglione profiliert. Unter der Wallfahrtskirche, am südlichen Absturz des Monte Solaro, offenbart sich dem geübten, landeskundlich erfahrenen Auge in zarter Schattierung die hochbetagte »Grotta delle Felci«. Diese bekannte Farngrotte, die in einer Felsnische etwa 150 Meter über dem Meer liegt, beherbergte schon in der Stein-

zeit Menschen. Auch später noch diente sie als natürliche Zufluchtsstätte und sicherer Verteidigungsplatz oberhalb der Bucht von Marina Piccola.
In der großformatigen Zeichnung der *Südküste von Capri* (Abb. 30) hält Götzloff den Rundblick vom Hafen Marina Piccola über Castiglione nach Tragara, bis zu den Faglioni Felsen fest. Auf dem Gipfel des Berges Castiglione, der von der Burg gleichen Namens gekrönt wird, ragte noch 1823 über der Steilküste die Kapelle Santa Maria della Libera auf. Unterhalb der Kapelle, etwa 250 Meter über dem Meer, befindet sich die Grotte des Castiglione, die größte unter allen Höhlen der Insel. Bei ihr handelt es sich um einen außergewöhnlich großen natürlichen Riß, der schon in der jüngeren Steinzeit wegen seiner guten Verteidigungslage bewohnt war. Von den Römern wurde die Grotte als Felsennymphäum benutzt, was Funde belegen. Über Jahrhunderte war die Höhle, wie die Farngrotte, Zufluchts- und Verteidigungsstätte der Inselbewohner. Bis zu einer Höhe von 130 Meter erhebt sich der Aussichtspunkt, Belvedere von Tragara, in der Mitte der Zeichnung. Die Bucht von Tragara mündet in die berühmte Felsengruppe Faraglioni, die mächtigen Wächter aus Stein, welche der Insel vorgelagert sind.
In der *Stadtansicht von Capri* (Abb. 31) bemüht sich Götzloff um eine Plastizität der Objekte, die er vor allem durch die mit Kreide weiß gehöhten Fassaden bewirkt. Im Vordergrund wölben sich, wie von innen heraus getrieben, die für die Insel typisch gewellten Dachanlagen. Sie lenken schwungvoll den Blick hinauf zu der die Gebäude der Stadt dominierenden Pfarrkirche San Stefano, die ihren zarten Schatten auf den berühmten Glockenturm und die Piazetta wirft. Wie ein Vorspann leitet rechts dahinter der spitz zulaufende Felsen San Michele über zum breit gelagerten Monte Solaro, der links im Bild, in der Ferne, hoch über der Siedlung von Capri, weiß gehöhte und nahezu miniaturhafte Teile der Festung und der Wallfahrtskirche Santa Maria Cetrella preisgibt. Eine orientalische Note umwirbt

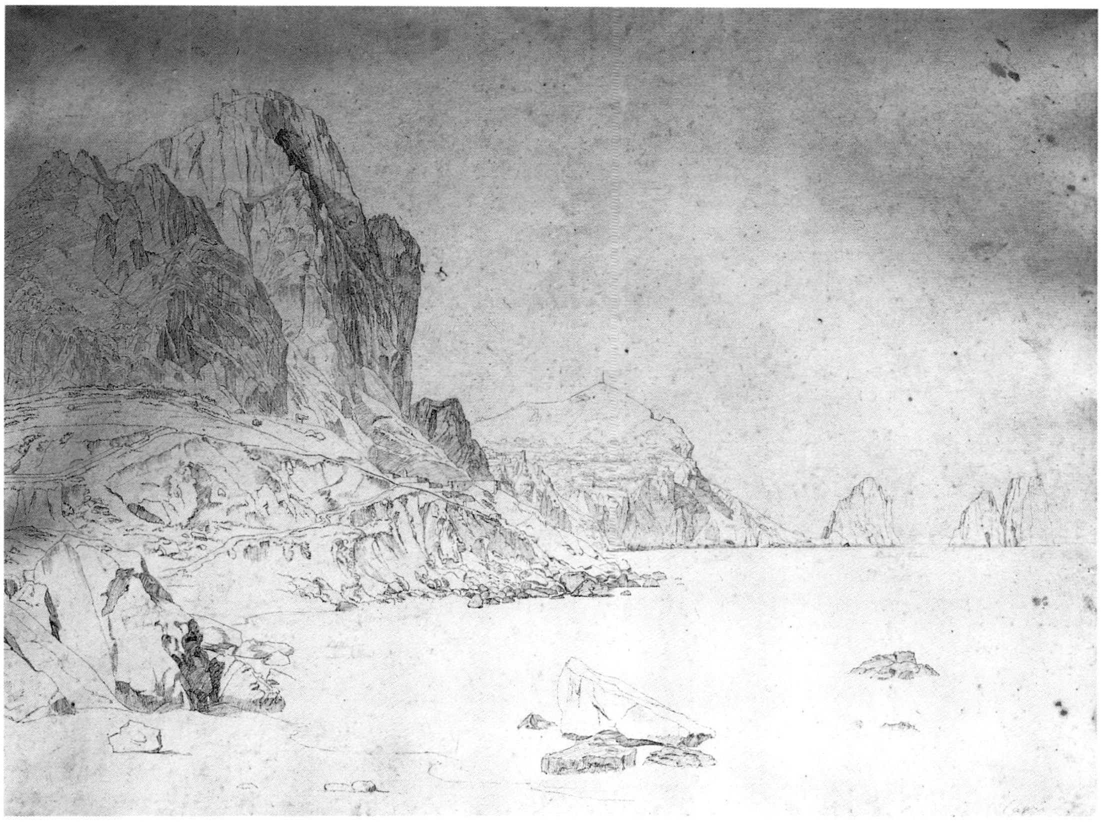

30 *Südküste von Capri*, 1823; Feder auf Papier, 35,5 x 47,5 cm; Privatbesitz

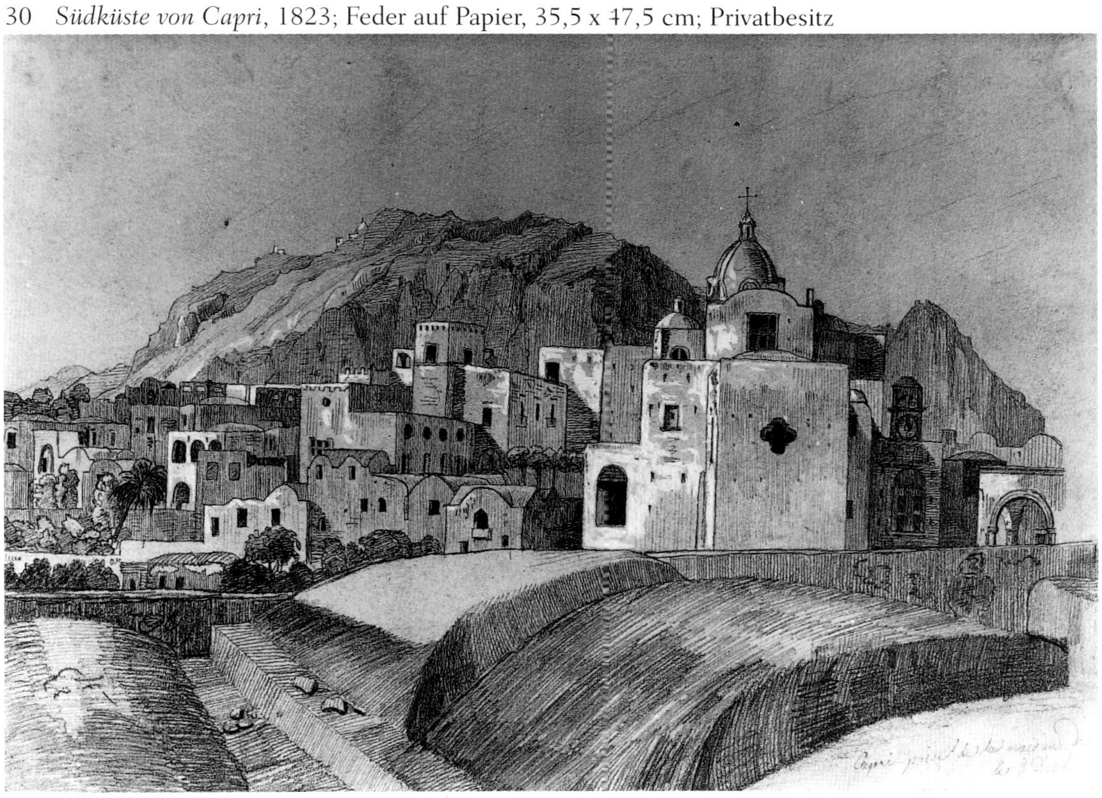

31 *Stadtansicht von Capri*, 1823; Graphit auf Papier, 15,7 x 23 cm; Dresden, Kupferstich-Kabinett

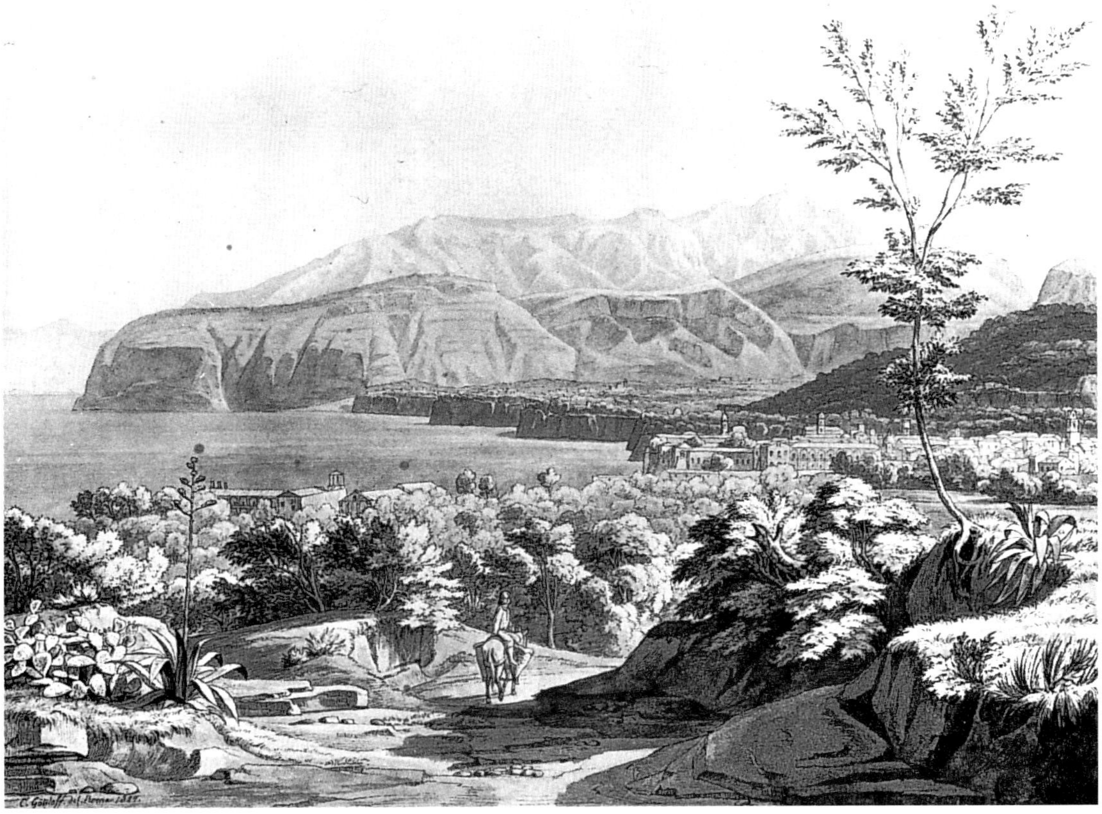

32 *Blick auf die Küste von Sorrent*, 1824; Feder und Pinsel über Bleistift, 19 x 25,2 cm; Privatbesitz

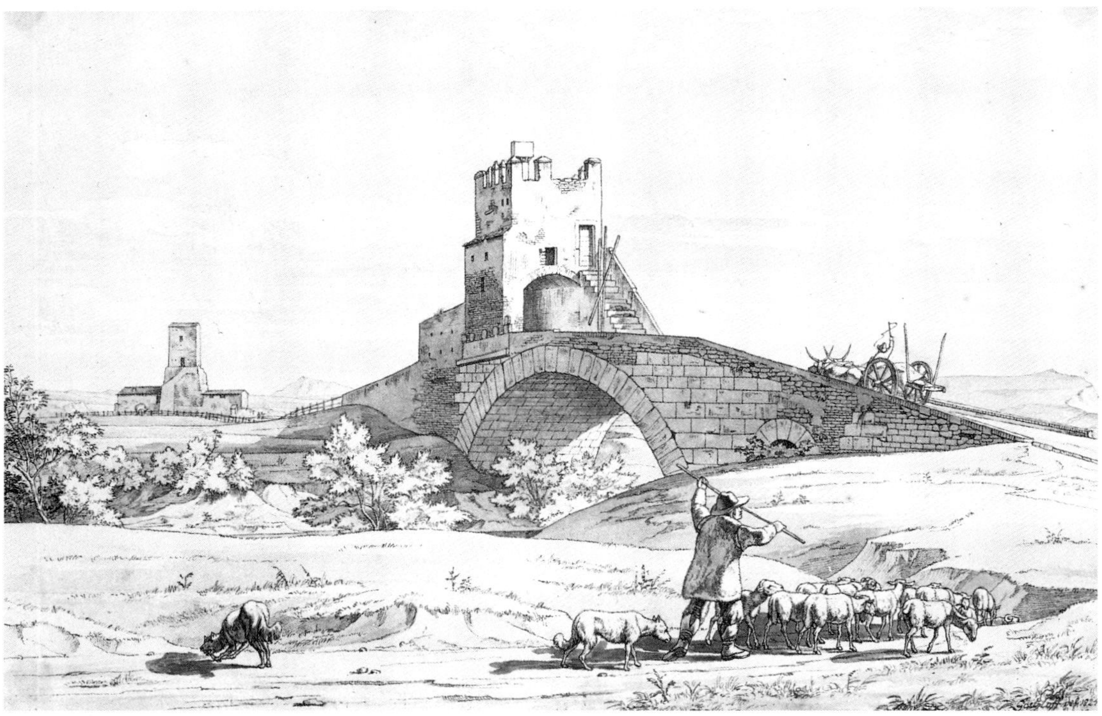

33 *Ponte Salaria in der Campagna bei Rom*, 1824; Feder und Pinsel über Bleistift, 17 x 25,8 cm; Privatbesitz

die Ansicht der ineinander geschachtelten Häuserkuben, die Götzloff vom Dach eines Hauses gegenüber der Pfarrkirche umriß.

Die Transparenz der Zeichnungen dieser Periode zeigt, wie präzise Götzloff in der Arbeitsphase des Skizzierens und Silhouettierens den vorliegenden Landschaftsausschnitt ordnet und erfaßt. Die auf diese Weise mit größter Sorgfalt erstellten Vorarbeiten dienten ihm später als Vorlage für die ebenso penibel wie liebevoll ausgearbeiteten Fassungen in Öl, aber auch als Grundlage für autonome, vollendete und vollwertige Zeichnungen. Eine Annahme, die sich durch Aussagen aus Briefen von Zeitgenossen durchaus bekräftigen läßt:

»Von Götzloff hätte ich Ihnen gern geschrieben«, schreibt Julius Schnorr von Carolsfeld an Johann Gottlob Quandt am 19. Mai 1824, »fand aber in diesen Tagen nicht die Zeit ihn zu besuchen; weiß aber so viel, daß er kein fertiges Ölbild hat. Diesen Winter beschäftigten ihn Zeichnungen für einen Engländer.«[38]

Auf diese Praxis spielt auch Quandt in seiner wohlgemeinten Prophezeiung einige Monate später an:

»(...) Götzloff aus Dresden hat für einen Engländer viel Zeichnungen fertigen müssen und ist dadurch abgehalten worden, eine Landschaft in Öl zu vollenden, die in der Anlage viel Gutes verspricht. Er hat im vorigen Jahre seine Portefeuilles durch Studien in Neapel bereichert, wo er bis La Cava ging, und wird sich gewiß durch eine gute Arbeit lösen (...)«[39]

Beide Kunstkenner erwähnen demnach das Zeichnen als die Hauptbeschäftigung Götzloffs in dieser Zeit, so daß vor allem im Hinblick auf die Auftragserfüllung viele Zeichnungen über den Wert als reine Skizze hinaus gedient haben werden. Leider unterlassen es die zeitgenössischen Quellen, zur Befriedigung unserer Neugier sowohl die Identität des Auftraggebers als auch die der Werke preiszugeben.

In den Wintermonaten 1823 hielt sich Götzloff also wieder in Rom auf und arbeitete für Kunden, die ihm möglicherweise Schnorr ver-

mittelt hatte. Auch übte er sich im Kreise seiner Malerfreunde eifrig im Zeichnen von Aktstudien, wie einige der in der Nationalgalerie in Rom aufbewahrten Studien beweisen.
Im Mai 1824 startete Götzloff bereits die nächste Kunstexpedition ins Albanergebirge, wo er überraschenderweise auf die einstigen Dresdener Akademiefreunde Carl Wagner, Ernst Ferdinand Oehme (1797–1855) und Adrian Ludwig Richter[40] stieß. Mag sein, daß er sich mit Richter schon bei ihrem Wiedersehen in Rom am 28. September 1823 verabredet hatte. Danach zogen die Freunde gemeinsam einige Kilometer weiter nach Ariccia, angelockt von dem geheimnisumwitterten Park Chigi.
»Der Sage nach soll der Park ein Rest des Dianenhains sein, und die Besitzer lassen dies prächtige Stück Natur völlig unberührt von aller Kultur. Die mächtigsten Baumgruppen der Eichen und Lizinen krönten die steilen Hügel und gaben herrliche Studien für den Maler. Die Pfade durch das über Mannshöhe aufgeschossene Gestrüpp und Gras waren fast undurchdringlich geworden, auch schon der vielen Insekten, Schlangen und des sonstigen Gewürms wegen. Bäume, welche morsch zusammengebrochen waren, blieben liegen und moderten in dieser Wildnis, Schlingpflanzen wucherten üppig an den Stämmen hinauf und überdeckten die umgestürzten, welche am Boden faulten; kurz, es glich irgend einem Märchen- und Zauberwald, wie ihn die lebhafteste Phantasie nicht besser vormalen kann. Das blaue Meer schaute aus der Ferne in dies Waldgeheimnis hinein.«[41]
Wie die in der Nationalgalerie in Rom gesammelten Zeichnungen und auf Pappe fixierten Ölstudien zu erkennen geben, interessierten Götzloff an diesem Park vor allem grazile Details wie Gräser, Baumwurzeln und Blumen. Neben diesen Naturfragmenten diente ihm die Landbevölkerung als Studienobjekt – zwei Themenkreise, die sein Œuvre wesentlich bestimmen.
Nach ein paar Wochen im Albanergebirge kehrten die Künstler wieder nach Rom zurück, wo sie sich nach kurzer Pause neue

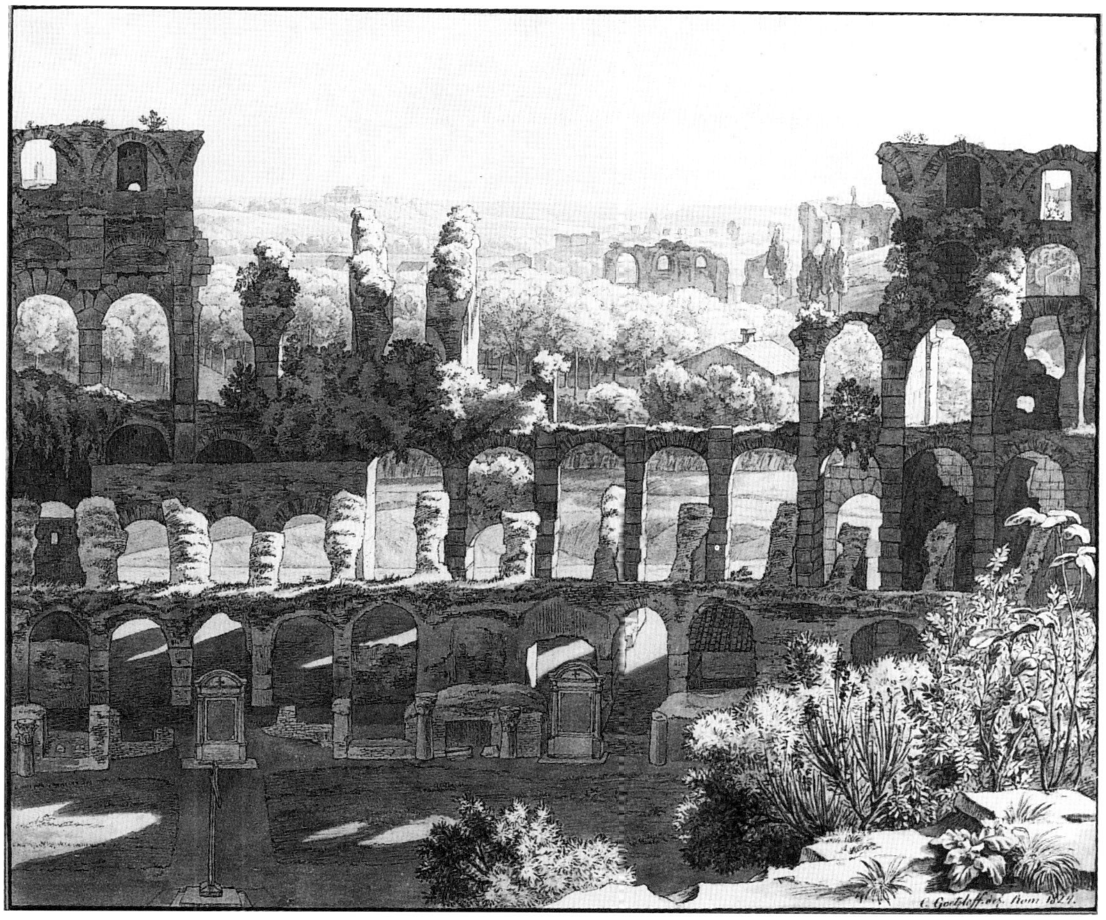

34 *Blick aus dem Innern des Kolosseums*, 1824;
Feder und Pinsel über Bleistift, 20,8 x 25,4 cm; Privatbesitz

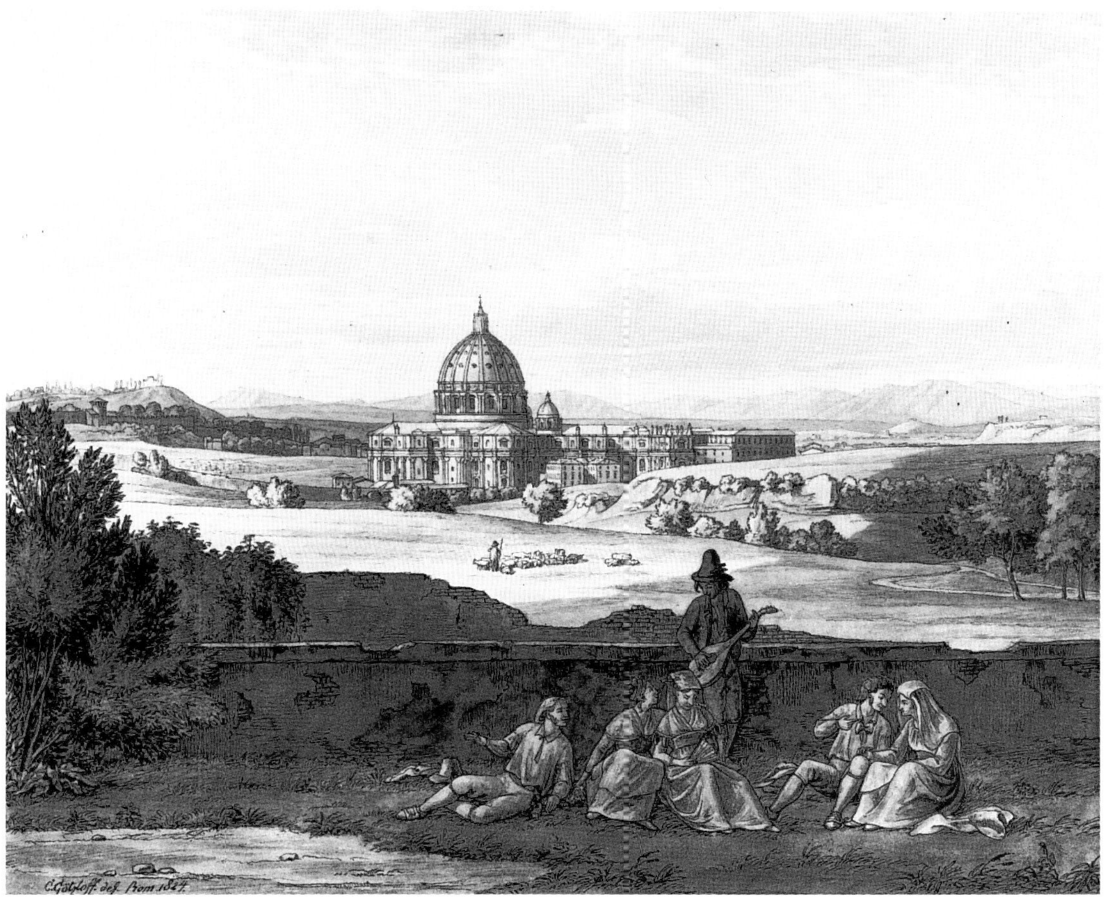

35 *Blick vom Garten der Villa Doria Pamphili auf die Peterskirche*, 1824;
Feder und Pinsel in Braun über Bleistift, 19 x 23,5 cm; Privatbesitz

Malutensilien besorgten, um sich zu Fuß zu einem zweiten Ausflug nach Tivoli und dem Sabinergebirge zu rüsten. Anschaulich beschreibt Ludwig Richter den abenteuerlichen Ausflug:

»Nachdem nun mancherlei Geschäfte abgetan, Papier, Farben und Stifte komplettiert waren, wanderten wir unserer fünf, Oehme, Wagner, Götzloff, Rist und ich, nach Tivoli. Der Weg durch die Campagna war sehr heiß, und wir langten gegen Mittag an den Weingärten und dem Olivenwalde an, wo der Pfad nach dem Städtchen sich hinaufzieht. In den engen Gäßchen, welche zu unserem Albergo, der Sibylle, führten, waren wir bald von einem Gefolge von Bettlern aller Art begleitet. Kinder und Greise, Krüppel und Gesunde, Bettler von Metier und Dilettierende, welche zum Zeitvertreib und aus Langeweile mitliefen, jammernd oder lustige Witze reißend, sie alle umschwirrten uns wie die Fliegen; ja ein altes Weib streckte ihre dürre Hand aus einem Fenster des dritten Stockes mit der Bitte ›un bajocco, Signori!‹ So langten wir mit stattlichem Gefolge samt unserem Esel, welcher das Gepäck trug, vor der Sibylle an. Der Wirt wies uns mehrere kleine Zimmer an, und ein billiger Akkord für Kost und Wohnung war bald abgeschlossen. Vor der Haustür saß auf der Steinbank ein achtzigjähriger deutscher Maler, ein Hannoveraner, der uns stumpf und grämlich ansah (Frye war sein Name; d. Verf.). (...) Er wußte von Asmus Carstens und anderen Zeitgenossen zu erzählen, hatte auch Kniep gekannt, den Landschaftsmaler, welcher Goethe nach Sizilien begleitete. Freund Götzloff hatte diesen alten Kniep einst in Neapel angetroffen und war von ihm gefragt worden, ob er als Sachse vielleicht einen gewissen Goethe kenne, und ob dieser noch in Weimar lebe. So isoliert, abgestumpft und abgestorben dem Vaterlande lebte das alte Männchen in der Fremde.«[42]

Götzloff waren die Sabinerberge, Olevano, Civitella und auch die Serpentara, das herrliche, mit alten Eichen bestandene Felsengebiet, wohl vertraut seit dem letzten Aufenthalt mit Reinhold im Sommer 1822 (vgl. Abb. 23). In der Casa Baldi, oberhalb von Olevano, bezogen die Künstler alsdann Quartier, wo sie zufällig auf eben jenen dort bereits seit mehreren Wochen weilenden Reinhold stießen. Einmal mehr wurden die Studienmappen während dieser gemeinsamen Unternehmungen reichlich mit Skizzen gefüllt.

In fröhlicher und äußerst produktiver Runde verblieben die Freunde bis zum Ende des Sommers im Sabinergebirge, um wiederum in Rom den Herbst und den Winter zu verbringen. Reinhold blieb noch ein paar Tage länger. Drei Monate später sollte die Nachricht seines Todes am 15. Januar 1825 in Olevano die deutsche Künstlerkolonie in Rom erschüttern. Die erbarmungslose »Luftröhrenschwindsucht«[43] entzog ihnen einen talentierten Kollegen, Götzloff darüber hinaus einen treuen Freund und wichtigen Mentor auf zeichnerischem Sektor.

In Italiens Hauptstadt richtete Götzloff sein Augenmerk einmal mehr auf tektonisch stimulierende Motive. *Blick aus dem Innern des Kolosseums* (Abb. 34) eröffnet in effektvollem Gegenlicht die Ansicht aus dem Innern des Kolosseums nach Süden über die Ruinen der Caracalla-Thermen, die Cestiuspyramide und die Türme der aurelianischen Stadtmauer. Die 1744 in der Arena errichteten Kreuzwegstationen wurden 1874 wieder entfernt, ebenso das 1675 aufgestellte Kreuz in der Mitte.

Zeichnend werden wohl Götzloff und sein Freund Heinrich Reinhold 1824 auch einen Besuch im Garten der Villa Pamphili in Rom verbracht haben. Von diesem seltenen Aussichtspunkt auf den St. Petersdom und die Engelsburg, den Götzloffs Zeichnung *Blick vom Garten der Villa Doria Pamphili auf die Peterskirche* (Abb. 35) zeigt, ist von Reinhold ein Gemälde aus diesem Jahr bekannt. Auffallend bei Götzloffs Zeichnung ist die mehr ins Gewicht fallende Figurenstaffage gegenüber früheren Darstellungen.

Ponte Salaria in der Campagna bei Rom (Abb. 33) inszeniert ländliches Leben mit einem seine Schafherde treibenden Hirten, dessen verspielter Hund an einem Stock knabbert. Links richtet sich ein antikes Grabmal mit mittelalterlichem Turm auf, in der Ferne die Spitze des Monte Soracte. Ein Wagen überquert gerade die Brücke, die schon in der Antike als Teil der Rom mit dem Sabinerland verbindenden Salzstraße über den Anio führte. Vielfach zerstört verlor sie ihr ursprüngliches Aussehen. Dennoch war sie ein beliebtes Motiv vieler romdeutscher Künstler.

Unterdessen vergaß Götzloff nicht, sich mit seinen Freunden zu amüsieren. Von fröhlichen Festen bei Cervara im November 1824 ist auch bei Ludwig Richter die Rede:

»Die Cervara, ein antiker Steinbruch in der Campagna, liegt etwas über zwei Stunden von Rom entfernt, und dahin bewegte sich an einem schönen Sonntagsmorgen eine sehr zahlreiche Gesellschaft von Künstlern und Gelehrten, von vier mit Wein und Proviant beladenen Eselein und ihren Treibern gefolgt (...) Unzählige Grotten, prächtig von Efeu und Buschwerk überwachsen, wurden durchstöbert, einige derselben waren von Leuten bewohnt, denen man allein nicht gern begegnet wäre.«[44]

Bilder wie das Aquarell *Landschaft bei Cervara* (Abb. 11) könnten bei einem solchen Anlaß entstanden sein, obgleich die ähnliche Wiedergabe der Landschaft wie im *Campagna*-Aquarell von 1822 (Abb. 10) auch eine etwas frühere Datierung zuließe.

Gegen Ende des bewegten Jahres 1824 fiel endgültig Götzloffs Entscheidung, Rom zu verlassen. Seine alte Wohnung in der Via San Isidoro Nr. 20, gegenüber dem Kloster San Isidoro, überließ er im November dem Freund Richter, während er selbst zu seinem neuen Auftraggeber zog, dem baltischen Baron Karl Emich Freiherr von Üxküll-Gyllenband (1755–1832).[45] Vor seiner Abreise vollendete Götzloff noch eine Landschaft in Öl für den russischen Gesandten in Rom, Fürst Gagarin, die seinem guten Ruf in der Kunstwelt[46] Nachdruck verlieh und wahrscheinlich auch den wichtigen Kontakt mit dem Baron Üxküll-Gyllenband einleitete.

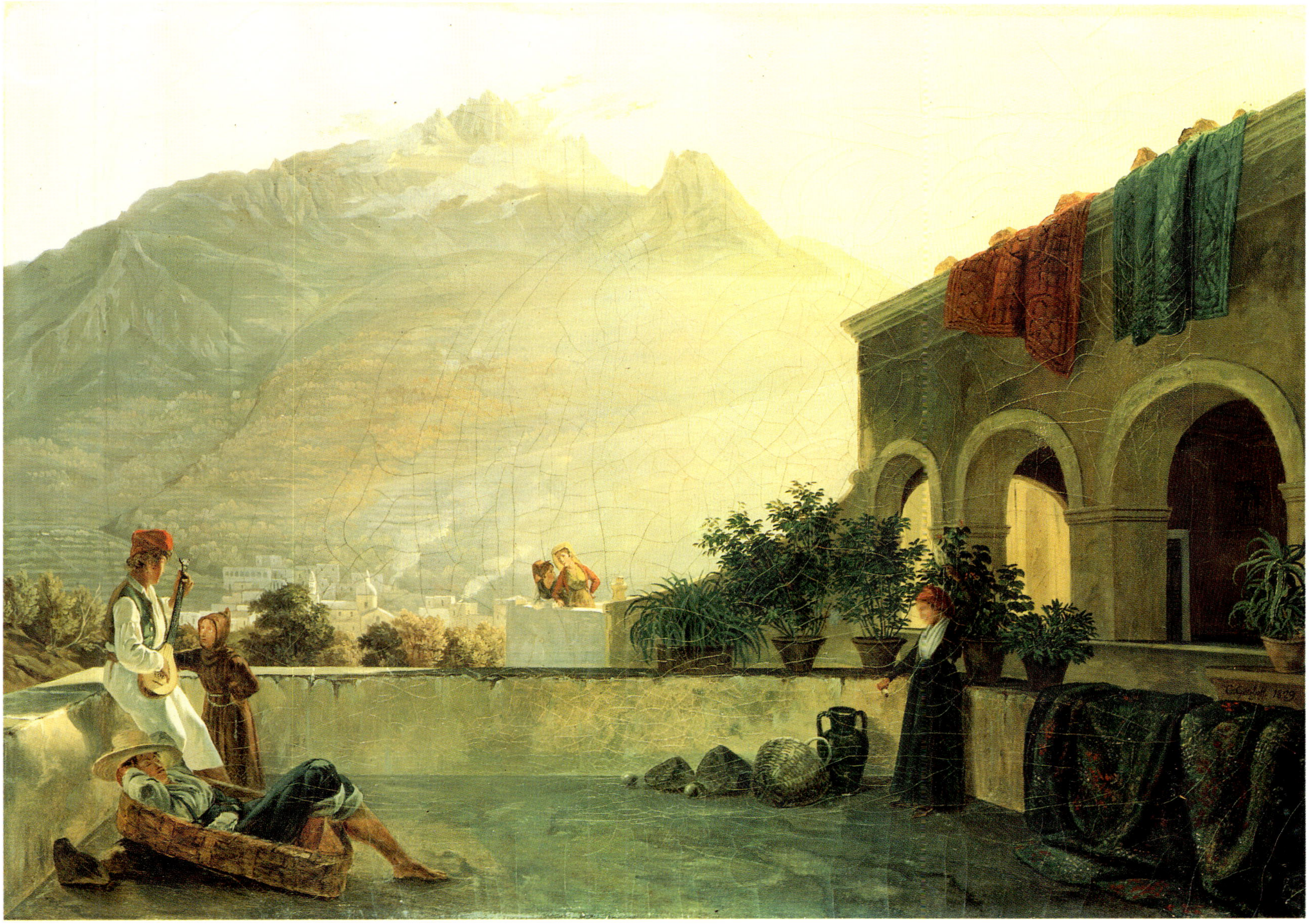

36 *Sentinella auf Ischia*, 1829; Öl auf Leinwand, 37 x 52 cm; Potsdam, Staatliche Schlösser und Gärten (Kat. 26)

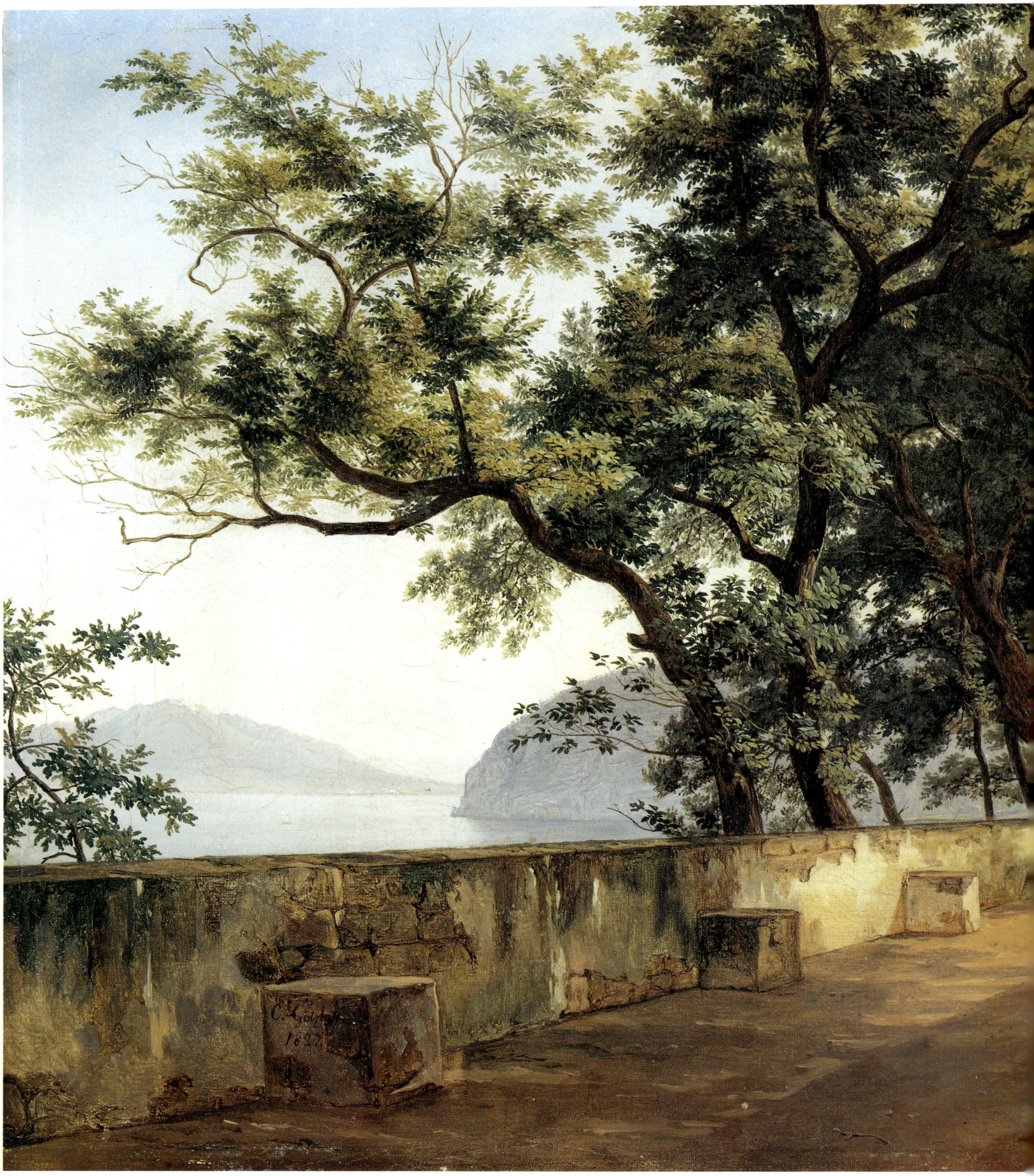

37 *Garten der Kapuziner bei Sorrent*, 1827; Öl auf Leinwand, 33 x 45 cm; Privatbesitz (Kat. 14)

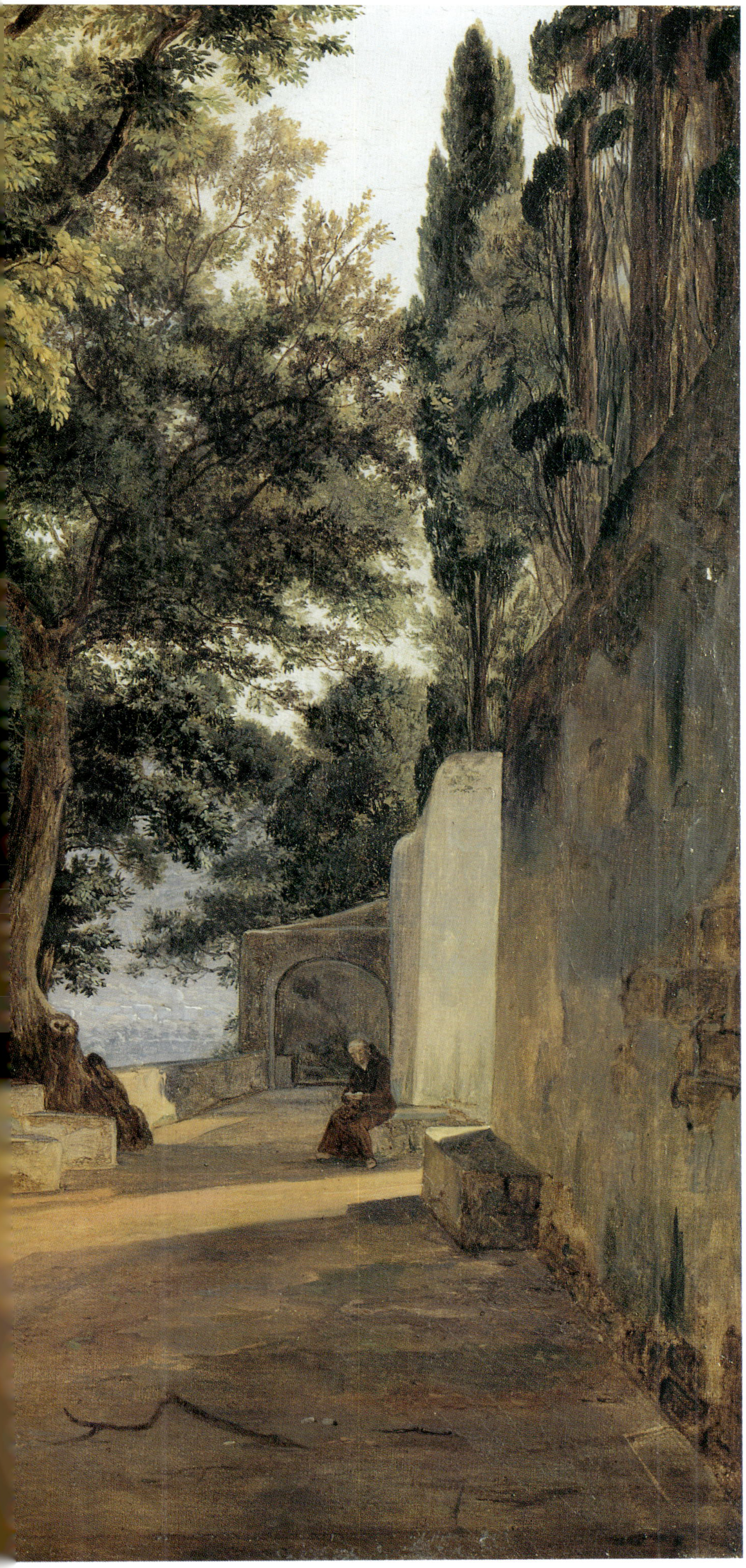

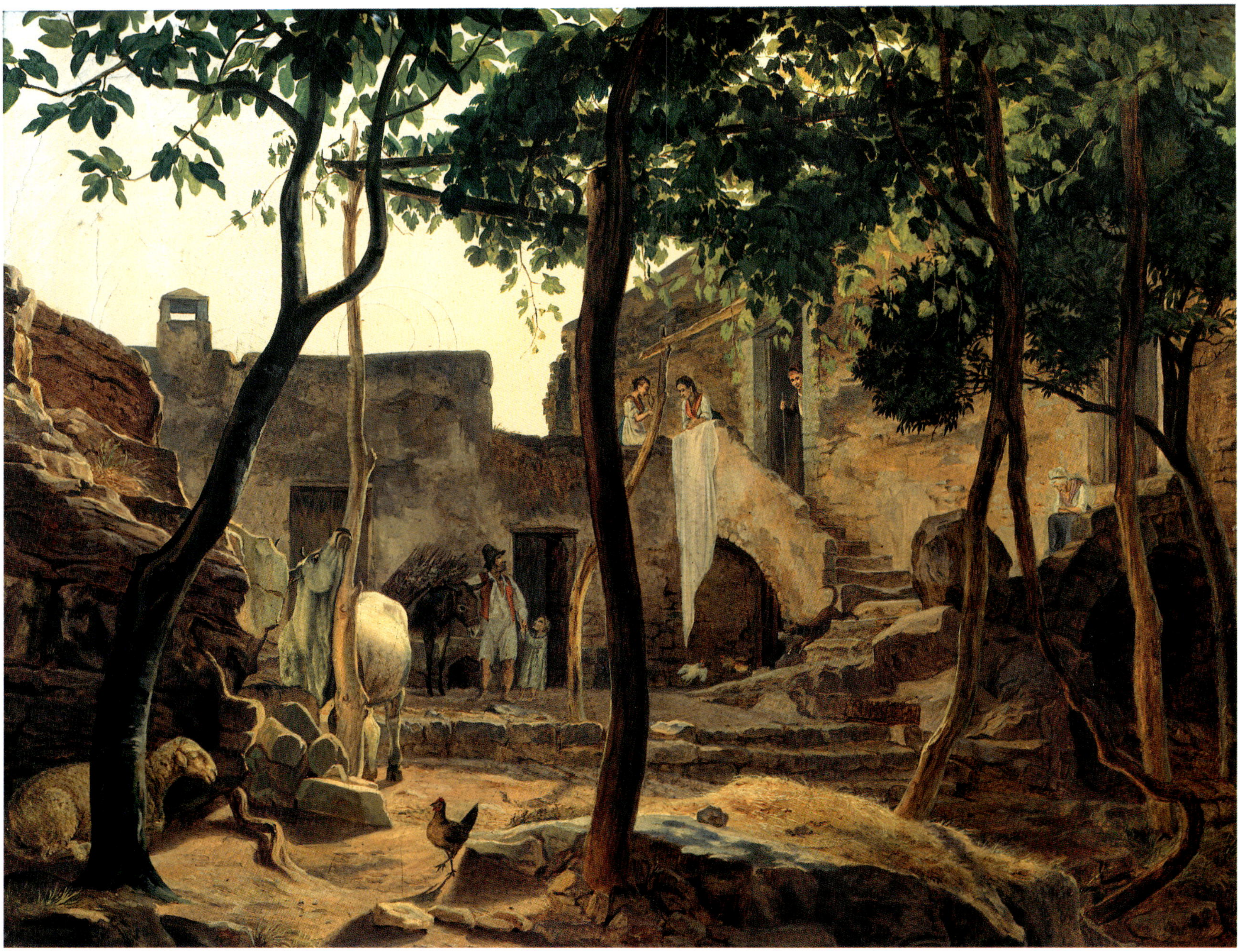

38 *Hof bei Sorrent*, 1827; Öl auf Leinwand, 36 x 48 cm; Brüssel, Sammlung König von Belgien (Kat. 15)

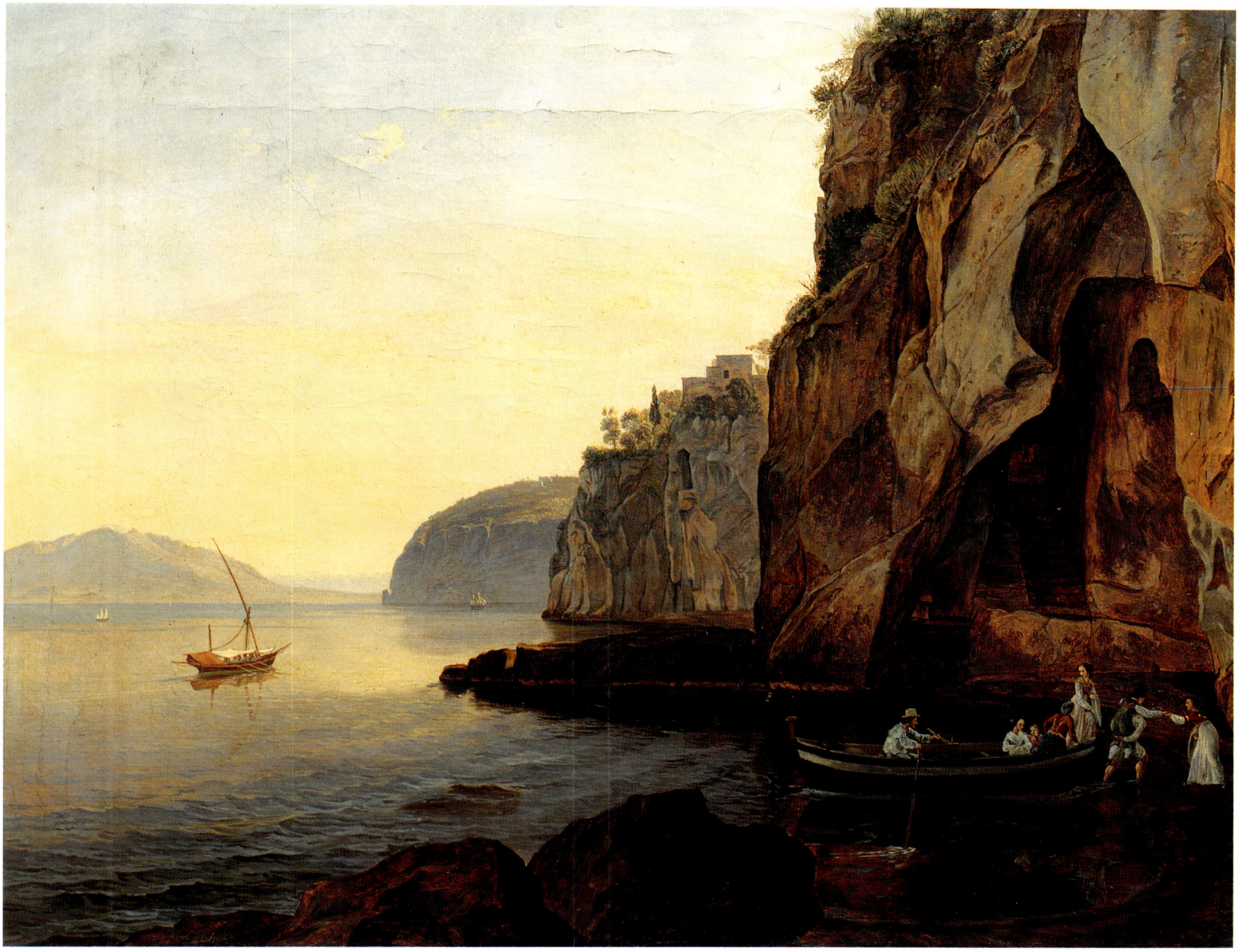

39 *Die Cocumella bei Sorrent*, 1827; Öl auf Leinwand, 37 x 48 cm; Brüssel, Sammlung König von Belgien (Kat. 16)

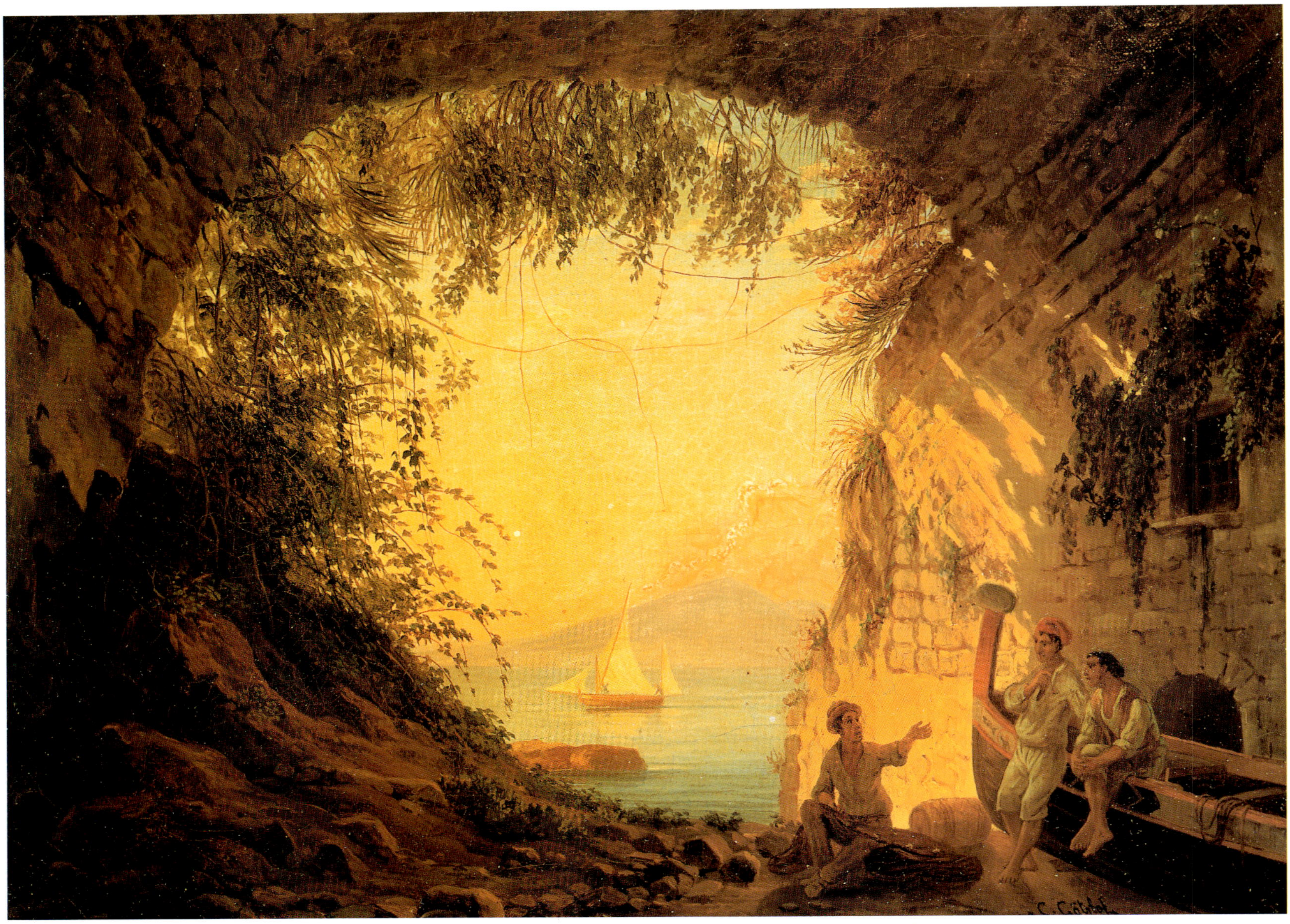

40 *Neapolitanische Fischer in einer Grotte*, um 1828; Öl auf Leinwand, 25,5 x 35 cm; Privatbesitz (Kat. 24)

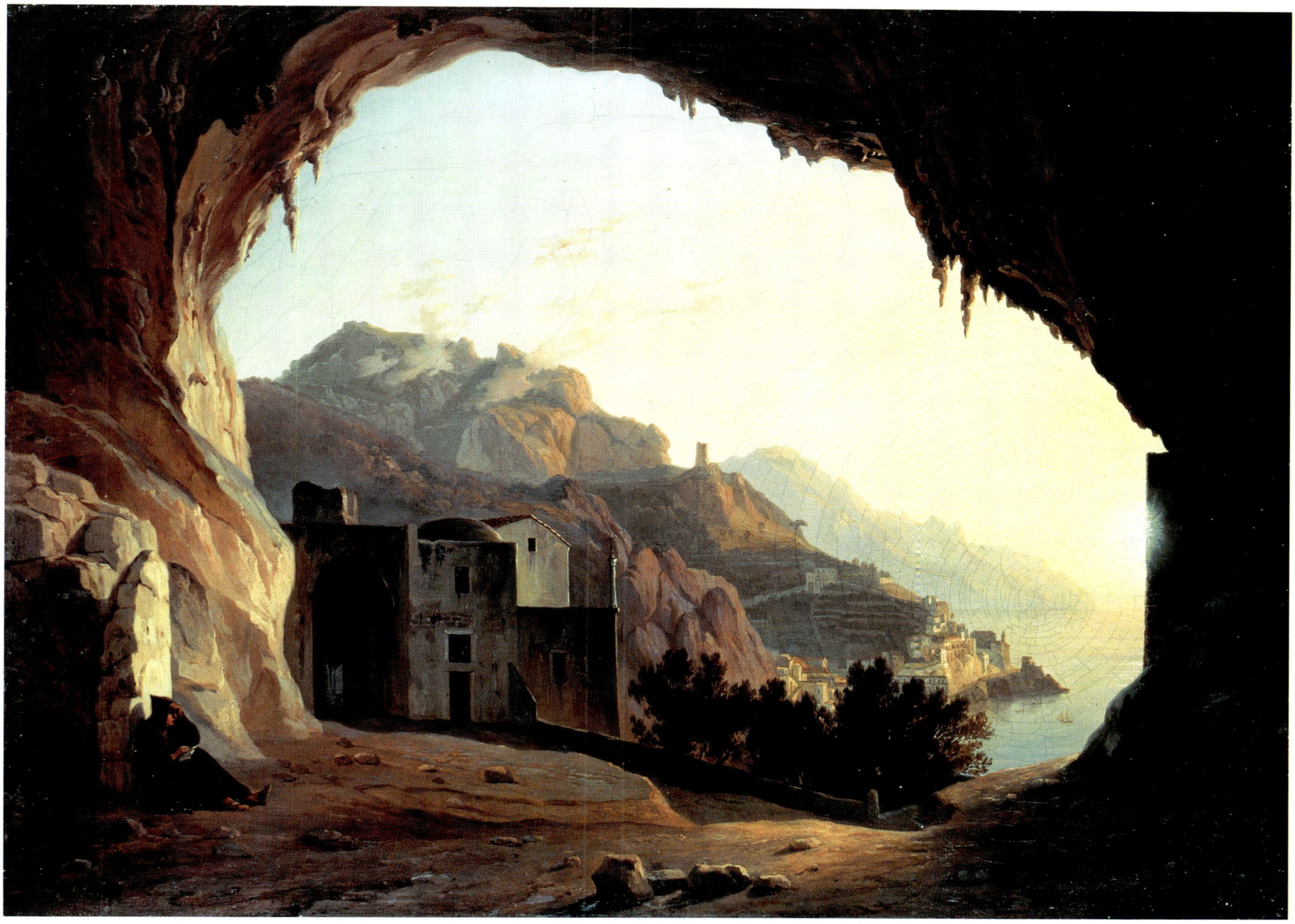

41 *Grotte bei Amalfi*, um 1828; Öl auf Leinwand, 39,5 x 55,5 cm; Dresden, Gemäldegalerie (Kat. 25)

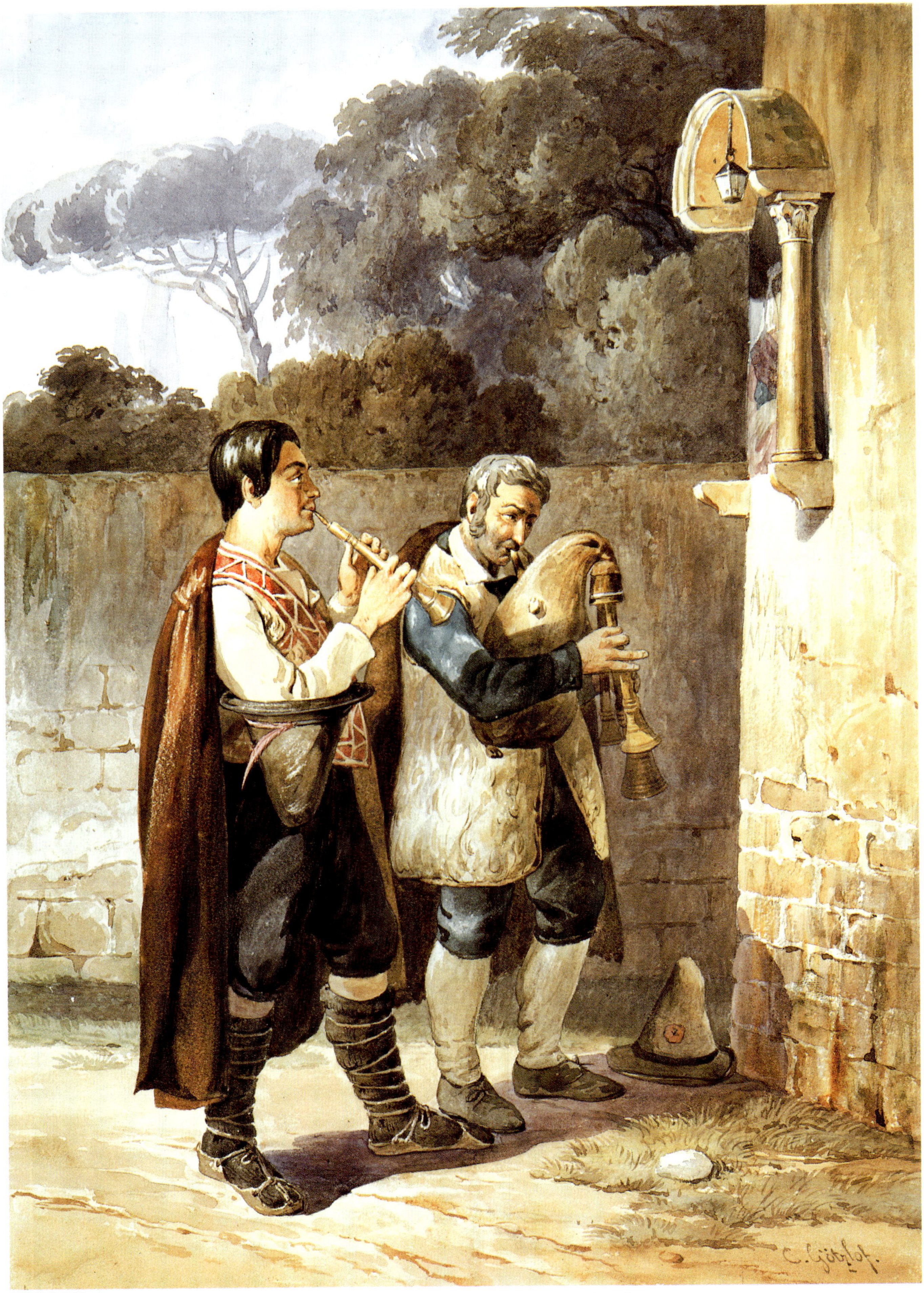

42 *Zwei Pifferari*, 1828; Aquarell auf Papier, 22 x 30,2 cm; Dresden, Kupferstich-Kabinett

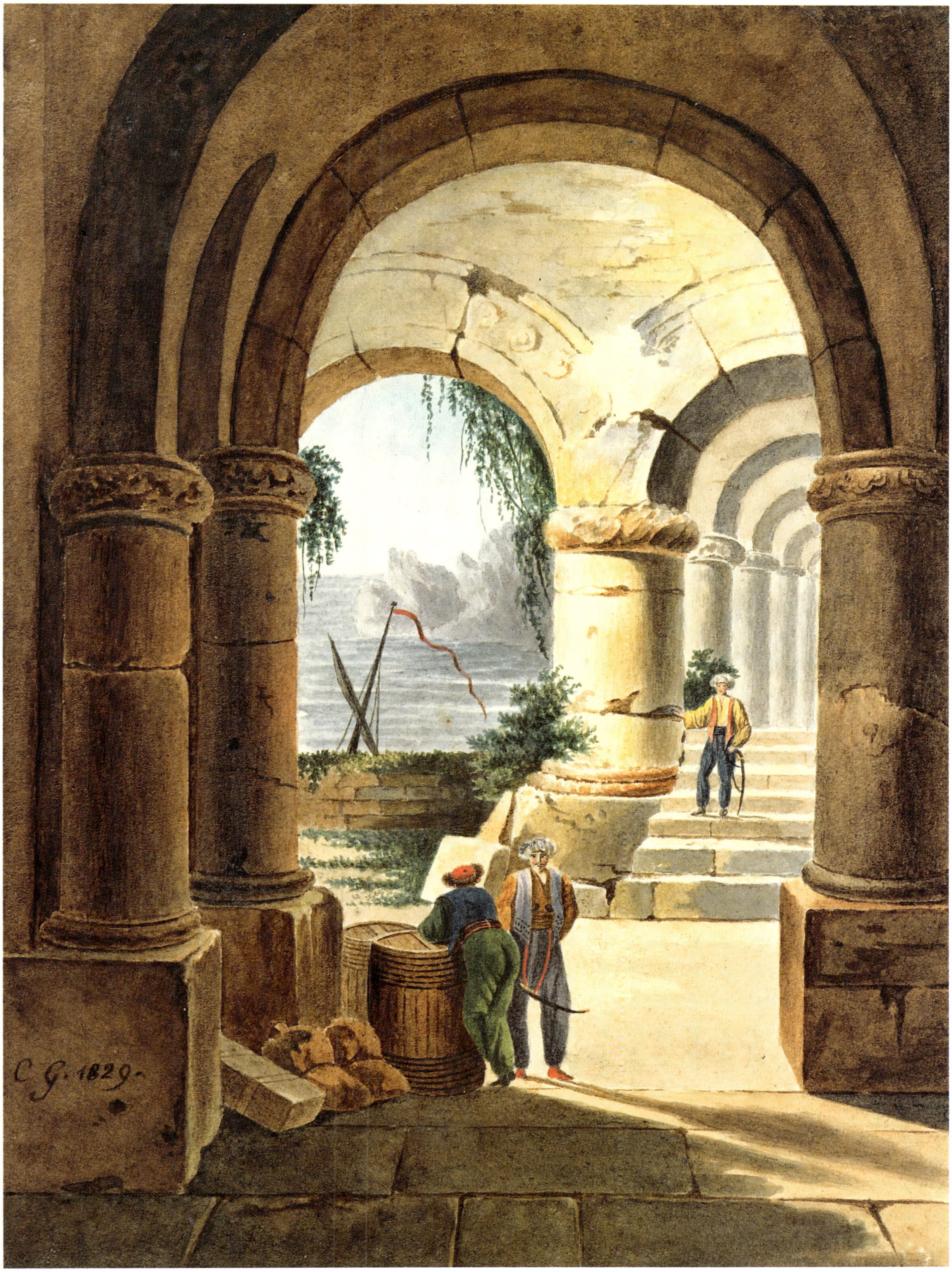

43 *Blick durch einen Kreuzgang zum Meer*, 1829; Aquarell auf Karton, 17,5 x 21,3 cm; Privatbesitz

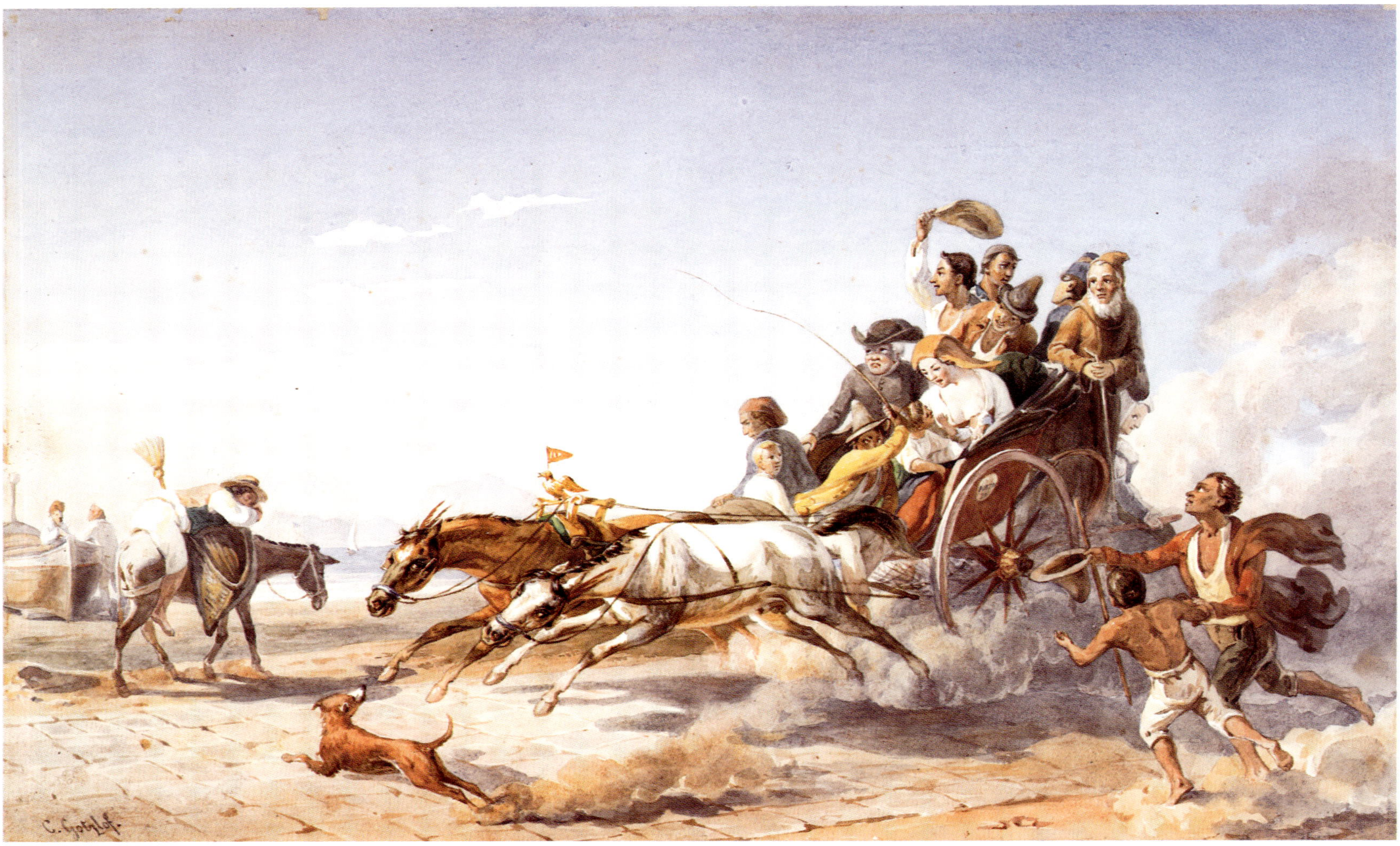

44 *Rasende neapolitanische Kalesche*, um 1828; Aquarell über Bleistift auf festem Velin, 24,9 x 40,1 cm; Frankfurt am Main, Kunsthandel

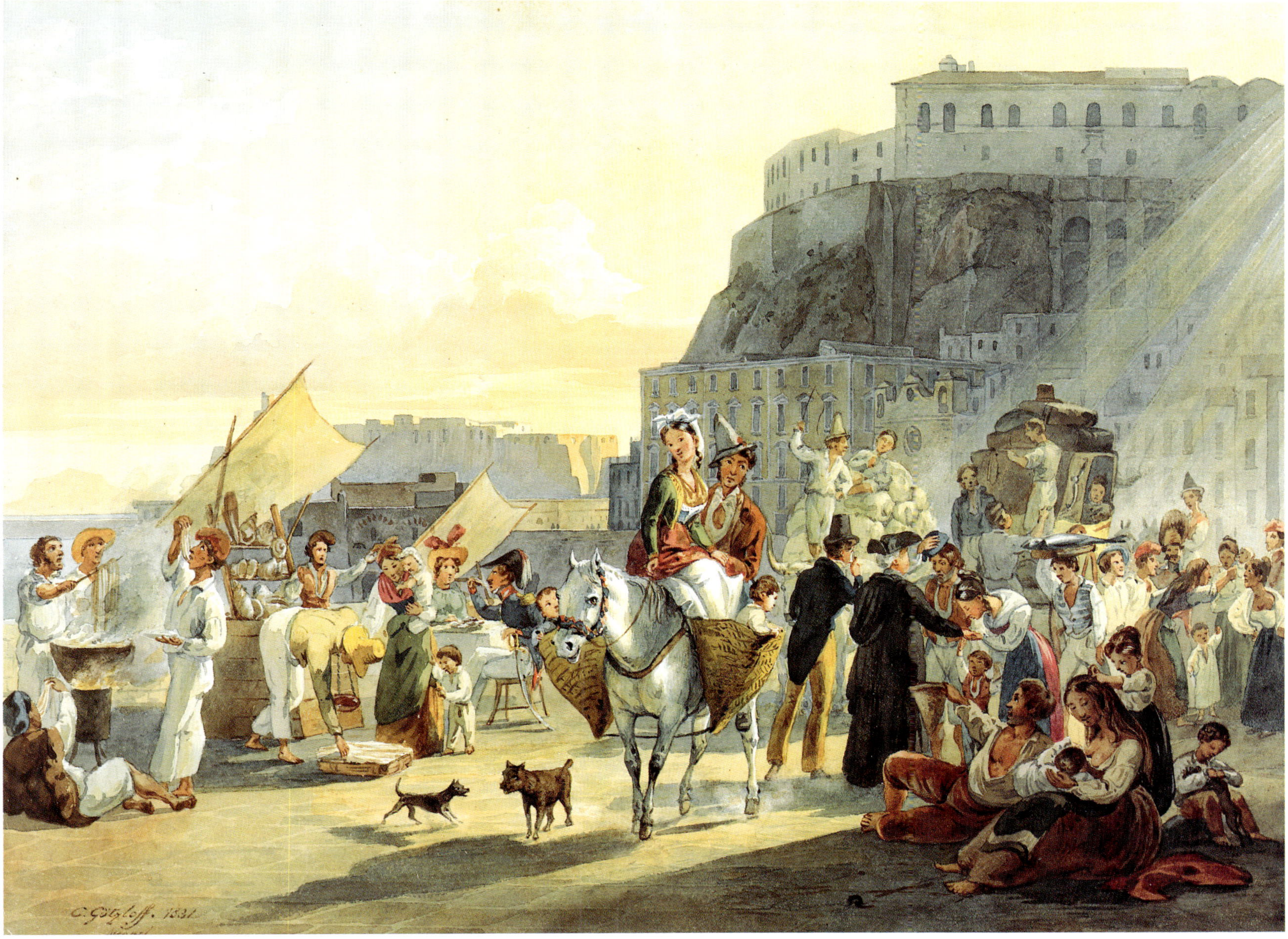

45 *Volksleben in Neapel, Santa Lucia*, um 1830; Aquarell auf Papier, 18,2 x 25,1 cm; Kassel, Staatliche Kunstsammlungen

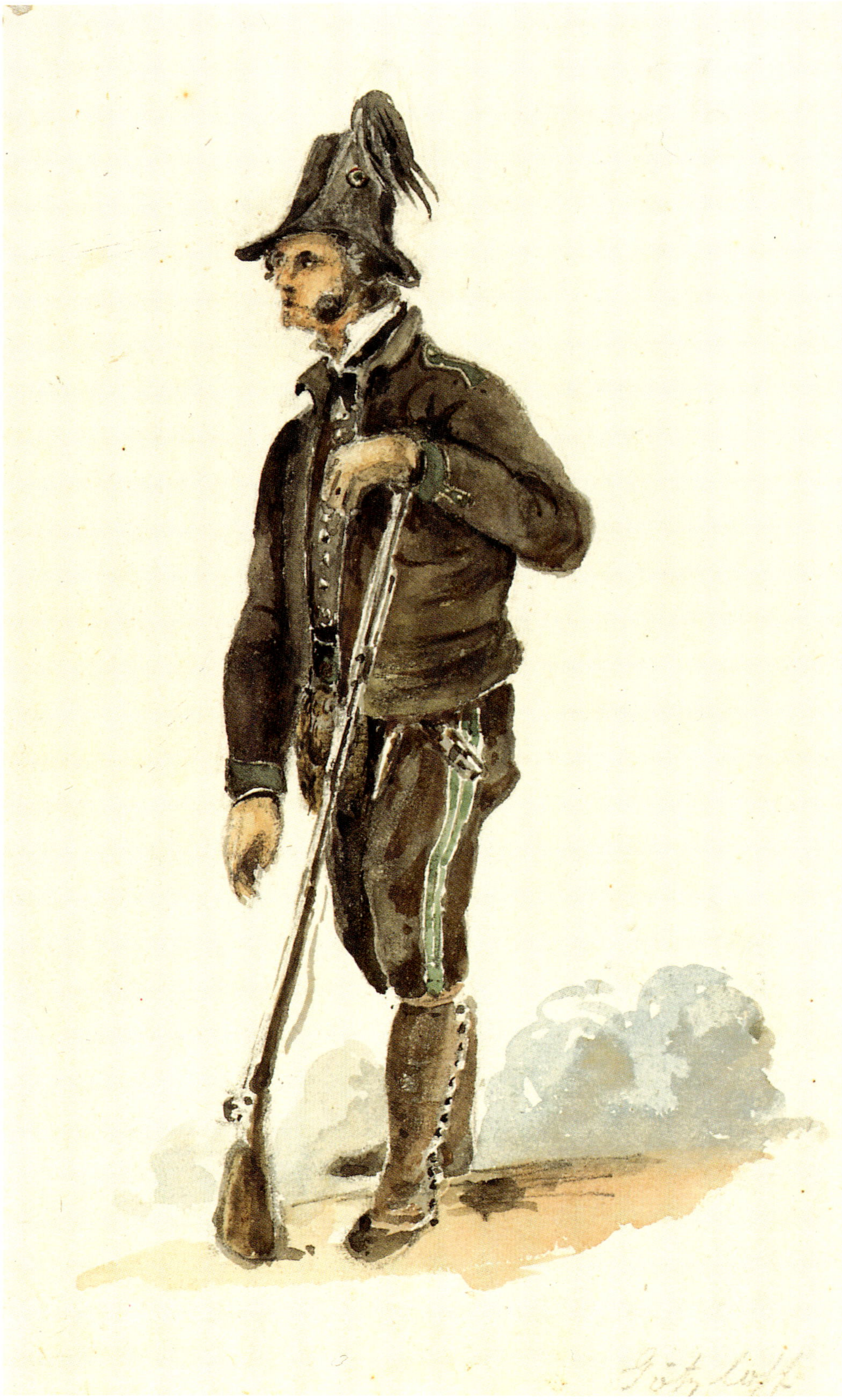

46 *Italienischer Jäger*, 1830; Aquarell auf Papier, 13,5 x 22,6 cm; Privatbesitz

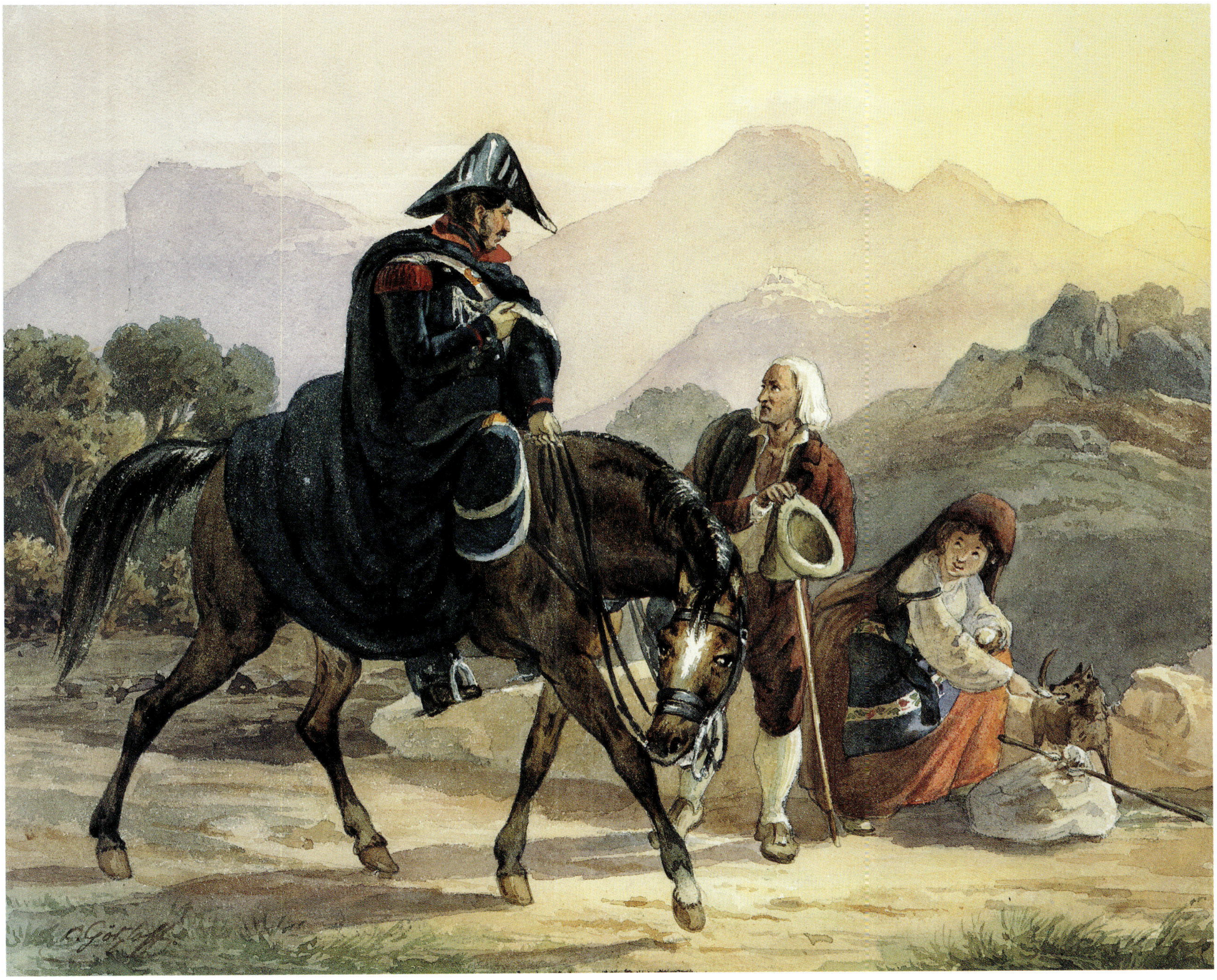

47 *Berittener italienischer Gendarm mit Landleuten*, um 1830; Aquarell auf Papier, 19,9 x 22,7 cm; Hamburg, Kunsthalle

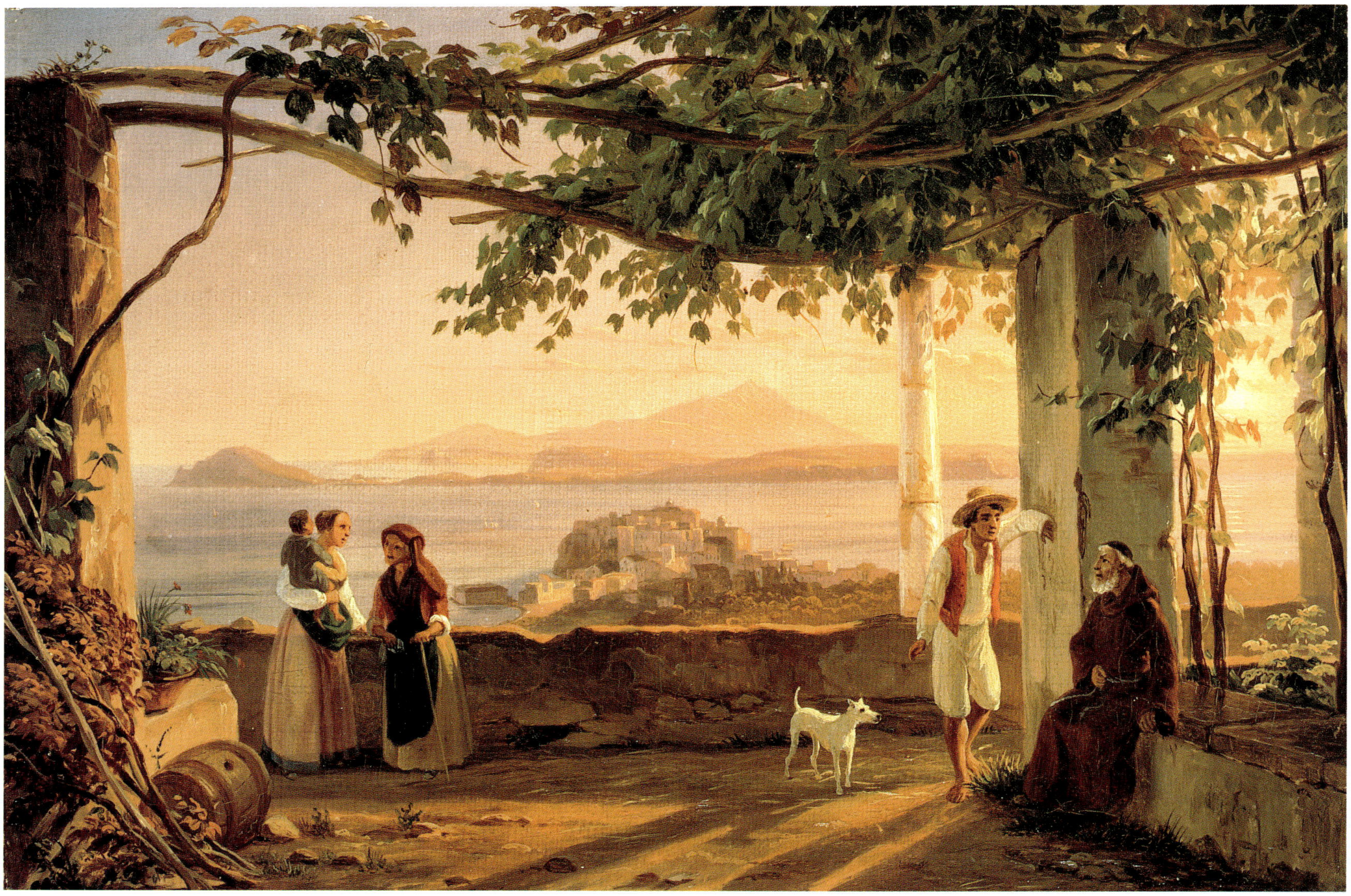

48 *Pozzuoli*, um 1831; Öl auf Leinwand, 19,5 x 29,5 cm; Schweinfurt, Sammlung Schäfer (Kat. 56)

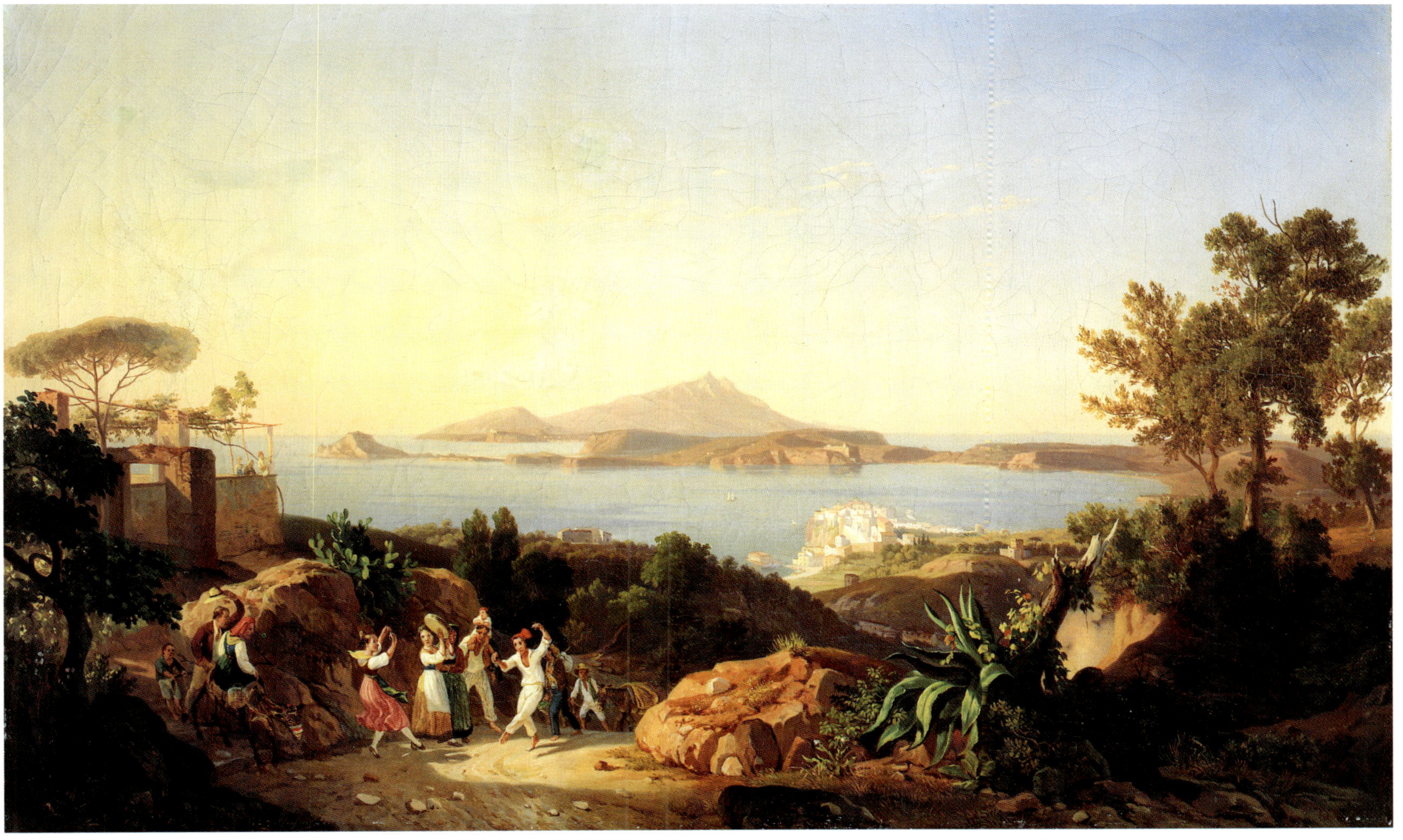

49 *Blick auf den Golf von Pozzuoli mit der Solfatara*, um 1830; Öl auf Leinwand, 42 x 68 cm; Privatbesitz (Kat. 32)

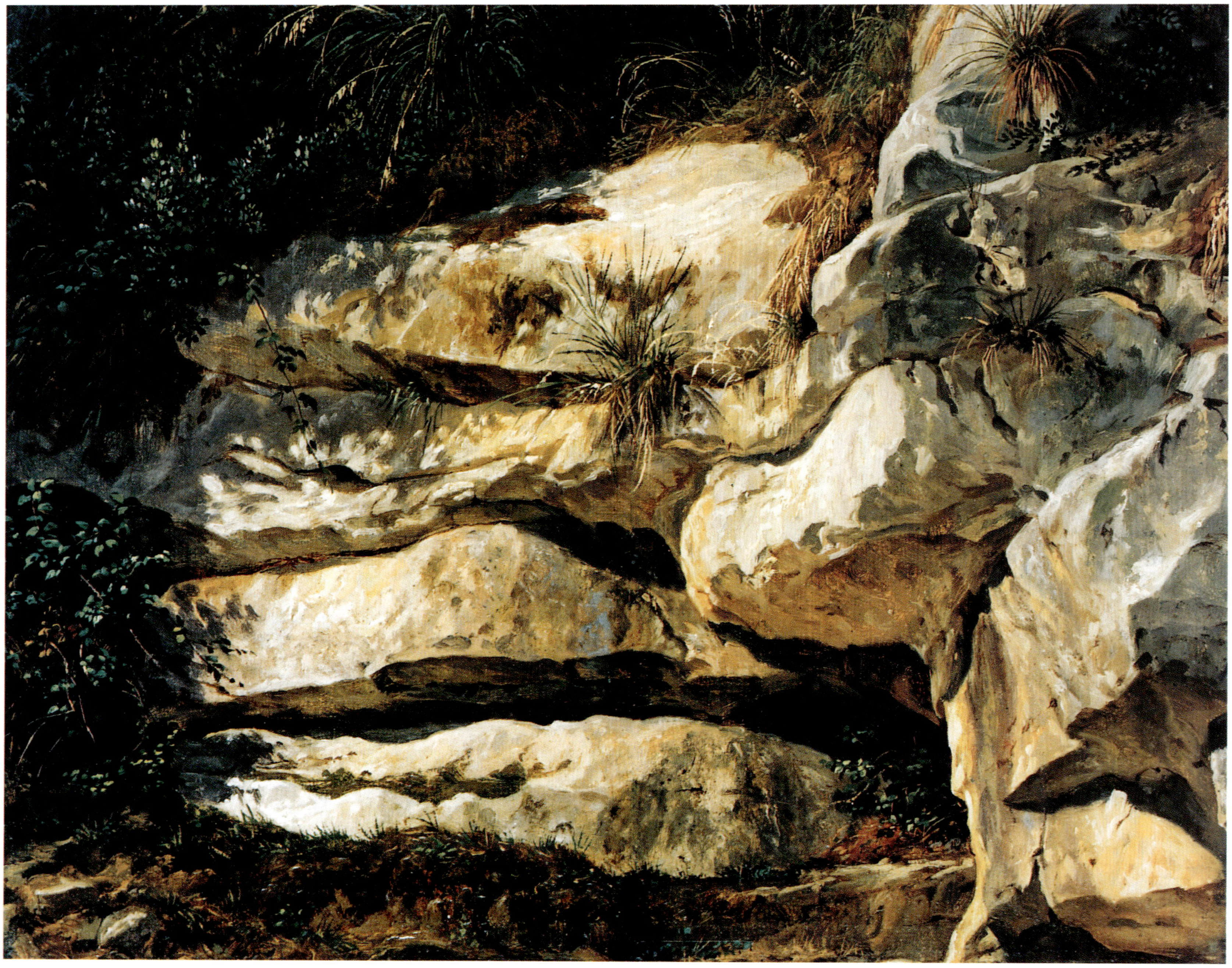

50 *Kalksteinfelsen in Olevano*, 1822; Öl auf Pappe, 29 x 37 cm; Bicester, Privatbesitz

1825–1835
Übersiedlung nach Neapel – der reife Stil

Scheinbar ohne große Vorkehrungen und Mitteilungen an Verwandte und Bekannte hatte sich der 26jährige Götzloff dem Kunstsammler und Schriftsteller Baron Karl Friedrich Emich Freiherr von Üxküll-Gyllenband angeschlossen und war zum Ende des Jahres 1824 mit ihm nach Neapel gezogen, wie verschiedene Quellen bestätigen.[47] Ein festes Gehalt von 20 Scudi zahlte der russische Baron dem Künstler und gewährte ihm freie Unterkunft und Verpflegung in seinem neapolitanischen Haus. Mit Bedauern wurde diese enge Anbindung des jungen Talentes schon bald von der Kunstkritik registriert, wie in einem Artikel des »Artistischen Notizenblatts« vom Oktober 1827 nachzulesen ist:
»Wir möchten aber diese Veranlassung benutzen, um von einem Dresdener Landschaftsmaler zu sprechen, der dießmal weder Aufforderung noch Zeit hatte, etwas einzuschicken; aber gewiß zu den talentvollsten und begabtesten gehört, die jetzt in Italien leben. Es ist Götzloff, der lange Zeit, durch Bedürfnisse genöthigt, geistreiche Skizzen und Zeichnungen zu des lievländischen Baron von Üxküll Reise in die Levante und nach Aegypten gemacht hat, zu einem Kupferwerke, welches dieser Reisende in Lievland herauszugeben gedenkt. Er lebte mehrere Monate in seinem Hause.«[48]

Mit Üxküll-Gyllenband kam Götzloff bis nach Sizilien, der größten Insel im Mittelmeer, wo in Zeichnungen wie *Das antike Theater von Taormina mit Blick auf den Ätna* (Abb. 51) und in Aquarellen wie *Das alte Theater in Syrakus* (Abb. 52) die Freude an der Symbiose Landschaft-Architektur ihren ungestümen Ausdruck findet. Ausgedehnte und imposante Landschaftsprospekte ziehen den Betrachter in ihren Sog, der seinesgleichen im Miniaturformat – wie oft üblich in der rechten Bildecke – immer gewahr wird. Im Anschluß an diese Studien- und Geschäftsreise trennten sich die Wege Üxküll-Gyllenbands und Götzloffs.
Ende April 1825 begleitete der Künstler seinen Jugendfreund Ludwig Richter und einige Schweizer Maler zum Vesuv, wie uns dank Richter überliefert ist:
»In Gesellschaft von Götzloff und ein paar Schweizer Malern unternahmen wir die Besteigung des Vesuvs. Beim Eremiten wurde übernachtet und der prachtvolle Sonnenuntergang von hier aus genossen bei einem frugalen Mahle von Brot, Zwiebeln und sauerem Wein, denn anderes gab es nicht; wir waren aber lustig dabei und sangen alle möglichen Studentenlieder, und der alte Kuttenmann freute sich und trällerte die Melodien mit. Nach zwei Uhr morgens zogen wir, einige zu Fuß, andere zu Esel, bei Beleuchtung von brennenden Reisigbündeln durch die schwarzen Lavaspalten bis an den Beginn des Aschenkegels, zu dessen beschwerlichem Erklimmen wir drei Viertelstunden brauchten. Die Schuhsohlen waren verkohlt, die Stöcke zog man nach einigen Sekunden rauchend aus der Asche; vor Sonnenaufgang waren wir oben. Im Krater dampfte es aus vielen Spalten; in dieselben hinabzusteigen war bei damaliger Beschaffenheit desselben unmöglich. Der Schwefeldampf und die Kälte trieben uns, als die Sonne den ganzen Meerbusen beleuchtete, schnell wieder hinab.«[49]

Obwohl er seinem Vater noch Ende November 1825 mitgeteilt hatte, er wolle höchstens bis Jahresende in Neapel bleiben, drängte Götzloff offenbar nichts zur Abreise. Beunruhigt zog deshalb der Vater am 4. Juni 1826 Erkundigung bei dem sächsischen Agenten und Geschäftsträger des Königs von Sachsen, Ernst Platner, ein.
»Es ist mir durch den Maler Zimmermann, welcher gegenwärtig in Rom die Maler-Kunst studiert, die Nachricht mitgetheilt worden, daß bereits mein Sohn, der Landschafts-Maler Götzloff sich noch in Neapel aufhalten thut und noch nicht in Rom angekommen wär. Da ich nun unter dem 21. Novbr. vor. Jahres den letzten Brief von dort aus erhalten, und worin selbiger mir bekannt machte, er würde höchstens zwey Monate noch daselbst verbleiben, als dann nach Rom zurückgehen, so habe aus väterlicher Vorsorge, unter dem 10. gedachten Jahres, einen Brief nebst einliegendem Wechsel von 100 Talern an ihn nach Rom adressiert, jedoch zur Abgabe an das Caffe-Haus a la greco abgeschickt. In dieser von genanntem Zimmermann ertheilten Nachricht wurde mir bekannt gemacht, daß dieser Brief mit dem Wechsel in Ew. Hochwohlgeborenen Händen wäre, wie ich denn darüber ganz beruhigt bin, sondern unterthänigst bitten thue, mir gefälligst Nachricht zu ertheilen, ob mein Sohn noch in Neapel ist und bleiben wird, und ob Ew. Hochwohlgeboren es gut befinden, selbigem den Wechsel dahin, oder einstweilen in dero Händen als deponiert verbleiben kann (...)«[50]

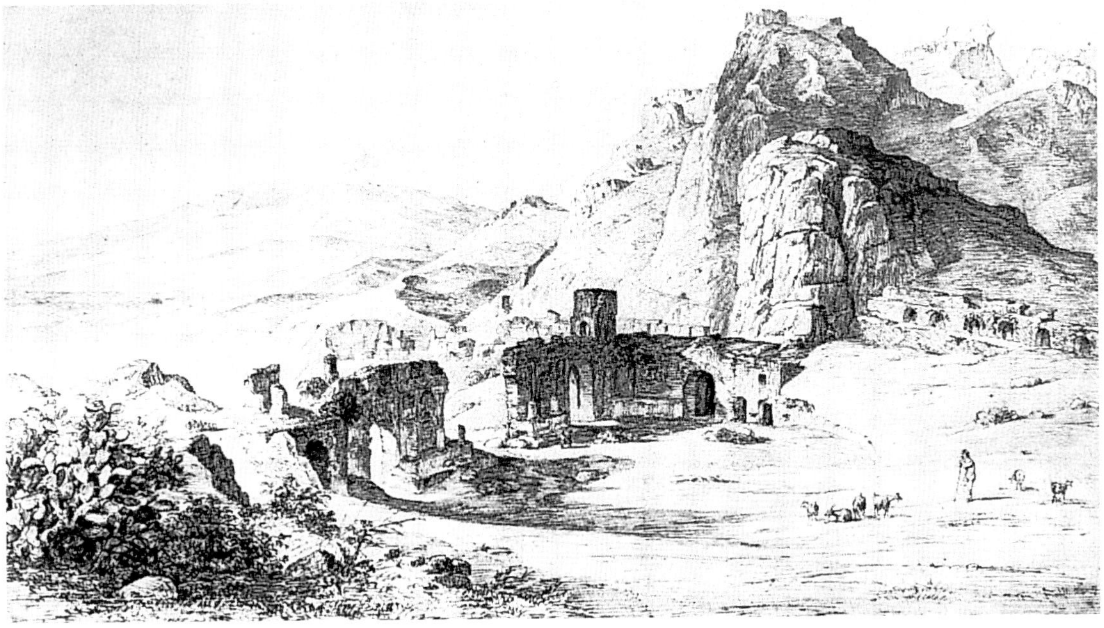

51 *Das antike Theater von Taormina mit Blick auf den Ätna*, 1825; Feder auf Papier, 33 x 50,6 cm; Privatbesitz

Mit diesen 100 Talern sollte die Kunstakademie ihre letzte Zahlung leisten. Wurde das königliche Stipendium seitdem auch nicht mehr verlängert oder erneuert, die offizielle Ehrenmitgliedschaft in der Dresdener Kunstakademie eben jenes Jahres 1826 verankerte C. W. Götzloffs Status als anerkannter Maler zweifelsohne.

Ermutigt von dieser institutionellen Bestätigung, wagte sich Götzloff in dieser Epoche an eine neue Motivwelt heran, wie das Aquarell *Blick aus einem Balkonzimmer auf den Golf von Neapel* (Abb. 12) zeigt. Erst über ein in der rechten Bildecke übersichtlich angeordnetes Sortiment griechischen Tongutes dringt in diesem Bild von 1826 der Blick des Betrachters in die räumliche Weite des überdachten Balkonzimmers und der zu Füßen des Hauses liegenden Landschaft. Überwiegend warme Erdfarben und bläulich grüne Töne bestimmen das wohltemperierte Interieur. Einen farblich wie formalen Kontrast bildet das kühle, grünliche Weiß des Vorhangs im Vordergrund sowie die sanft flatternde Sonnenplane des Balkons. Ganz im Schatten präsentieren sich zwölf antike Gefäße, an denen sich Götzloff bereits in zahlreichen Studien versucht hatte.

Die rechte untere Bildecke vereint zwölf griechische Gefäße. Übersichtlich und sorgsam sind diese neben- und hintereinandergereiht, ohne sich gegenseitig zu bedrängen, als wollten die diversen Zwecken dienenden antiken Gefäße sich dem Betrachter wie Ausstellungsstücke präsentieren: hinten rechts die mächtige geriefelte, bräunlich übermalte Amphora mit horizontalem glattem Mittelstreifen, ein Vorratsgefäß für Wein und Öl von circa einem Meter Höhe; davor als Salbengefäß eine rotfigurige bauchige Lekythos mit ebenfalls geriefeltem Hals und schwimmenden Enten als Dekor; ein rotfiguriger kampanischer Glockenkrater zum Mischen von Wasser und Wein und rechts davon ein rotfiguriger Thymiaterion, der Deckel eines Räuchergefäßes; eine rotfigurige, mit galoppierendem Pegasus geschmückte paestanische Hydria mit zwei waagerechten Henkeln zum Tragen und einem vertikalen zum Ausschenken sowie ein schwarzgefirnister Schalenskyphos, ein Trinkgefäß. Links von dem ausladenden Glockenkrater stiehlt die ungefähr ein Meter hohe rotfigurige apulische Lutrophoros mit tänzerisch agierenden und hauptsächlich mythologischen Gestalten, eine Prachtamphora ohne Boden, »um die Trankspende, die man dem Toten darbrachte, aufzunehmen«,[51] zwei kleinen schwarzgefirnisten Lekythen ein wenig die Schau. Daran schließen sich eine Oinochoe mit einem Frauenkopf als Bauch, eine sogenannte Weinkanne mit gerundetem Körper und kleeblattförmiger Öffnung, hinter ihr ein rotfiguriger Skyphos mit nach rechts schreitenden Jünglingen, ein Trinknapf mit zwei horizontalen Henkeln, sowie ein tongrundiger Teller mit überhängendem Rand an.

Die Begeisterung für griechische Kunstgegenstände war damals, gerade unter den Italienreisenden, weit verbreitet. Wie einst Goethe, so konnte auch Götzloff die Antiken im großen neapolitanischen Museum Capo di Monte gründlich studieren.[52] Diesen Kenntnissen verdankte er später, im Jahr 1846, die Ernennung zum Agenten von Antiquitäten im Dienste des preußischen Königs Friedrich Wilhelm IV. Wir hingegen haben für die Originaltreue bei der Wiedergabe von Objekten im Werk Götzloffs einen weiteren Beweis erhalten, da durch den Archäologen Adolf Greifenhagen für einzelne Stücke nicht nur die Existenz bezeugt, sondern sogar ihr aktueller Standort in unserer Gegenwart identifiziert werden konnte.[53] So befinden sich von den abgebildeten Gefäßen heute drei in öffentlichen Sammlungen. Den Krater, zum Beispiel, erwarb das Britische Museum London um 1836, die Lutrophoros die Königlichen Museen in Berlin um 1828. Sie ist inzwischen in den Besitz des Pergamon-Museums übergegangen. Auch die Hydria ziert das Magazin der einst Ostberliner Museen.

1826 durfte Götzloff den Prinzen Leopold I. von Sachsen-Coburg in der Landschaftsmalerei unterrichten, der ihm obendrein vor seiner Englandreise acht Landschaften in Öl von der Umgebung Neapels in Auftrag gab. Eine schwere Krankheit, die ihn fast das Leben gekostet hätte, verzögerte allerdings deren Vollendung – wohl bis in das Jahr 1828, wie eine Nachricht des »Artistischen Notizenblatts« vom Oktober 1827 andeutet.[54] Bis auf zwei Bildtitel sind uns die Auftragsarbeiten bekannt.

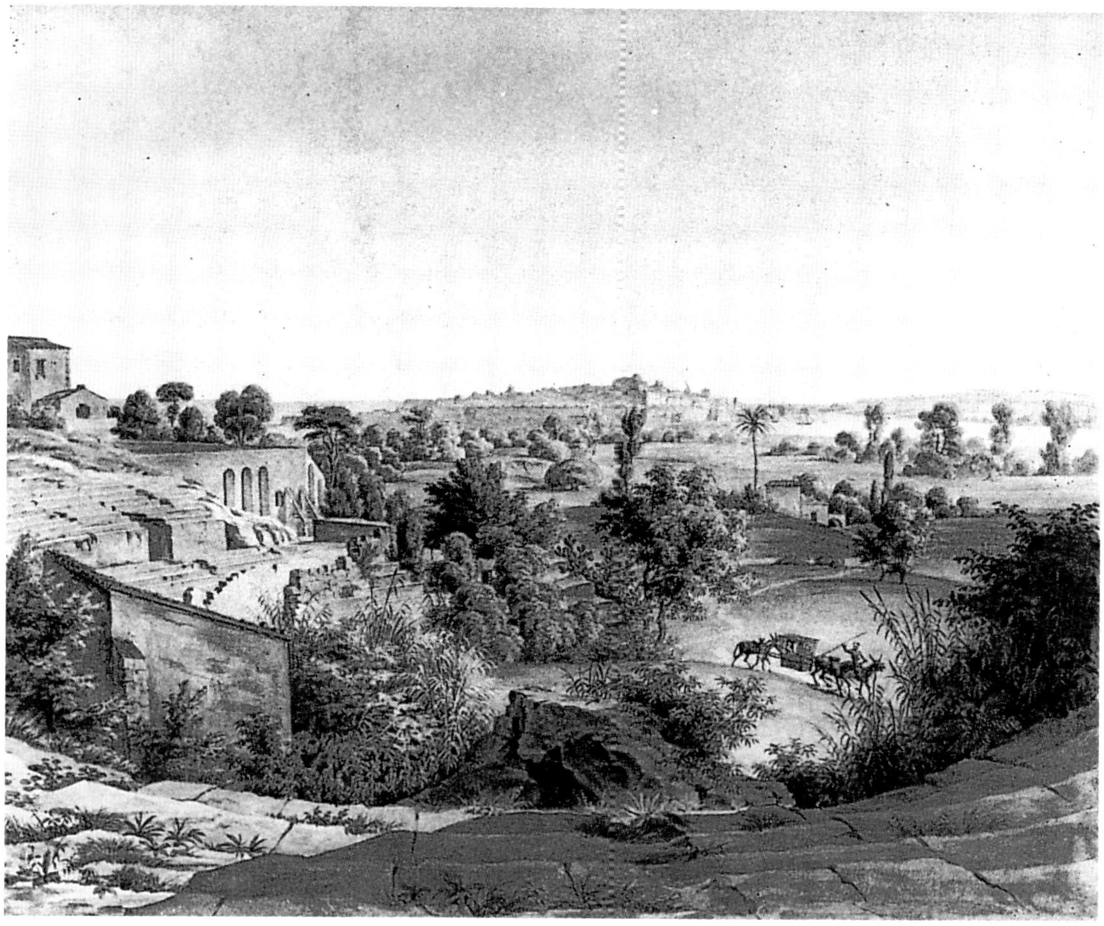

52 *Das alte Theater in Syrakus*, 1825; Aquarell; 28,4 x 34 cm; Privatbesitz

Es handelte sich um *Garten der Kapuziner bei Sorrent* (Abb. 37, Kat. 14), *Hof bei Sorrent* (Abb. 38, Kat. 15), *Die Cocumella bei Sorrent* (Abb. 39, Kat. 16), *Felsen am Meeresstrand* (Kat. 17; verschollen), *Fischer angeln an der Küste* (Kat. 18; verschollen) und *Fischer beim Einholen der Netze* (Kat. 19; verschollen). Da Götzloff 1827 nun in Neapel, in der Vicoletto del Vasto Nr. 15, seinen festen Wohnsitz hatte, müssen die Studien zu den Auftragsarbeiten, wenn nicht die Gemälde selbst, während seiner Ausflüge nach Sorrento entstanden sein.

Des Prinzen Leopold Bestellungen wurden also vermutlich in der Zeit von 1827 bis 1828 bewerkstelligt. Die heutige Aufbewahrung der erhaltenen Werke in Brüssel geht auf Leopolds belgische Königswürde von 1831 bis 1865 zurück.

Es ist überdies interessant zu wissen, daß Götzloff zu jener Zeit in Neapel im selben Haus wohnte wie der niederländische Landschaftsmaler Anton Sminck van Pitloo (1791–1837), der zusammen mit Giacinto Gigante (1806–1876) einer der Gründerväter der neapolitanischen »Scuola di Posillipo« war. Was der Künstlerkolonie der »Ecole de Barbizon« um die Mitte des 19. Jahrhunderts das Waldgebiet um Fontainebleau mit dem Dorf Barbizon bedeutete, war für die »Scuola di Posillipo« nur wenige Jahre früher der Hügel des Posillipos im Golf von Neapel. Über die Herkunft des Namens schreibt Causa 1967 am Anfang seines Buches[55], daß er zunächst in etwas abfälliger Bedeutung von den Malern der akademischen Richtung, die große mythologische und historische »Schinken« malten, geprägt worden ist. Der Posillip ist der niedrige, langgestreckte Höhenzug westlich von Neapel, damals nur Gärten, Weinberge, vereinzelte Häuser und Villen tragend, heute fast ganz bebaut und praktisch ein Stadtteil von Neapel. Beide Schulen, die »Scuola di Posillipo« und die »Ecole de Barbizon«, fanden etwa um die gleiche Zeit in der Abkehr von einem orthodoxen Akademismus zum Studium der Landschaft nach oder unmittelbar vor der Natur. Die auf diese Weise entstandenen stimmungsvollen und zugleich wiedererkennbaren Ansichten fanden ein breites Publikum und wurden besonders gerne von den Italienreisenden als Souvenir erworben.
Die »Scuola di Posillipo« allerdings als rein kommerzielle Einrichtung zu betrachten würde ihrer Bedeutung nicht gerecht werden. Sie konnte im 19. Jahrhundert schon auf eine lange Tradition in Neapel zurückblicken. Viele ausländische Künstler, darunter der Deutsche Carl Blechen, der 1829 auf Vermittlung Götzloffs die Freilichtmaler kennengelernt hatte, aber auch der Norweger Johan Christian Claussen Dahl oder der Engländer Joseph Mallord William Turner (1775–1851) suchten und fanden den Kontakt zu Pitloo und seinem Kreis, dem auch Teodoro Duclère (1816–1867) angehörte. Wie Götzloff werden auch sie dem Reiz der Landschaft erlegen sein. Zugleich bemühten sich viele von ihnen um eine genaue Beobachtung der Natur, die sie hier, an der Küste Neapels, auch in ihren vielfach wechselnden atmosphärischen Erscheinungen studieren konnten.
In *Garten der Kapuziner bei Sorrent* (Abb. 37, Kat. 14) führt der Blick über die lichtdurchflutete Terrasse des Kapuzinerklosters in Sant'Agnello auf den Golf von Neapel.
Viele Künstler des 19. Jahrhunderts schätzten gerade diesen Ort, wie uns Arbeiten Johann Heinrich Schilbachs (1798–1851), Johann Joachim Fabers (1778–1846), Thomas Fearnleys (1802–1842) sowie Giacinto Gigantes und Heinrich Reinholds verraten. Vor allem Reinholds überraschend motividentische Werke[56] des Kapuzinergartens bei Sorrent, die bereits um 1823/24 entstanden sind, lassen noch eine andere Vermutung zu: Sollte Götzloff sein Gemälde erst einige Jahre nach seiner Entstehung, beim Ankauf durch den belgischen Prinzen datiert haben? Parallelen zu Reinhold hinsichtlich der Bildanlage und der Naturschilderung sind nicht zu leugnen. So kann der *Garten der Kapuziner bei Sorrent* (Abb. 37, Kat. 14) bereits nach der gemeinsamen Studienreise entstanden sein, vielleicht zur gleichen Zeit oder gar, indem die Künstler nebeneinander vor dem Motiv saßen. Lediglich Details wie die Mauer mit dem bröckelnden Verputz, die Baumkonstellation, der gewichtige Stamm der Eiche oder der scheinbar geebnete Schotterweg lassen an einer gleichzeitigen Entstehung zweifeln. Eine das Bild dominierende Eichengruppe teilt die Ansicht in zwei Motivkomplexe: links die maritime Landschaft mit Blick auf den Vesuv und den Bergrücken von Scutolo sowie rechts der Klostersektor mit der diagonal ins Bild stoßenden und sich nach hinten verjüngenden Terrasse parallel zum Klostergarten.

Das Kloster wurde in der ersten Hälfte des 16. Jahrhunderts von Mönchen erbaut und war bis 1866 von ihnen bewohnt. Kloster und Gelände wurden dann von der Gemeinde Sant'Agnello beschlagnahmt und in neue Grundstücke aufgeteilt. Eine um das Kloster gebaute Straße veranlaßte die Überbauung und Verbreiterung der Terrasse. Nachdem 1920 mehrere Villen im ehemaligen Kapuzinergarten errichtet worden waren, verblieb den Brüdern im frühen 20. Jahrhundert bei ihrer Rückkehr nur noch ein kleiner Teil des Gartens. Heute tummeln sich hier Hotel- und Badegäste. Nur die alten Eichen sind geblieben und wissen noch um die Ruhe, die hier die Diener Gottes einst im Angesicht dieses majestätischen Panoramas für ihre Gebete suchten und fanden.

Götzloff fängt eben diesen kostbaren Moment ein, in dem ein kleiner, in der Monumentalität der Natur fast untergehender und auf einer Steinbank sitzender Mönch im Dialog mit dem Kreuz ihm gegenüber meditiert. Ein einsam und in sich gekehrter Mensch inmitten der Ruhe und Stille einer klaren Morgenstimmung, umgeben von dramatisch sich aufbäumenden Eichenriesen, hier und da abgestorbene Äste, eine brüchige Mauer als Zäsur, ein wehmutsvoll am Fuß des Kreuzes drapiertes Tuch, ein fein beobachteter Licht- und Schattenwurf – sind dies nicht alles Komponenten, die Götzloff bereits bei dem großen Caspar David Friedrich kennengelernt und in eigenen frühen Werken (vgl. Abb. 7, Kat. 6) erprobt hatte?

Ohne Zweifel griff der Künstler auch später noch gerne auf solch karge Ein-bis-Zwei-Figurenbesetzungen zurück, wie das im Hintergrund den Wehrturm zwischen Amalfi und Atrani freigebende Aquarell *Geschwister* (Abb. 13) von 1827 oder die um 1830 entstandene Zeichnung *Bettelmönch und zwei Bäuerinnen* (Abb. 53) belegen. Doch zunehmend reizte ihn auch eine reichere Staffage. So wird in *Hof bei Sorrent* (Abb. 38, Kat. 15) ein typischer Sorrentiner Bauernhof dargestellt, dessen Lokalisierung heute durch die architektonische wie soziale Umwandlung der Landschaft nicht mehr möglich ist. Der Hof muß auf einem Hügel gelegen haben, wie am Kalkfelsen der linken Bildhälfte zu erkennen ist. Das Anwesen wird von Tieren und Menschen bevölkert, die ihrer jeweiligen Beschäftigung nachgehen. Ein Huhn stolziert erhobenen Hauptes auf ein im kühlen Schatten dösendes Schaf zu, während sich zwei Artgenossen im Hintergrund kampfbereit gegenüberstehen; ein Rind reibt sich an der Rinde eines abgestorbenen Baumes genüßlich den Kopf, und ruhig harrt vorm Haus ein mit einem Bündel Abfallholz der Rebstöcke beladener Esel. Freudig begrüßt wird der heimkehrende Bauer von einem kleinen Kind, das ihn am Arm zieht. Oben auf der Treppe, am Eingang zum Haus, erwarten ihn drei Frauen, die die drei Lebensalter verkörpern: Jugend zeichnet die auf der Brüstung Sitzende aus, auf das Geländer, über dem ein Laken hängt, lehnt sich eine Frau mittleren Alters, während sich die Alte in der Tür auf ihren Stock stützt. Rechts von dieser Gruppe, abseits, sitzt schließlich eine gebrechlich aussehende Frau, die ganz in sich versunken scheint.

Die Heimkehr des Bauern ist in angenehmes, warmes, rötliches Licht getaucht, einer Sonnenuntergangsstimmung gleich, obwohl der nur schwach, in zartgelben und orangefarbenen Tönen schimmernde Himmel kaum den Stand der Sonne preisgibt. Vereinzelte Lichtreflexe umspielen das zumeist im Schatten liegende dichte, dunkelgrüne Laub. Ganz offensichtlich tritt in diesem Ölgemälde die sonst bei Götzloff zu beobachtende Kleinteiligkeit und detaillierte Behandlung der Natur, wie sie gerade in der minuziösen Wiedergabe der Blätter oft bei ihm zu finden ist, zurück zugunsten einer mehr flächigen und farbigen Geschlossenheit. Die Freilichtstudien der Pitlooschen Schule haben auch Götzloff beeinflußt.

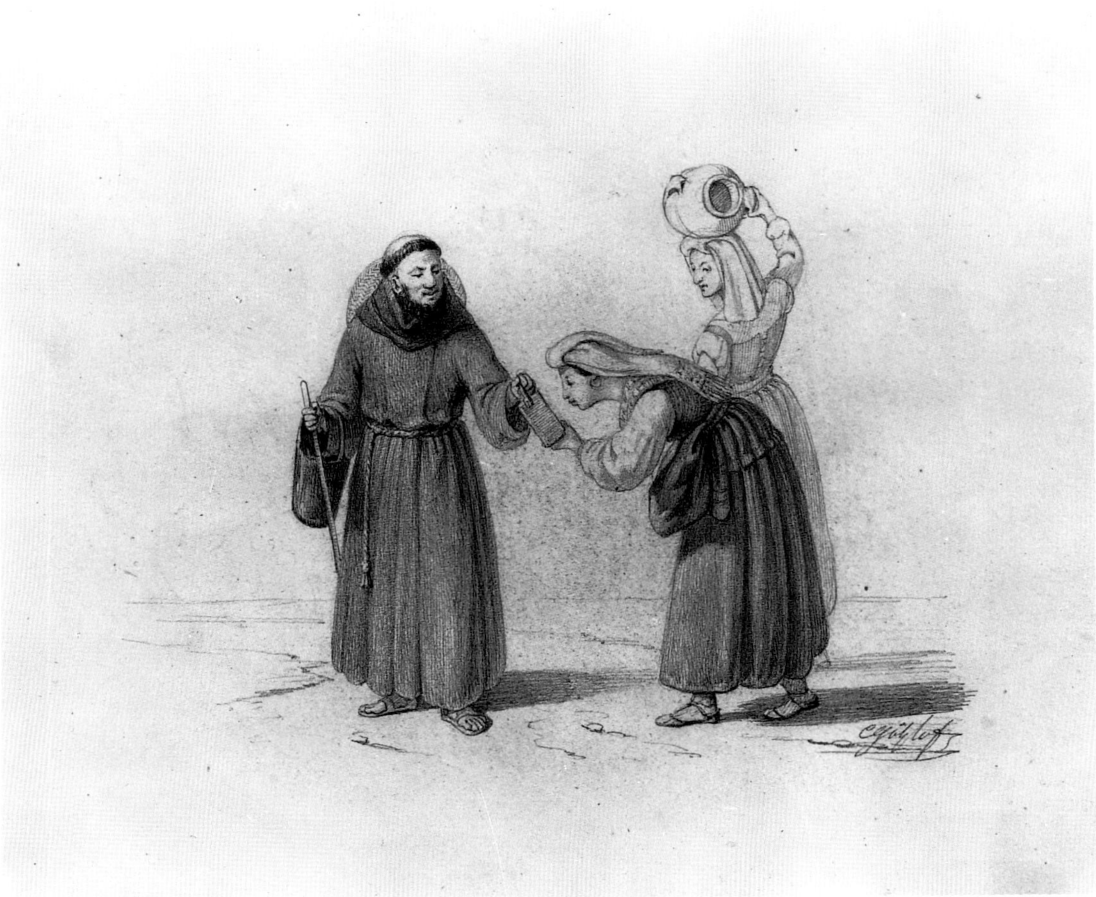

53 *Bettelmönch und zwei Bäuerinnen*, um 1830; Graphit auf Papier, 18 x 20,8 cm; Privatbesitz

In *Die Cocumella bei Sorrent* (Abb. 39, Kat. 16) ist der Strand in Sant'Agnello in der Nähe des Kapuzinerklosters dargestellt. Im Vordergrund steigt an der Küste der Tufffelsen mit der Sirenen-Grotte mächtig auf, der zu Beginn des 20. Jahrhunderts abbrach und nur einen Teil der Grotte verschonte. Dahinter ragt die Spitze von San Francesco ins Meer. Die einst auf ihr stehende Kapelle San Giovanni e Paolo stürzte 1721 nach einem Steinbruch ebenfalls ins Wasser. Das 1827 fern von der gefährlichen Felskante errichtete Haus diente 1866, nach der bereits erwähnten Auflösung der Kapuzinerklosteranlage, als Grundschule, um letztendlich zu einem Restaurant mit Panorama-Terrasse umgebaut zu werden. Hinter San Francesco behauptet sich der Ausläufer des Bergrückens von Scutolo mit dem sich anschließenden Vesuv. Kleine Strände ziehen sich entlang des Ausläufers, an die die Fischer ihre Boote und Netze zum Trocknen brachten und die sie nur über freie Treppen oder die in den Tuffstein getriebenen Tunnelanlagen erreichen konnten. Heute hat der Tourismus auch diese pittoreske Landschaft erobert.
Wieder ist Götzloffs bildnerische Umsetzung zweigeteilt: Die eine Hälfte gehört dem Meer und dem Himmel an, die andere dem Bergkoloß, in dessen Schatten sich die Bootsgesellschaft – Männer, Frauen und ein Kind – nicht zu fürchten scheint. Behutsam sucht die Gruppe den Weg über das flache Gewässer zum Strand. Kontrastreich nimmt sich die Helligkeit des Himmels und des ihm farblich verwandten Meeres gegenüber dem dunklen Rotbraun des Felsens aus, dessen mächtige Umrisse sich auf der Oberfläche des Meeres spiegeln.

Die Polarität von Licht und Schatten wirkt hier nicht bedrohlich, vielmehr verleiht sie der Komposition einen atmosphärischen Reiz. Und auch die Mittelzone übt eine harmonisierende Wirkung aus, indem sie über die bläulich sich brechenden, sanften Wellen die einzelnen Gründe verklammert, so den Blauschleier der Felsen am Horizont mit dem Blauton in der Figurenbekleidung.
Das Bild mit dem Ausblick aus einer nur vom Meer her zugänglichen Höhle wechselte am 19. Juni 1992 bei Christie's/London den Besitzer. Vermutlich handelt es sich bei der dargestellten Grotte um die »Grotta di Ulisse« an der Sorrentiner Küste, die den Blick zum Vesuv lenkt. Das Werk trug jedenfalls den Titel *Neapolitanische Fischer in einer Grotte* (Abb. 40, Kat. 24) und könnte um 1828 entstanden sein. Goldschimmernd tanzen die Sonnenreflexe auf den einzelnen Blättern am Eingang zur Höhle sowie an der Felswand. Rechts im Bild stehen drei Fischer, die entspannt und scheinbar ohne Eile miteinander plaudern.
Angesichts dieses lyrischen Potentials erstaunt es nicht, unter Götzloffs Bekannten dieser Zeit Schriftsteller zu finden, so August von Platen (1796–1835), Gustav Gündel († 1860) oder den Dichter August Kopisch (1799–1853), wie aus Korrespondenzen hervorgeht.[57] Daß sie auch in ihren künstlerischen Produktionen aufeinander Einfluß nahmen, liegt nahe. Schon in der Beziehung zu dem als Schriftsteller tätigen Üxküll-Gyllenband hatte Götzloff eine dieserart fruchtbare Symbiose kennengelernt.

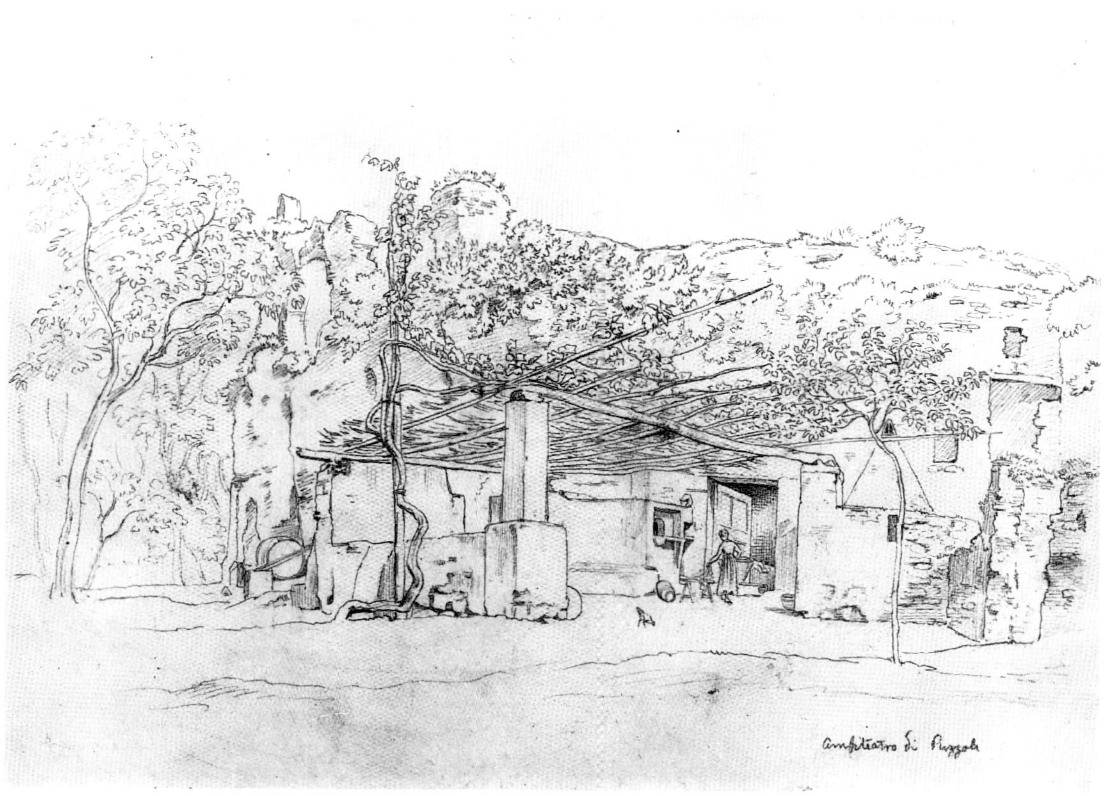

54 *Amfiteatro di Pozzuoli*, um 1830; Graphit auf Papier, 17,9 x 25,7 cm; Dresden, Kupferstich-Kabinett

Nach Amalfi zog es Götzloff dann Ende des Jahres 1827. In *Grotte bei Amalfi* (Abb. 41, Kat. 25), um 1828, richtet der Künstler seinen Blick aus der Öffnung der Grotte heraus über das tiefer liegende Kapuzinerkloster San Francesco hinweg auf Amalfi und den Golf von Salerno. Schon in der Zeit von 1821 bis 1840 diente das Kloster als Nebengebäude des Hotels »Cappuccini Marina«. Bis zur staatlichen Enteignung im Jahre 1860 war das Kloster aber noch zum größten Teil von Mönchen bewohnt, wurde dann als Schule für Schiffskapitäne genutzt und seit 1863 ausschließlich als Hotel. Die Grotte selbst stürzte von 1889 bis 1897 allmählich ein. Dennoch ist Amalfi bis heute das Ziel vieler Reisender geblieben.

Bewegend war die Aussicht auch für Götzloff, der das von den Romantikern immer wieder geschätzte Motiv der Durchsicht, etwa aus einem Felsentor, einem Zimmerfenster oder einer Ruinenöffnung, hier von der Natur modelliert vorfand.

Der Blick auf etwas Entferntes, für den Betrachter Verborgenes, das ein am Eingang der Grotte sitzender Mönch zu beobachten scheint, entspricht ganz dem romantischen Vokabular. Schützend hält er seine Hand über die Augen, denn die letzten Strahlen der untergehenden Sonne fallen feurig-warm in sein Versteck. Den Grotteneingang umgeben spitze Stalaktiten, die sich unverzeihlich hart in das Bild der fernen, lichtdurchfluteten Landschaft bohren. Hier in Italien, an der Küste von Neapel, hatte die Natur selbst ein Stimmungsbild hervorgebracht, das dem großen Caspar David Friedrich alle Ehre machte. Mit einem Gemälde wie der *Grotte bei Amalfi* (Abb. 41, Kat. 25) war es Götzloff gelungen, seine romantischen Anfänge mit dem Streben nach reiner Landschaftsmalerei zusammenzuführen.

Im Jahr 1828 hielt Götzloff sich auch in Pozzuoli auf, einer antiken Handelsstadt, die ihren berühmten Namen nicht nur der »puzzolana«, der braunen Vulkanerde, verdankt, sondern auch ihren beeindruckenden historischen Sehenswürdigkeiten. An dem aus roten Ziegelsteinen errichteten Amphitheater aus dem 1. Jahrhundert am Nordrand von Pozzuoli kam Götzloff nicht vorbei. Er hielt aber in seiner Zeichnung *Amfiteatro di Pozzuoli* (Abb. 54) eine in eine Nische des Theaters eingefügte Weinlaube für sehenswerter als die Ruine selbst. Teile des Bauwerkes waren demnach schon zu Zeiten Götzloffs zum Wohnraum umfunktioniert worden. Malerisch ist die Pflanzendecke, die das Gemäuer überzieht und sich harmonisch der Architektur anfügt.

In Pozzuoli traf ihn Carl Gustav Carus, der Dresdener Arzt, Naturforscher und Maler, am 12. Mai beim Studium der Bäder.

»Der Maler Götzloff aus Dresden besuchte mich – es ist sonderbar«, erinnert sich Carus in seinen Memoiren nicht ohne Abwertung, »wie die neueste Sprosse deutscher Landschaftsmalerei bei allem ihrem Fleiß eine gewisse Trockenheit und Steifigkeit auch in die Darstellung der frischsten und heitersten Gegenden gebracht hat! (...)«[58]

Leider ist diese Kritik weder an einer Auftragsarbeit dieses Jahres für Prinz Friedrich von Sachsen nachzuvollziehen, da das Werk, *Das antike Theater von Taormina* von 1831 (Kat. 54), verschollen ist, noch an anderen überlieferten Exponaten wie dem *Blick aus dem Innenraum einer Badezelle von Pozzuoli* (Kat. 20), *Fischer beim Einholen der Netze* (Kat. 19) oder *Fischer angeln an der Küste* (Kat. 18). Lediglich die während seines von Mai bis Dezember andauernden Romaufenthaltes entstandenen *Pifferari*-Motive (Abb. 42 u. 62) können als Beweis herangezogen werden.

Pifferari waren Hirten, die um die Weihnachtszeit aus den südlichen Teilen Italiens nach Rom kamen, um der Mutter Gottes etwas vorzuspielen. W. von Lüdemann widmete ihnen sogar eine längere Passage in Carl Frommels Italienführer:

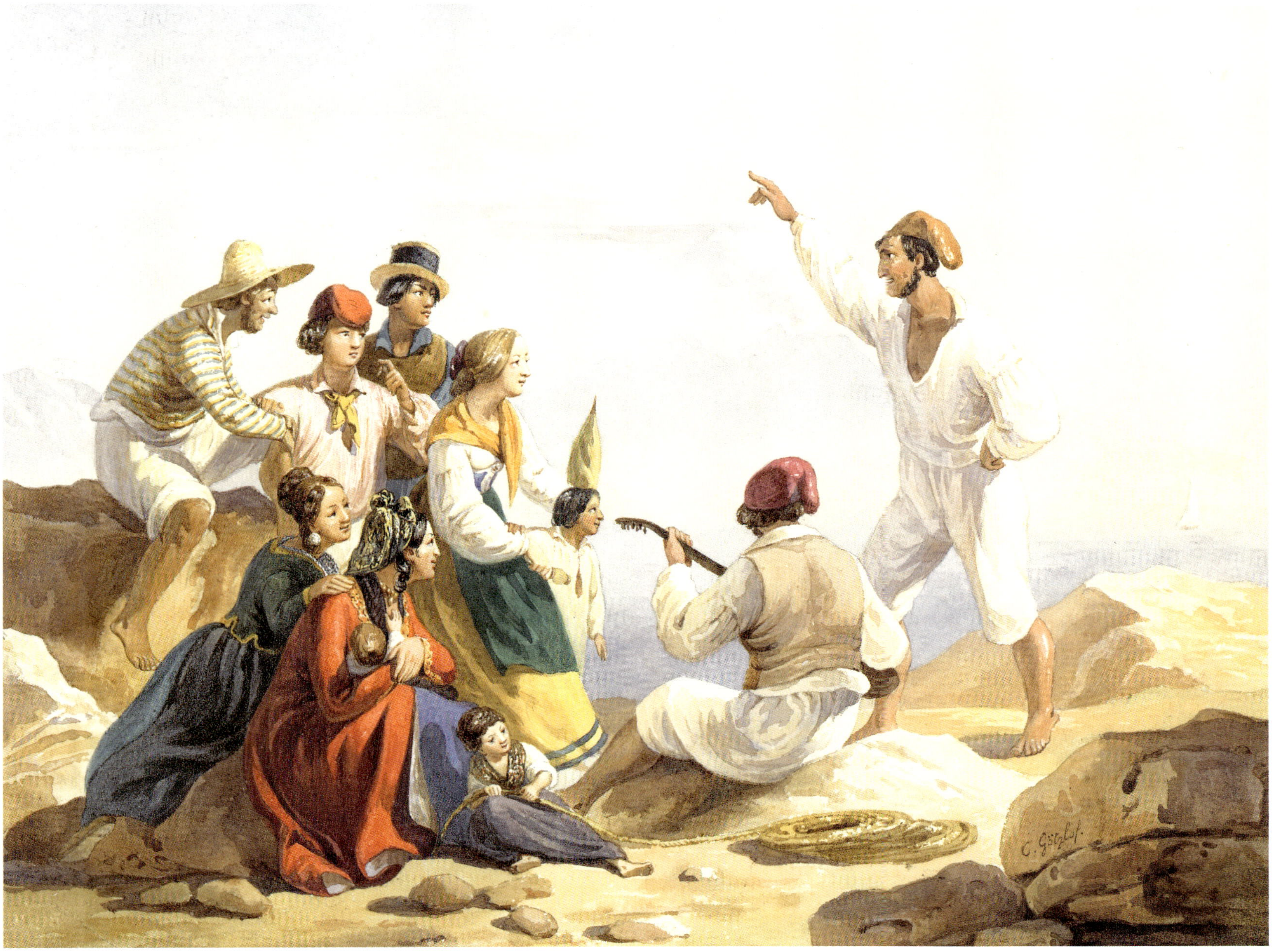

55 *Neapolitanische Trachtengruppe*, um 1827; Aquarell auf Papier, 18,5 x 24,5 cm; Privatbesitz

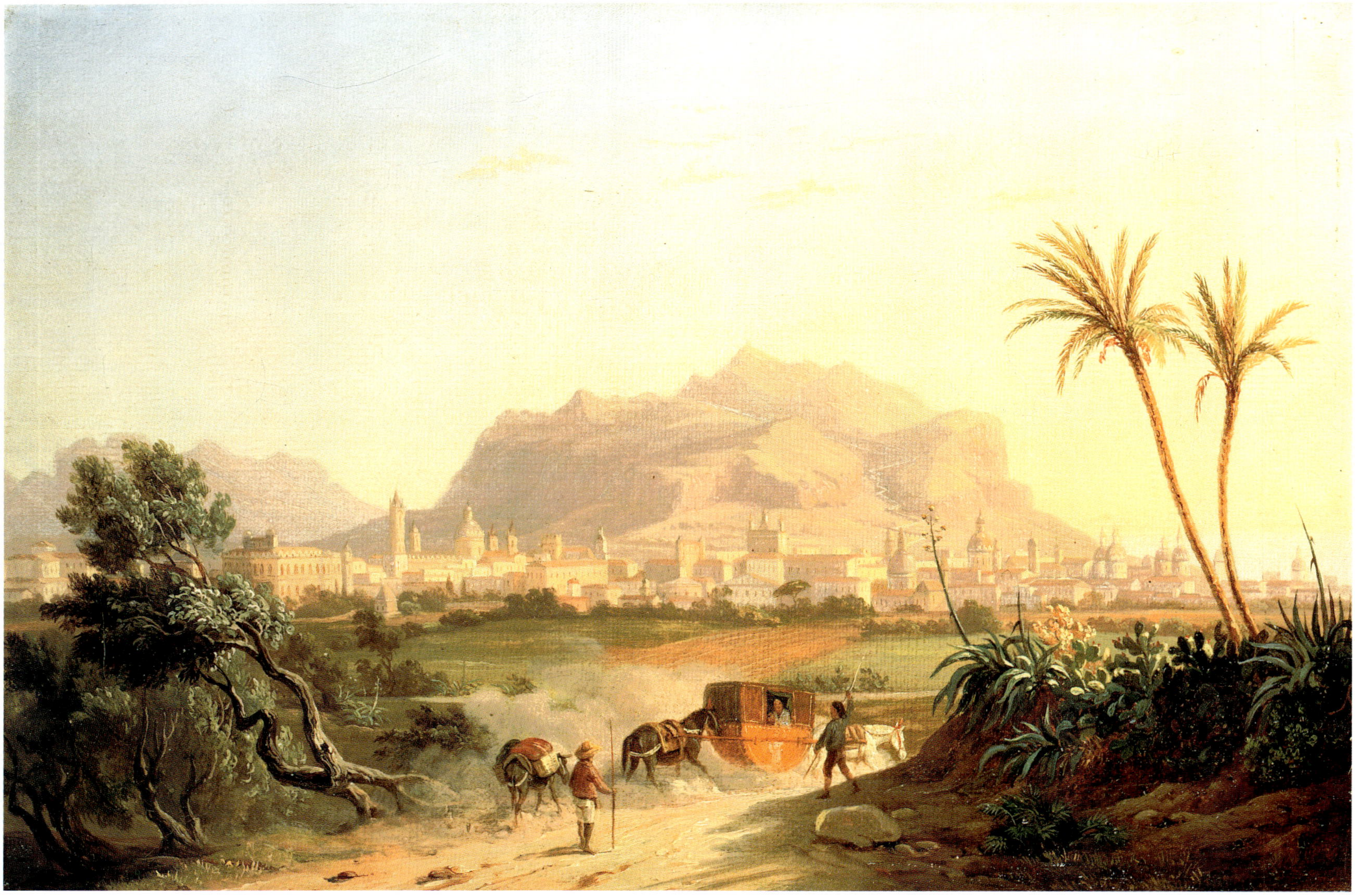

56 *Stadtansicht von Palermo*, um 1831; Öl auf Leinwand, 19,5 x 29,5 cm; Schweinfurt, Sammlung Schäfer (Kat. 57)

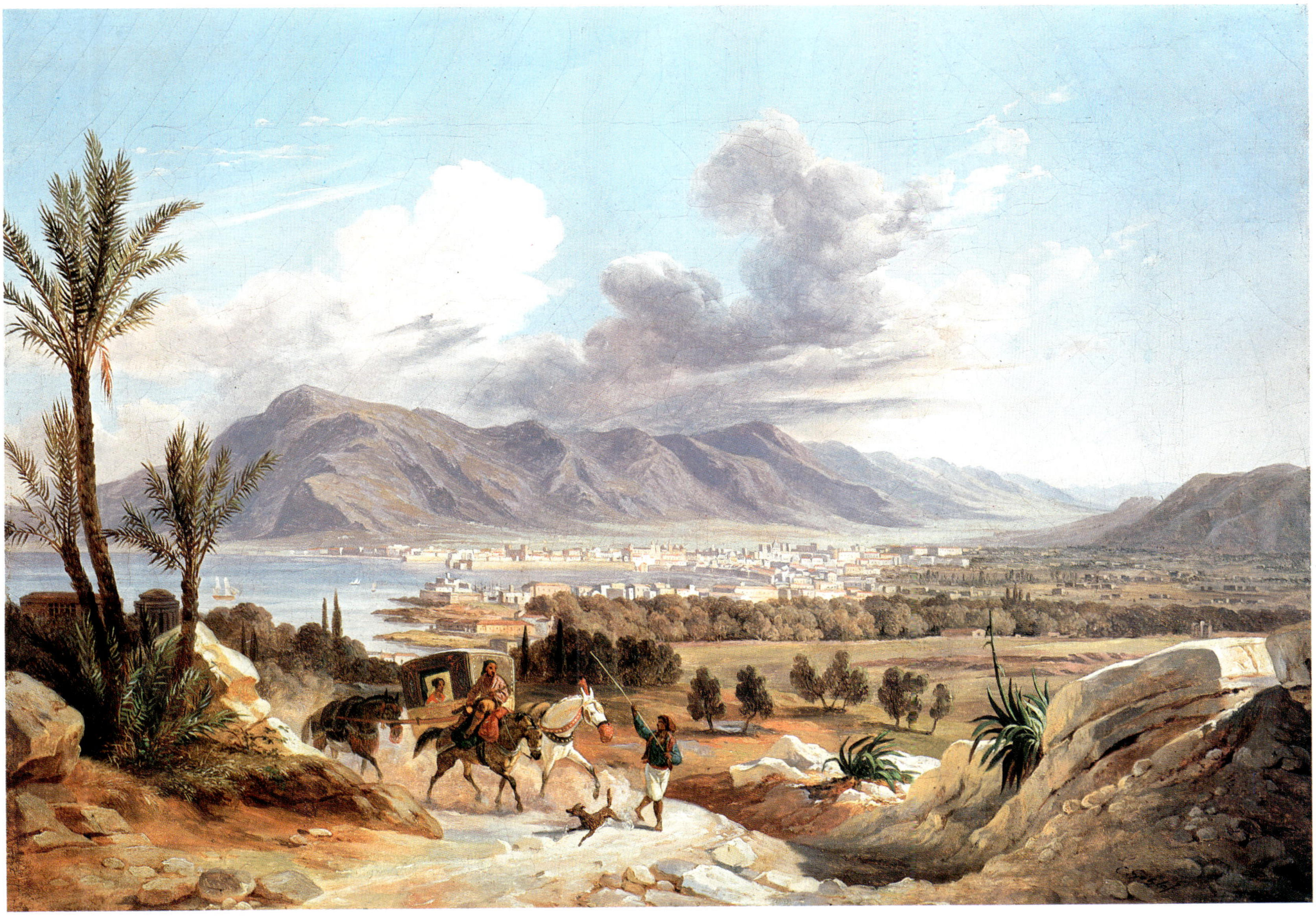

57 *Palermo di Belmonte*, um 1831; Öl auf Leinwand, 36,5 x 53,5 cm; Privatbesitz (Kat. 61)

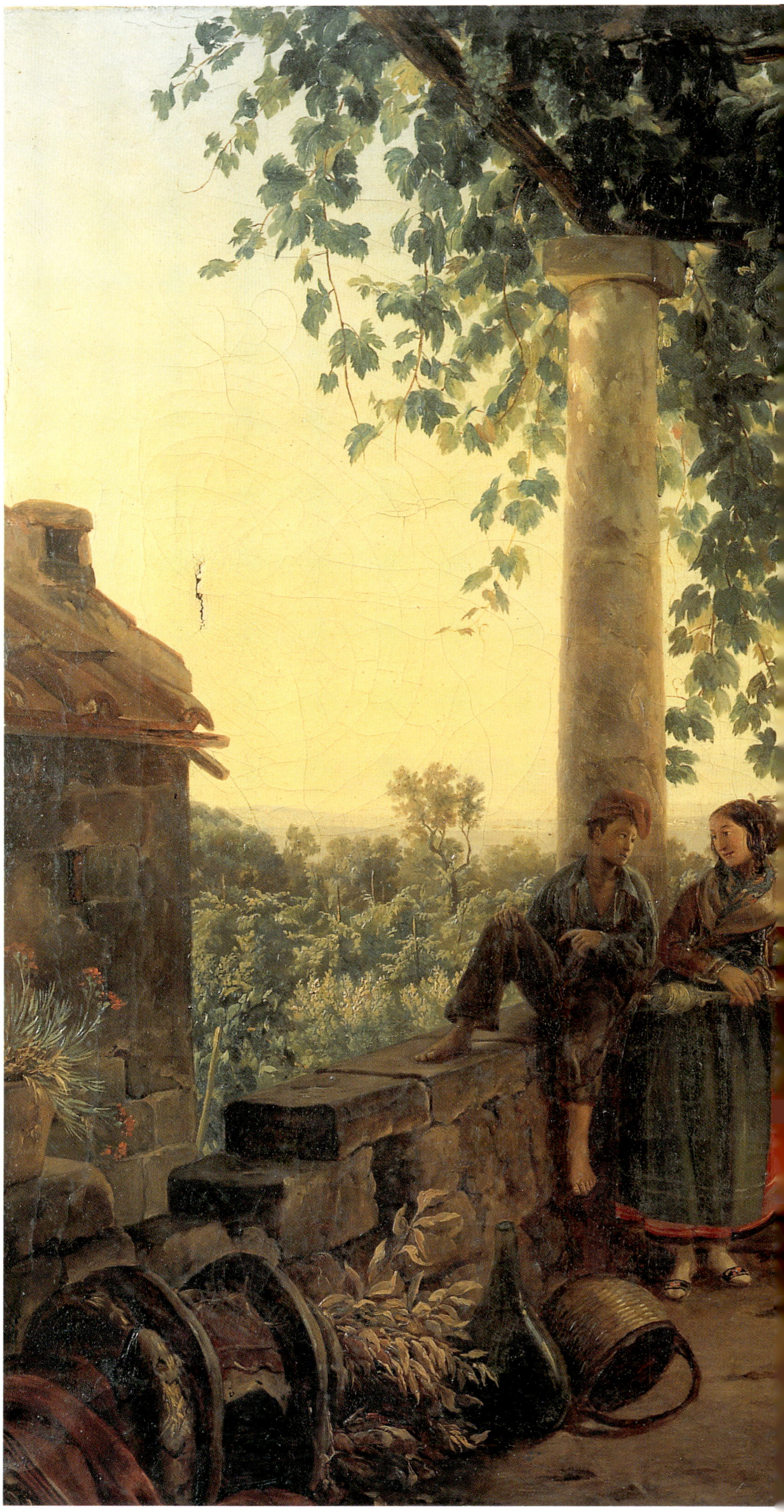

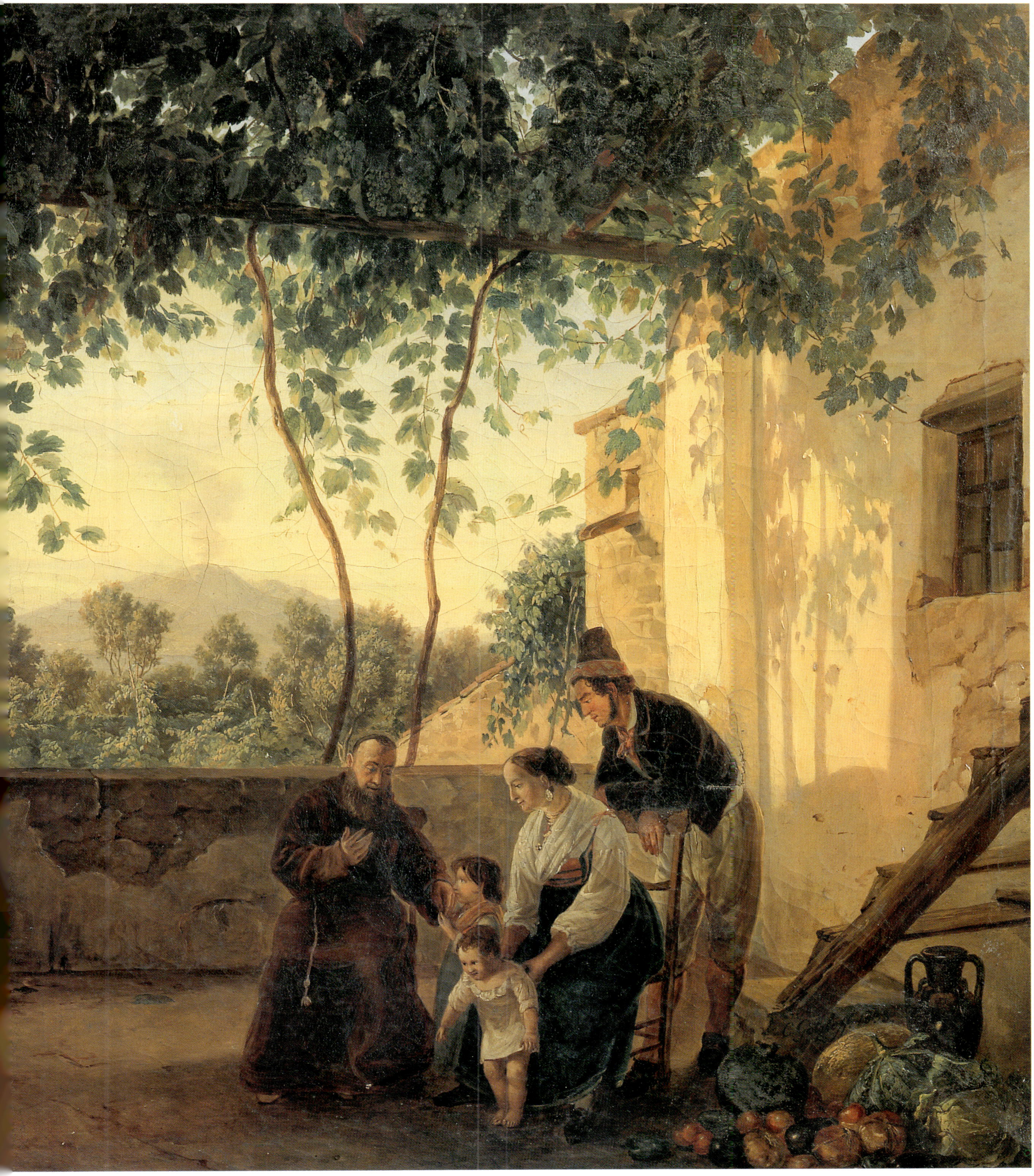

58 *Terrasse eines Hauses bei Neapel mit Blick zum Vesuv*, 1833; Öl auf Leinwand, 49 x 71 cm; Brüssel, Sammlung König von Belgien (Kat. 65)

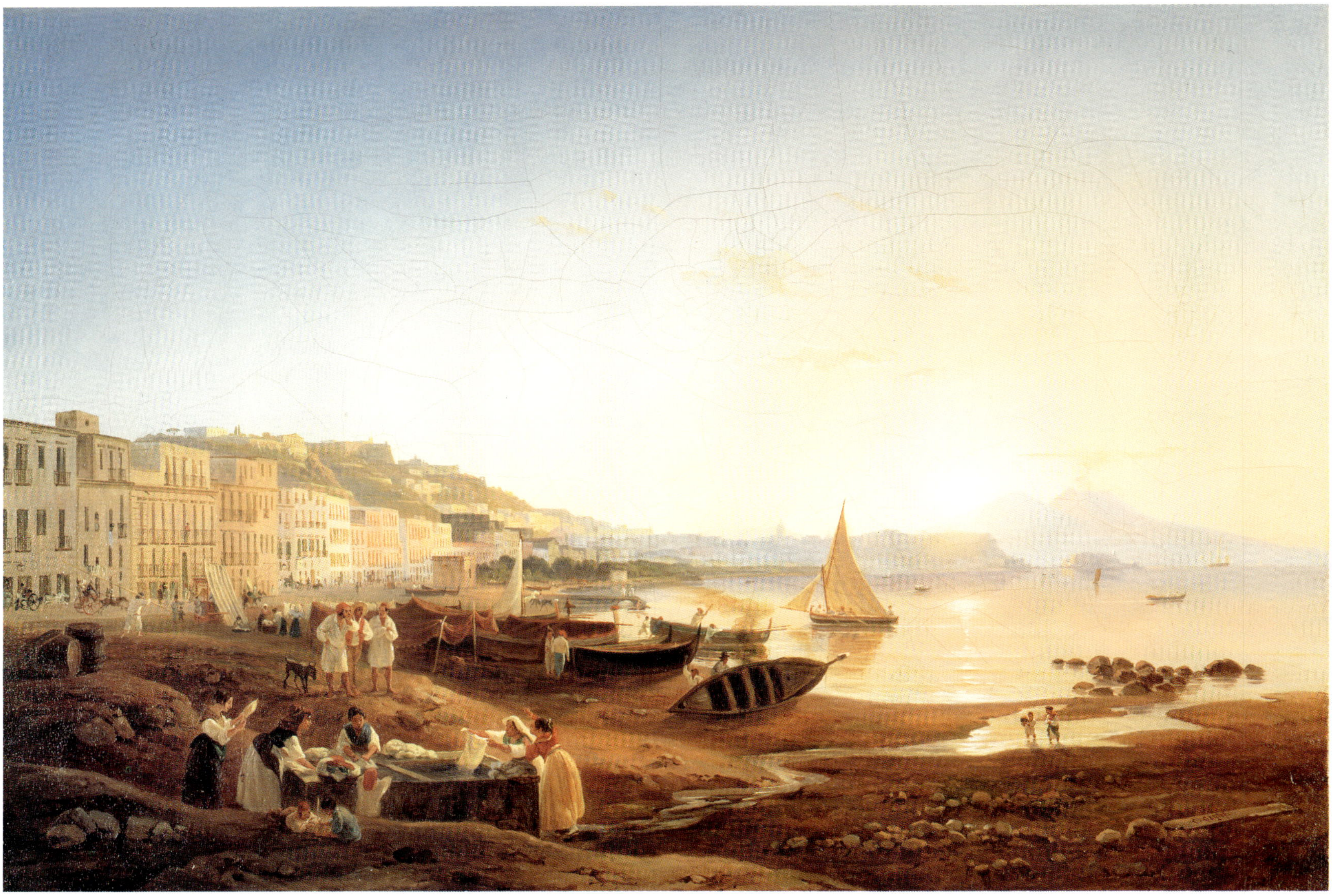

59 *Der Hafen von Mergellina*, um 1831; Öl auf Leinwand, 37 x 55 cm; Privatbesitz (Kat. 59)

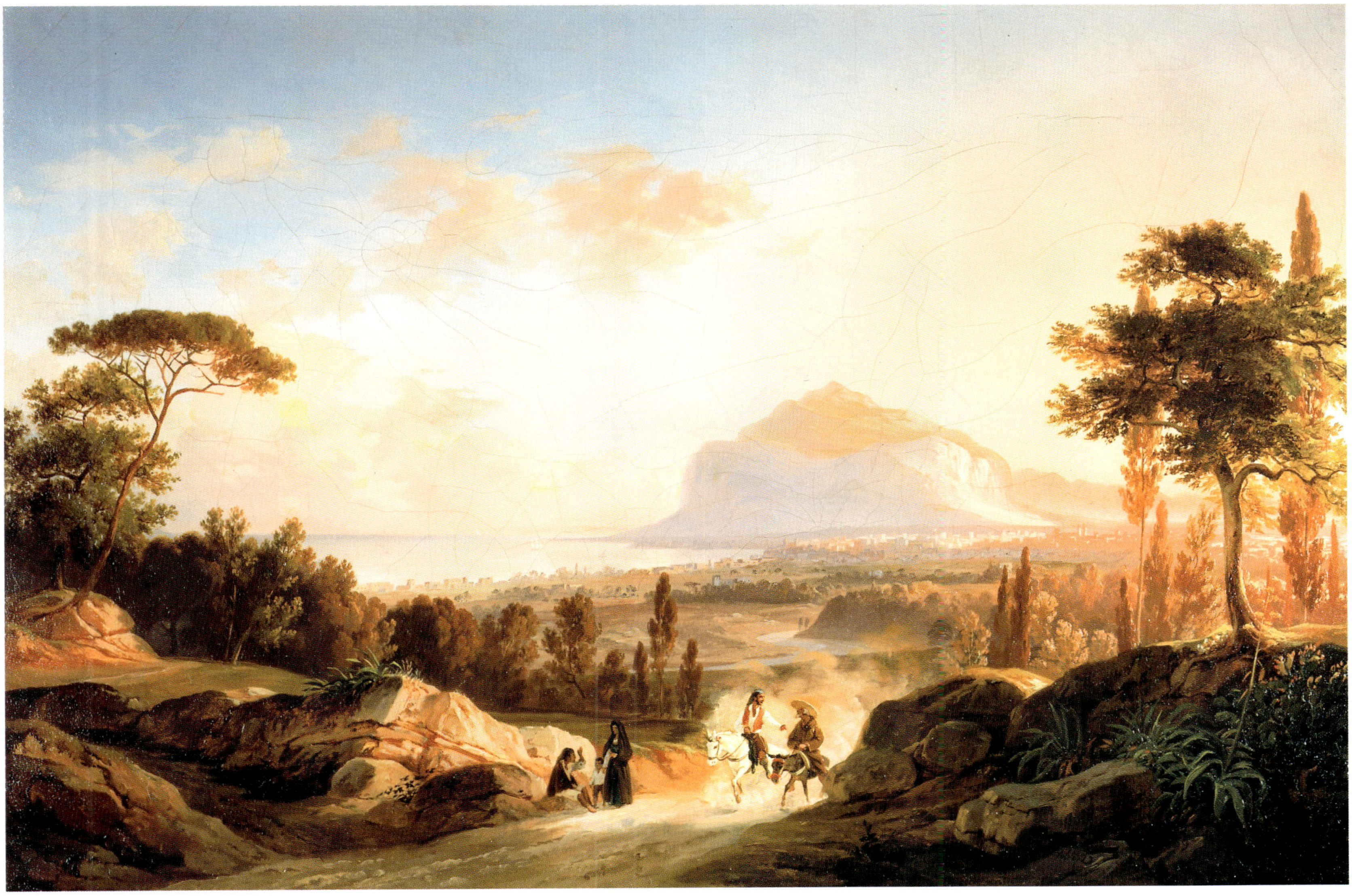

60 *Am Golf von Palermo*, um 1831; Öl auf Leinwand, 37 x 55 cm; Privatbesitz (Kat. 60)

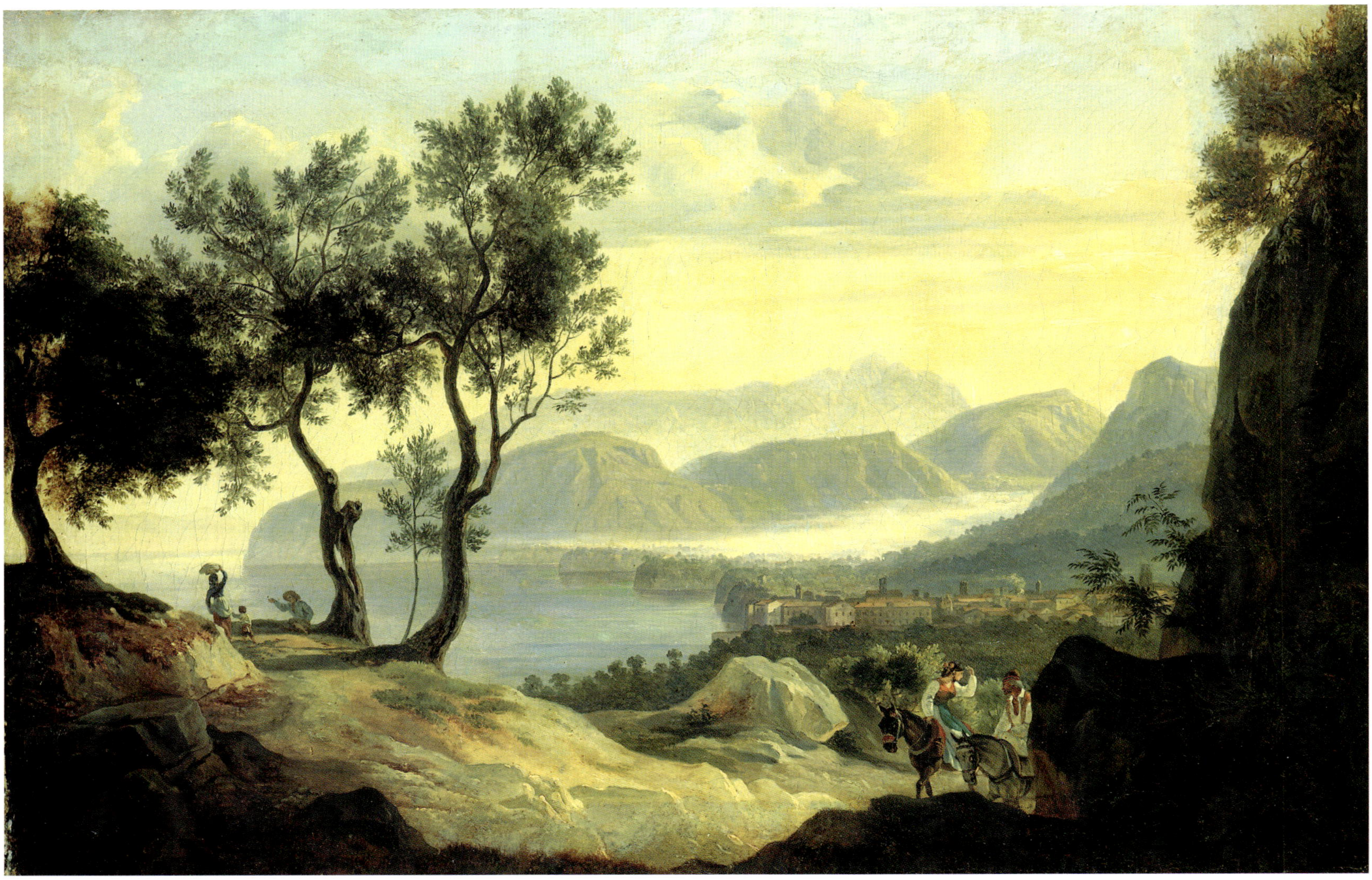

61 *Ansicht von Sorrent*, um 1832; Öl auf Leinwand, 36,5 x 56,5 cm; Leipzig, Museum der Bildenden Künste (Kat. 63)

»Schon mehrere Wochen zuvor (vor Weihnachten; d. Verf.) wird sein Herannahen durch die eintönige, aber einen seltenen Zauber übende Musik der Hirten vom Gebirge, der Pifferari, angekündigt. Die Gruppe, die sich vor den Marienbildern in Haus, Kaufläden oder Wohnzimmer musicierend aufstellen, pflegen aus zwei oder drei Personen zu bestehn. Der Erste, der die Zampogna (den Dudelsack) bläst, auf deren Spitze er seinen Hut gestülpt hat, hält mit dem einen Rohr seines Instrumentes (dem Bordone) stets denselben Ton aus, während das zweite in wenig Tönen moduliert; der Zweite begleitet mit der Schalmei (Cennamella) nur stellenweise. Zu Zeiten schlägt noch ein Knabe den Triangel als Dritter. (...) die Krippe wird zum weiten Garten, mit Capellen, Häusern, Wasser und Felsen, worin man unter der Musik der Pifferari umherwandelt.«[59]

Auch Joseph von Führich war den Hirtenmusikern begegnet:

»Da Weihnachten naht, so finden sich auch schon die Hirten in Rom ein, die Ihr aus Reisebeschreibungen kennt und die Pifferari heißen. Sie kommen von weit her aus Calabrien und Apulien herauf oder von den neapolitanischen Inseln, und halten es für ihre Pflicht, in der Weihnachtszeit nach Rom zu kommen und dort der Mutter Gottes was vorzuspielen. Sie sind der Meinung, geradezu von den bethlehemischen Hirten abzustammen. Sie sahen sehr malerisch, auch recht idyllisch aus mit ihren Schafspelzen, langzottigen Ziegenfellen um die Beine, mit Stab, Pfeife und Dudelsack. Spielen hab' ich sie nicht gehört.«[60]

In dieser Tracht faszinierten sie auch Götzloff. Und in der Tat kann man in dem Aquarell *Zwei Pifferari* (Abb. 42) Carus' Urteil beipflichten, das die frische und eigenständige Gestaltung der letzten Landschaftsdarstellungen vermißt. In erstarrten Posen blasen die zwei Musiker vor dem Bild der Mutter Gottes ihre Melodie, die klanglos in erfrorenen, fast leblosen Farben zu ersticken scheint.

In der Zeichnung *Zwei Pifferari* (Abb. 62) hingegen vermag die den Körpern nach-

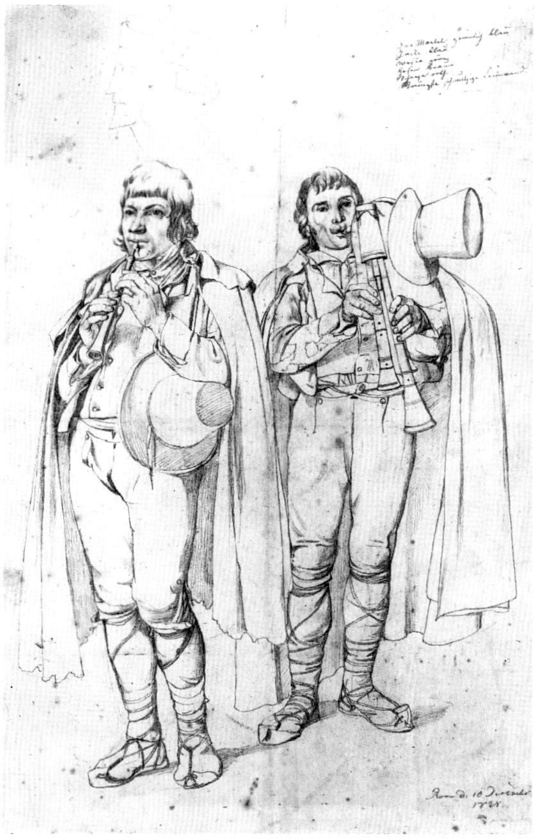

62 *Zwei Pifferari*, 1828;
Graphit auf Papier, 22,8 x 36 cm;
Dresden, Kupferstich-Kabinett

spürende Linienführung, trotz des Studiencharakters der Arbeit, den Figuren mehr Leben einzuhauchen. Selbst der Gesichtsausdruck im Moment des Musizierens ist hier adäquater umgesetzt.

Die Pifferari kamen zur Weihnachtszeit nicht nur nach Rom, sondern ebenso nach Neapel und bis vor einigen Jahren nach Ischia. Sie sind ein beliebtes Motiv der neapolitanischen Maler des vorigen Jahrhunderts. Nur heißen sie in Neapel nicht Pifferari, sondern Zampognari. Es waren immer zwei Männer, einer mit Zampogna, dem Dudelsack, der andere mit dem Piffero, einer Art Flöte.

Beurkundet ist dann im Juni 1829 Götzloffs Besuch der Insel Capri, wo er Führich und Zimmermann traf, die mit einer Gesellschaft auf Bildungsreise durch Italien zogen. Während heute stündlich mehrfach Luftkissenboote in etwa 20 Minuten die Strecke Sorrent-Capri zurücklegen, mußten Reisende damals bis zur Insel manche Unannehmlichkeit in Kauf nehmen, wie auch Führich anschaulich zu berichten weiß:

»Nachtquartier in Amalfi, darauf nach Atrani und Minori; dann nahmen wir eine Barke, um nach der Insel Capri hinüber das Vorgebirge von Sorrent zu umschiffen. Das Meer war unruhig, und als wir um die Landspitze herum in's offene Wasser kamen, wurde es wirklich gefährlich. Unsere Barke schaukelte wie ein Blatt zwischen den fürchterlichen Wasserbergen, die hereinschlagenden Wellen hatten uns ganz durchnäßt, und die sichtbare Angst der Schiffer machte uns unruhig. Endlich kamen wir durch den Schutz Gottes und die angestrengteste Arbeit der Schiffer nach achtstündiger Fahrt gegen Abend glücklich auf Capri an, wo wir in der Stadt, in der Herberge eines guten alten Spaniers, Don Giuseppe Pagano, Ruhe und Erholung und einen Freund, den deutschen Maler Götzloff fanden.«[61]

Don Giuseppe Pagano bewirtete die illustren Gäste in seinem Haus, dem ersten Hotel auf Capri im 19. Jahrhundert. Daß dort nicht nur gefachsimpelt, sondern auch Karten gespielt wurde, verrät ein Abrechnungszettel im Nachlaß des Malers Adolf Gottlob Zimmermann mit den Namen Führich, Blechen, Schlösser, Kopisch und Götzloff.[62] Der Dichter August Kopisch war es auch, der am 17. August 1826 zusammen mit dem Maler Ernst Fries (1801–1859) die in römischer Zeit als Meeresnymphäum benutzte Grotte wieder »entdeckte«. Götzloffs in Öl fixierter Eindruck dieser heute weltberühmten »Blauen Grotte« mit dem Titel *Innere Ansicht der Blauen Grotte zu Capri* (Kat. 30) gilt leider ebenfalls als verschollen.

Das monogrammierte Aquarell *Blick durch einen Kreuzgang zum Meer* (Abb. 43) von 1829 ist in seiner Raumgestaltung bzw. -erfindung mit den damals begehrten Gemälden von Carl Georg Hasenpflug (1802–1858) zu vergleichen. Während bei Hasenpflug der vordere, kreuzgratgewölbte Raum der »Hauptraum« ist, verwendet Götzloff diesen Raum als Folie vor den helleren

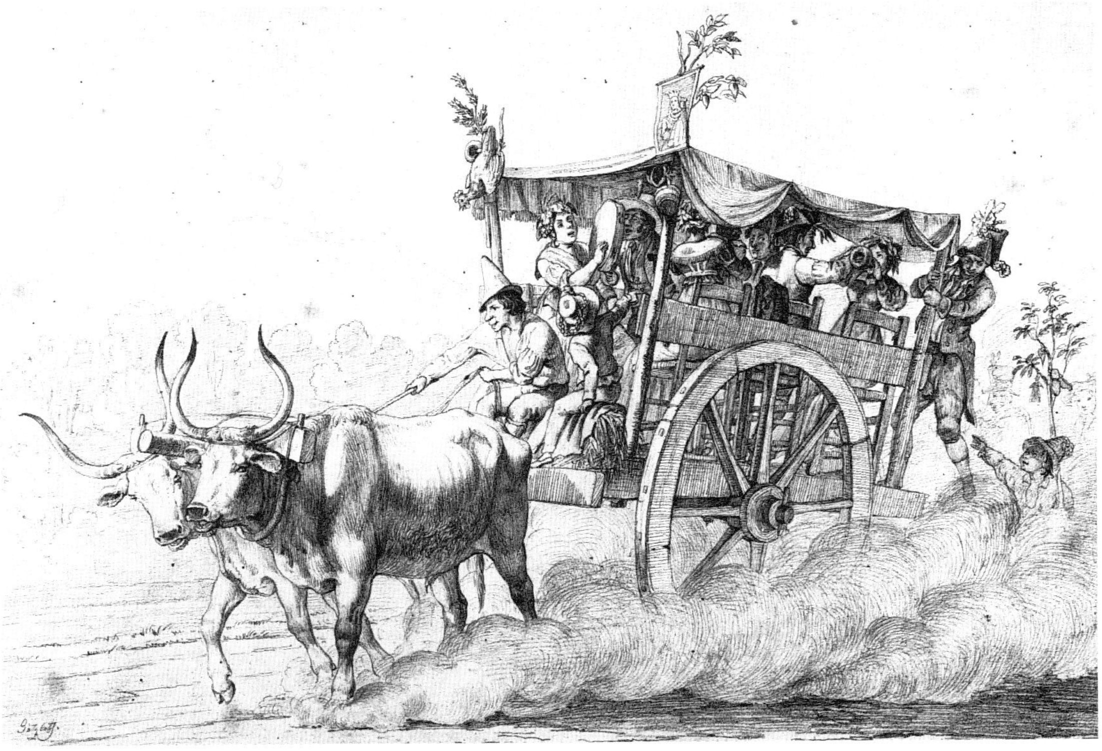

63 *Fröhliche Pilgerfahrt zum Fest der Madonna dell'Arco,* um 1830; Bleistift auf Papier, 22,3 x 33,1 cm; Privatbesitz

lichterfüllten Räumen. Hasenpflugs »Ruinenromantik« erzeugt meist melancholische Gefühle, oft durch Winterstimmung verstärkt. Gotische Architektur soll Gedanken an vergangene historische Größe wachrufen. Götzloffs Bild hingegen verbreitet mediterrane Heiterkeit, ja Exotik, hervorgerufen durch die Figurenstaffage, und, durch den Blick aufs Meer hinaus, Fernweh. Die steil ins Wasser hinabstürzenden Felsen erinnern an die Küstenlandschaft bei Capri.

Energetisch gibt sich auch in der Zeichnung *Fröhliche Pilgerfahrt zum Feste der Madonna dell'Arco* (Abb. 63) das Liniengefüge, um auf diese Weise die Dynamik der dargestellten Szene zum Ausdruck zu bringen. Der Ochsenkarren mit vergnügten Landleuten stellt die Fahrt zum Fest oder die Rückkehr vom Fest der Madonna dell'Arco dar. Ihr Bild ist rechts oben am Karren befestigt. Ein Kind mit einem geschmückten Zweig taucht aus dem von der Kutsche aufgewirbelten Sand auf und streckt den Arm nach der hoch oben auf dem Wagen mehr dahinholpernden als fahrenden Gesellschaft aus, während weitere Zuschauer im Hintergrund sich nur konturenhaft aus der Staubwolke lösen. Noch heute findet jährlich am Ostermontag eine große Prozession zu Ehren der Madonna dell'Arco statt, zu der Pilger der gesamten Region in das Städtchen S. Anastasia, etwa 10 km östlich von Neapel, wallfahrten.

Daß Götzloff hernach auch Ischia aufsuchte, bezeugt das Gemälde *Sentinella auf Ischia* (Abb. 36, Kat. 26). Das zweite Ölgemälde, das auf diesen Aufenthalt zurückgeht und 1842 von der Berliner Verwaltung der Staatlichen Schlösser und Gärten angekauft wurde, *Blick von der Sentinella in Casamicciola gegen Osten* (Abb. 64, Kat. 27), existiert scheinbar nicht mehr.

Ischia ist die größte Insel im Golf von Neapel, deren vulkanischer Ursprung aus den Spuren der Lavaströme und den zahlreichen Kratern spricht. Beherrschend in dieser Landschaftsformation ist der erloschene Vulkan des Epomeos. Sentinella heißt ein Teil der Stadt Casamicciola, die nach einem schweren Erdbeben am 28. Juli 1883 fast vollkommen neu aufgebaut werden mußte. Heute ist Casamicciola als Entlastung für den Hafen Ischia Porto, vor allem für die Schiffe aus Pozzuoli, ausgebaut. Berühmt ist der Ort von jeher in ganz Italien wegen seiner Thermalquellen.

Nicht die kurierende Kraft der Quelle ist das Thema von Götzloffs Gemälde (Abb. 36, Kat. 26), gleichwohl strahlt das Licht in dieser überwiegend in gelborangen und ockerfarbenen Tönen delikat wiedergegebenen Landschaft wohltuende Ruhe und Entspannung aus. Ein sanfter Dunstschleier hat sich über den Berg und die verschlafen wirkende Stadt an seinem Fuße gelegt, und auch auf der Terrasse vor der Loggia, im Vordergrund des Bildes, ist diese Stimmung eingefangen. Vor der Loggia steht nachdenklich, mit gesenktem Blick, eine Frau, während an der gegenüberliegenden Seite der mild vom Sonnenlicht beschienenen Terrasse ein Mann mit Strohhut eine Rast in einem Tragekorb genießt. Neben ihm spielt ein zweiter an die Mauer gelehnt Gitarre, offensichtlich für die beiden im Mittelgrund zugleich lauschenden und miteinander tuschelnden Frauen. Bedenklich blickt nur der junge Mönch neben dem Musizierenden drein. Nichts sonst vermag die erholsame Stille zu irritieren, die das mühselige Tagwerk für kurze Zeit angenehm unterbricht: Auf dem Dach und der Brüstung sind Teppiche, mit Steinen

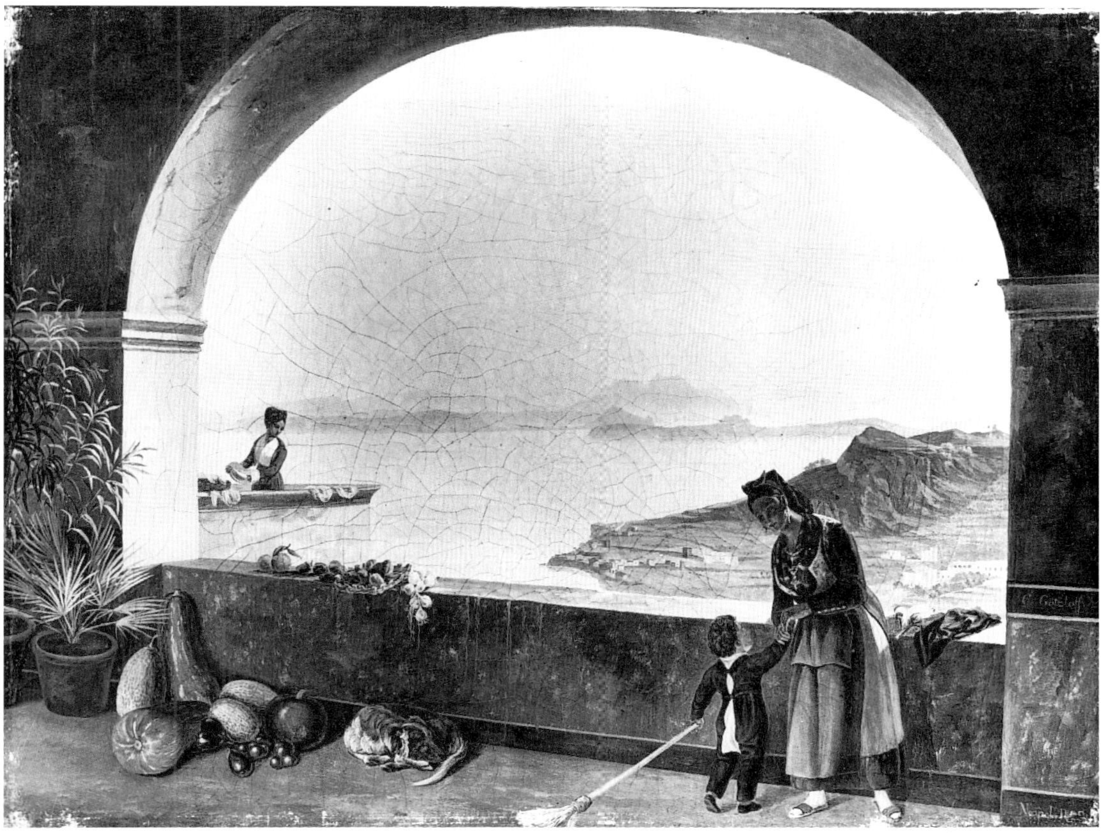

64 *Blick von der Sentinella in Casamicciola gegen Osten*, 1829; Öl auf Leinwand, 38 x 53,5 cm; ehem. Potsdam, Schloß Charlottenhof; verschollen (Kat. 27)

befestigt, zum Durchlüften nach draußen gehängt.
Umgeworfene Körbe zeugen von getaner Arbeit. Wohlig warm wird es dem Betrachter bei diesem Anblick genüßlicher Entspannung.
Nach Ischia konnte man direkt vom Hafen von Neapel aus übersetzen; wer jedoch die lange Seefahrt scheute, benutzte den sogenannten »Landweg«. Mit dem Wagen fuhr man nach Miliscola, einem kleinen Ort kurz vor dem Kap Miseno, von dort mit dem Boot nach Procida, durchquerte die Insel und schiffte sich an der Chiaiolella, dem Ischia gegenüberliegenden Ende der Insel, wieder nach Borgo di Celsa, heute Ischia Ponte genannt, ein. Im Zeitalter unserer modernen Technik erreicht man die Insel bequem auf luxuriösen Fähren in weniger als einer Stunde, auch von der Stadt Pozzuoli aus, die auf den Gemälden *Pozzuoli* (Abb. 48, Kat. 56) und *Blick auf den Golf von Pozzuoli mit der Solfatara* (Abb. 49, Kat. 32) den Mittelpunkt bildet.
Die Vorliebe Götzloffs für weite Panoramen wird schon gegen Ende der zwanziger Jahre im *Blick auf den Golf von Pozzuoli mit der Solfatara* ganz deutlich. Die Solfatara ist eine der interessantesten und aufsehenerregendsten Erscheinungen im Zusammenhang mit dem Vulkanismus. Noch heute »kocht« dort die Erde. Brodelnde Schlammvulkane, dampfende Fumarolen, beißender Schwefelgeruch und die heiße Erde drängen zu einem schnellen Durchqueren dieses Geländes. Unmittelbar über der Solfatara – ihr weißer Dampf ist rechts im Vordergrund erkennbar –, erhebt sich die Spitze eines abgestorbenen Baumes, nicht unähnlich der Baumspitze in *Winterlandschaft mit gotischer Kirche* (Abb. 7, Kat. 6). Zum Teil von Bäumen verdeckt, zeigt sich rechts außen die Krateröffnung des Monte Nuovo, der beim letzten großen Vulkanausbruch auf den Phlegräischen Feldern 1538 in einer Nacht entstand. Gut sichtbar erheben sich die Anlagen des Kastells aus dem 16. Jahrhundert bei Bajae gegenüber von Pozzuoli. Nacheinander schließen sich der Monte Procida, das Kap Miseno, die Inseln Procida und Ischia mit dem Monte Epomeo ganz im Hintergrund an. Eine vergnügte Gesellschaft von Männern, Frauen und Kindern schreitet den mühsamen Bergweg hinauf zur höchsten Stelle des Posillipo, angeführt von einem Paar, das die Tarantella tanzt. Wie reizvoll ist in solch bisher nicht dagewesener Klarheit der dynamische Augenblick erhascht! Ein warmer Tag klingt aus, fröhlich kehrt die Gruppe heim, die links schon auf einer Terrasse erwartet wird. Allein die dunklen Schatten der Felsen und Bäume im Vordergrund sowie der abgebrochene Baumstamm durchmischen die heitere Melodie mit einem pathetischen Akkord.
Pozzuoli (Abb. 48, Kat. 56) ist ungefähr von der gleichen Stelle gesehen. Wenn das Haus mit der Terrasse am linken Rand von *Blick auf den Golf von Pozzuoli mit der Solfatara* (Abb. 49, Kat. 32) Wirklichkeit und nicht Phantasie sein sollte, so dürfte der Vordergrund von *Pozzuoli* (Abb. 48, Kat. 56) eben diese Terrasse darstellen.
Aus der Zeit um 1830, die Götzloff in Neapel verbrachte, wo ihn unter anderem der in Rom seßhafte preußische Gesandte Christian Carl Bunsen (1791–1860) mit seiner Familie[63] besuchte, sind viele Studien von Tieren und Menschen erhalten. Die dort festgehaltenen mannigfaltigen Bewegungsabläufe und das Lokalkolorit fanden Eingang in die idealisierten Veduten. Als Beispiel für seine Studien der Landbevölkerung sei der sich auf eine Feuerwaffe stützende *Italienische Jäger* (Abb. 46) erwähnt. Tracht und Metier werden in diesem Aquarell erfaßt.

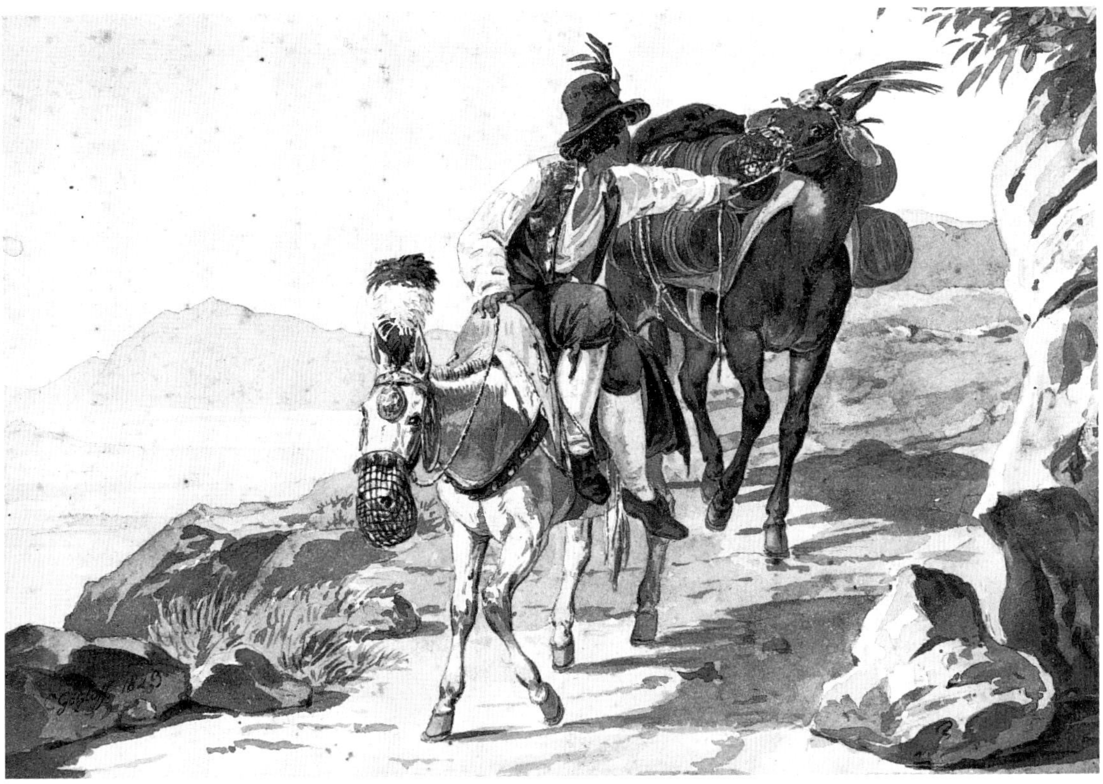

65 *Dorfbewohner mit zwei Eseln*, um 1830; Aquarell auf Papier, 17,3 x 23,7 cm; Rom, Nationalgalerie

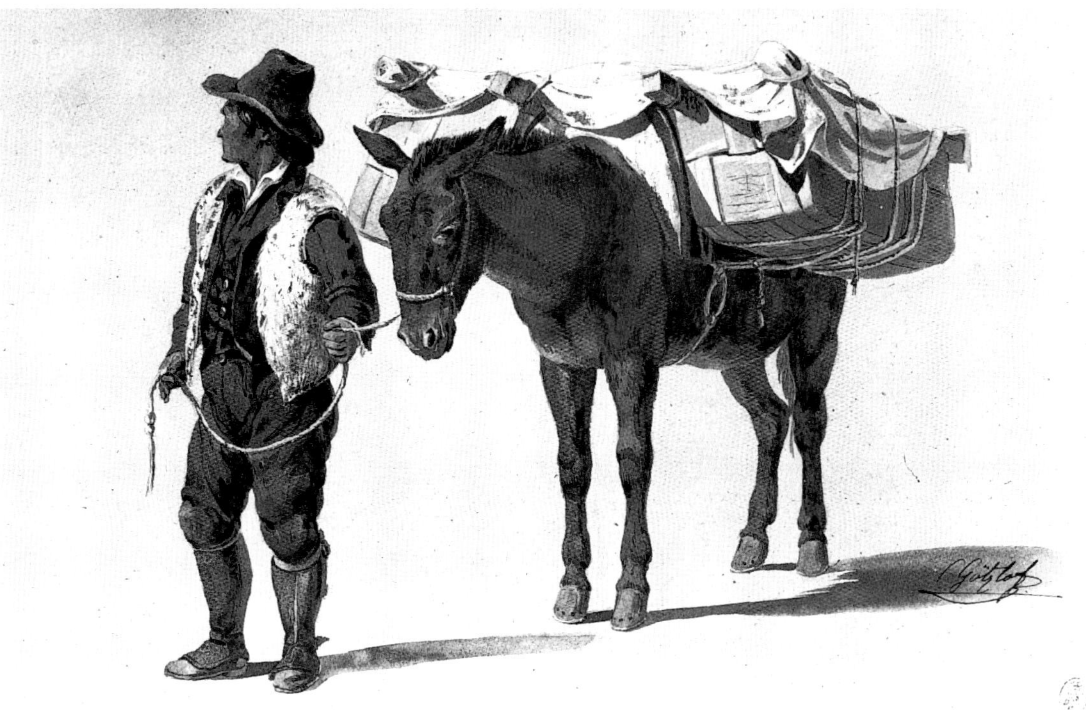

66 *Lastesel mit Führer*, 1830; Aquarell auf Papier, 15,8 x 22 cm; ehem. Dresden, Sammlung Friedrich August II.; wahrscheinlich 1945 verbrannt

In *Dorfbewohner mit zwei Eseln* (Abb. 65) sowie den in Ausführung und Frische gelungenen Aquarellen *Lastesel mit Führer* (Abb. 66), *Reiter mit Handpferd* (Abb. 67) oder *Galoppierende Pferde* (Abb. 68) studiert Götzloff aufmerksam das störrische Verhalten von Zugtieren oder das wilde und unbändige galoppierender Pferde. Die zum Teil ausdrucksstarke Gestik und Mimik sowohl der Tiere als auch ihrer Halter ist sicher in der Linienführung festgehalten, unterstützt von einer ebenso differenziert modellierenden wie rhythmisch melodiösen Farbgebung. Vielfigurige und bildmäßig ausgeführte Aquarellzeichnungen aus dieser Zeit sind in *Berittener italienischer Gendarm mit Landleuten* (Abb. 47), *Volksleben in Neapel, Santa Lucia* (Abb. 45), *Rasende neapolitanische Kalesche* (Abb. 44) und *Neapolitanische Trachtengruppe* (Abb. 55) wiedergegeben.

Die motivisch an die »Scuola di Posillipo« anknüpfenden Ölgemälde dieser Periode wirken, trotz der gesteigerten Gestik der Figuren, meist noch recht verhalten. Menschen und Tiere sind in alltäglichen, lärmlosen Szenen eingefangen. In *Sant'Arcangelo presso la Cava* (Abb. 69, Kat. 38), wo sich ein Eselreiter mit beladenem Pferd am Brunnen mit zwei Dorfbewohnerinnen unterhält, macht sich eine Spur mehr von »Elan vital« bemerkbar. Eine Frau trägt ein Wassergefäß auf dem Kopf und streckt wie ihre Nachbarin die Arme lebhaft dem Mann auf dem Esel entgegen, während rechts gerade ein Wanderer mit Stock das Plateau betritt. Gewaltig nimmt sich der Monte Finestra im Hintergrund aus. Dynamischer ist der Ablauf und das Geschehen im Vergleich zu der sieben Jahre früher an diesem Ort entstandenen Zeichnung (Abb. 26). Nur wenige Kilometer westlich von Cava dei Tirreni liegt das Bergdorf Sant'Arcangelo, wo einst diese barocke Brunnenanlage stand.

Die von Bergen umrahmte, in ein grünesTal eingebettete heutige Industriestadt Cava dei Tirreni porträtierte Götzloff unter anderem in *La Cava presso Salerno* (Abb. 70, Kat. 39). Von Salerno kommend, führt der Weg stadteinwärts über die Brücke zum Ospidale Madonna dell'Olmo, welches am Fuße des Monte Castello liegt. Diesen Berg, der die rechte Bildhälfte bestimmt, hat Götzloff schon auf seiner Zeichnung *Weinlaube bei Cava* (Abb. 27) vom 12. 8. 1823 als »Durchblick« vorgestellt. Die Piazza San Francesco bildet das Zentrum der Stadt, über der die Kirche San Francesco thront. Da der Kirchenbau um zwei Stockwerke erhöht wurde, ist heute nur wenig von dem einst bestimmenden Glockenturm zu sehen. Trotz dieser Veränderungen orientiert sich der Italienkundige ohne Probleme in dieser Landschaft, die bei den Römern während der heißen Sommermonate bis heute sehr beliebt ist.

Tritt man in *La Cava presso Salerno* (Abb. 70, Kat. 39) noch gemächlichen Schrittes in Gesellschaft von Passanten und Wanderern in die im Zentrum des Bildes liegende Stadt, lenken in *Blick auf Atrani vom Meer aus* (Abb. 71, Kat. 40) beschwingt und sanft gleitende Segelboote den Blick in das Herz der pittoresk gerahmten Siedlung. Eine monumentale Felsenkulisse, die Monte Pantone und Scala Berg bestreiten, nehmen in ihrer Schlucht einen verschachtelten Häuserkomplex auf: Atrani, das nur wenige Kilometer südwestlich von Cava am Meer liegende mittelalterliche Fischerdorf. Drachental, so der Name der sich zum Meer hin öffnenden tiefen und beachtlichen Schlucht, will gar nicht recht zur bezaubernden architektonischen Erscheinung passen. Jedoch beschwört er vergangene Zeiten, die Atrani einst in einem anderen Glanz erstrahlen ließen, als heute unter der Patina der Vergessenheit zu vermuten wäre. Hier, in der im 11. Jahrhundert zur Seerepublik Amalfi gehörenden Stadt, wurde den Dogen von Amalfi in prächtigen Zeremonien das Berretto, der Herrscherhut, aufgesetzt. Lediglich die um 1810 umgebaute Kirche San Salvatore de Birecto – auf

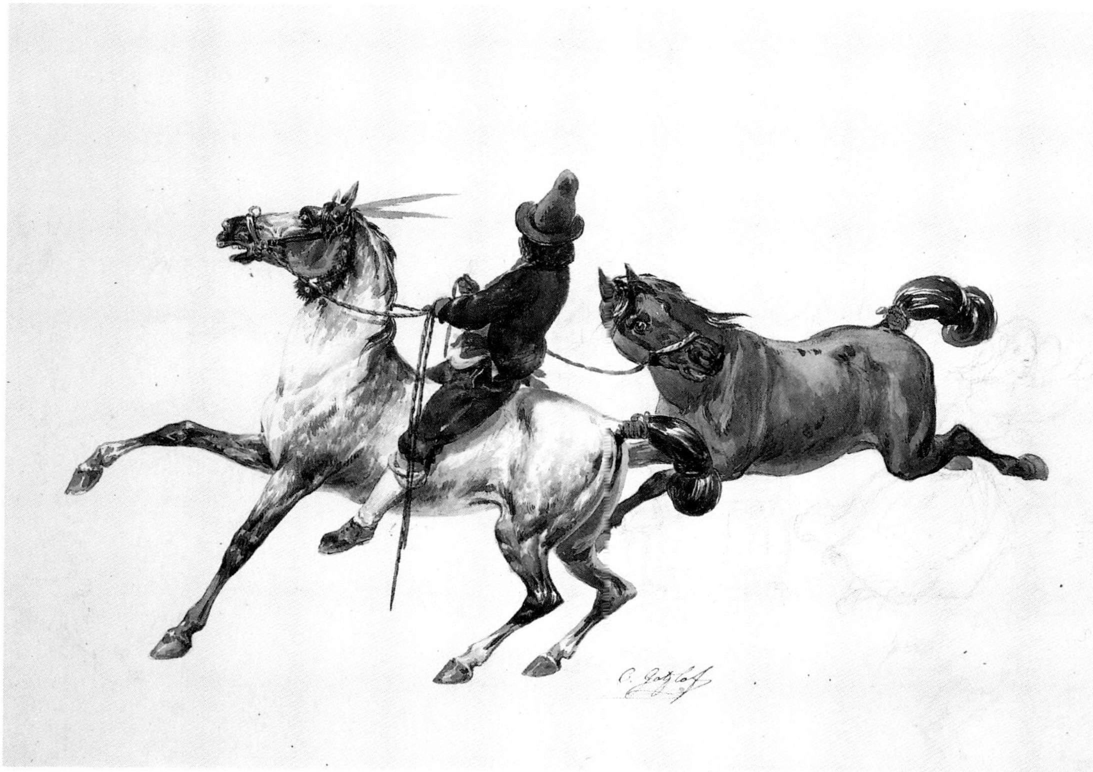

67 *Reiter mit Handpferd*, um 1830; Aquarell auf Papier, 24,7 x 33,6 cm; Veste Coburg, Kunstsammlungen

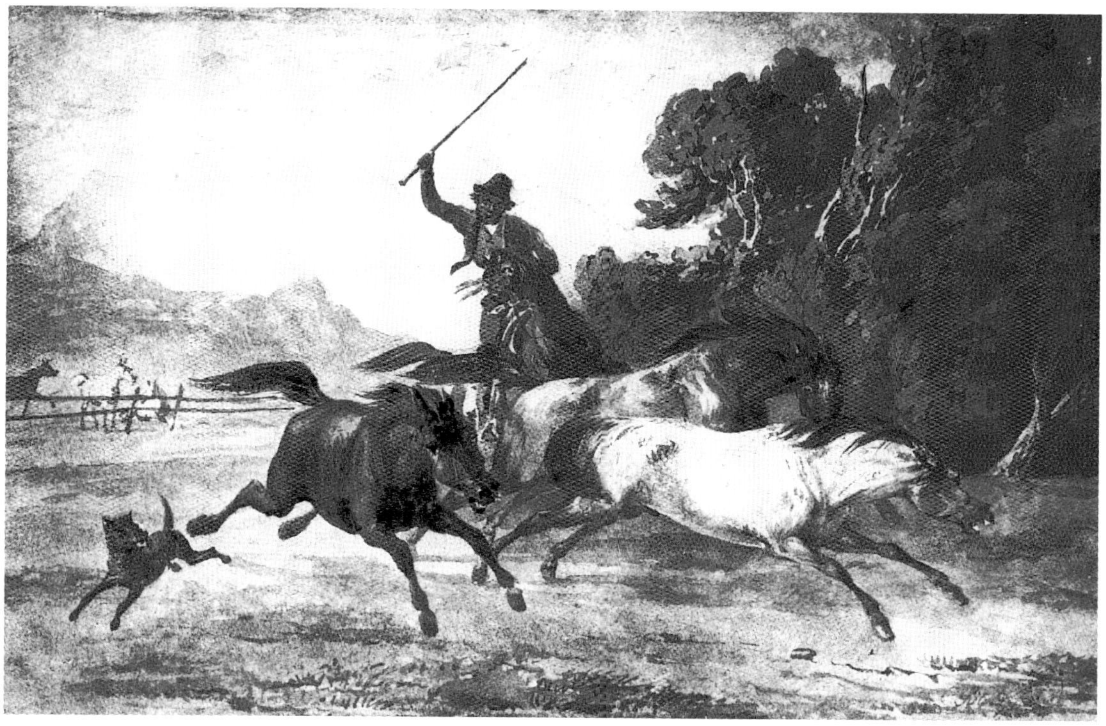

68 *Galoppierende Pferde*, um 1830; Aquarell auf Papier, 13 x 20,3 cm; ehem. Dresden, Sammlung Friedrich August II.; wahrscheinlich 1945 verbrannt

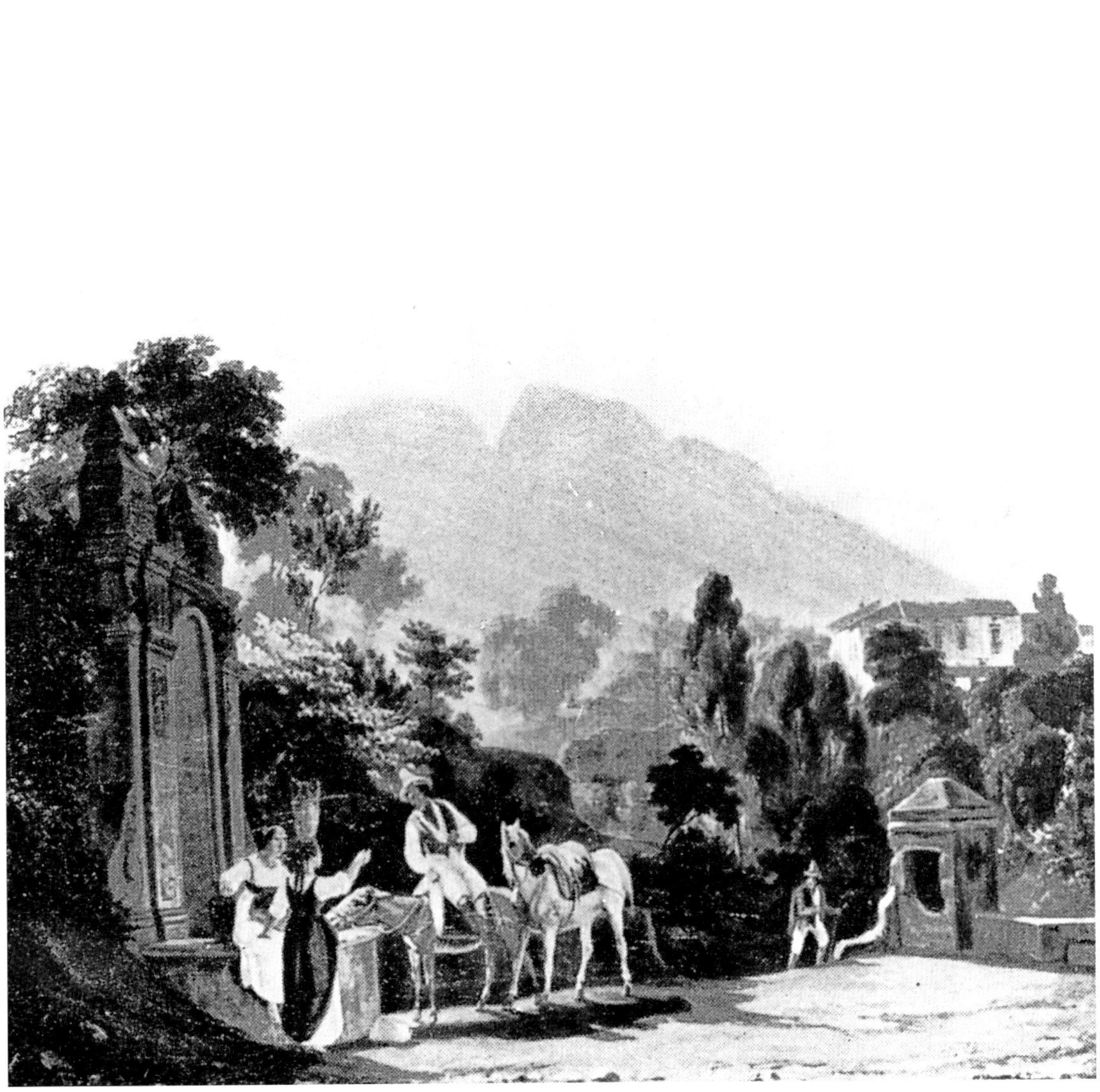

69 *Sant'Arcangelo presso la Cava*, um 1830; Öl auf Leinwand, 18 x 25 cm; Privatbesitz (Kat. 38)

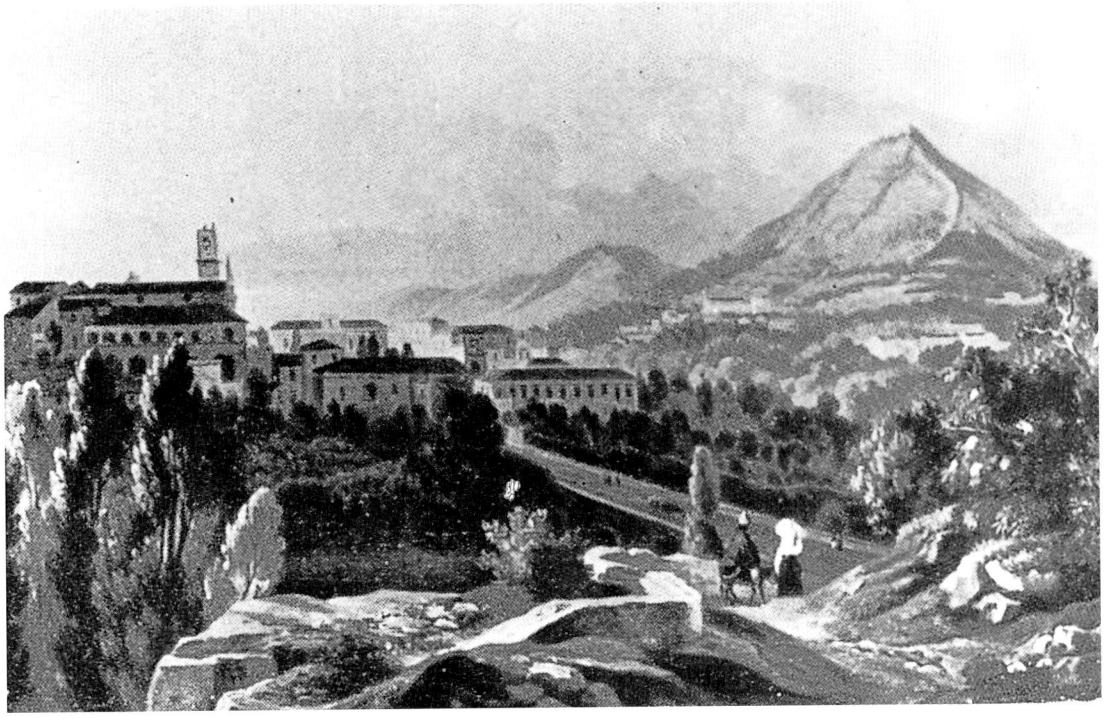

70 *La Cava presso Salerno*, um 1830; Öl auf Leinwand, 18 x 25 cm; Privatbesitz (Kat. 39)

welche die Spitze des großen Segelschiffes im Vordergrund hinweist – erinnert an diese ehrfürchtigen Feierlichkeiten. Heute ist sie wegen Restaurationsarbeiten geschlossen. Jüngeren Datums ist der Turm der Kollegiatkirche der Heiligen Magdalena, ganz rechts im Bild, der seit dem 14. Jahrhundert wie ein Wachturm über die Dächer des Dorfes ragt und immer noch reges religiöses Leben bekundet. Erhalten ist schließlich auch der betagte Viadukt, der nach der Verbreiterung der Hauptverkehrsstraße um weitere stützende Bögen verlängert werden mußte. Das erstaunliche, beredte und farbenprächtige Panorama erschließt sich aber vor allem in dieser Gesamtansicht, die Götzloff nur von einem Boot aus erfahren konnte, denn eine Insel lagert Atrani an dieser Stelle nicht vor. Auf die ortskundliche Beschreibung von *Mühlental bei Amalfi* (Abb. 72, Kat. 37), dem vierten Gemälde aus dieser Schaffensperiode, kann verzichtet werden, denn auch von diesem Motiv hat Götzloff auf seiner Reise 1823 eine Zeichnung *Mühlental bei Amalfi* (Abb. 1) angefertigt, an dieser Stelle (S. 35) besprochen.

Im Mai 1831 zog es Götzloff wieder nach Sizilien, insbesondere nach Taormina und Palermo. Ölskizzen aus dieser Zeit veranschaulichen in ihrem »unvollendeten« Zustand seine Sicherheit in der raschen bildnerischen Erfassung pleinairistischer Effekte, so in der mit schnellen parallelen Pinselstrichen formulierten Spiegelung des Segelschiffes oder in der Eroberung der Meeresoberfläche durch den in blaugelblichen Tönen modulierten Himmel in *Der Hafen von Palermo mit dem Monte Pellegrino* (Abb. 82, Kat. 52). Nicht fern liegt angesichts einer solchen Vorgehensweise der Verdacht einer zumindest partiellen Beeinflussung durch die Vertreter der Schule von Posillipo, die in ihren Arbeiten nach und in der Natur kurzlebige Phänomene wie Licht und Atmosphäre mit raschen Farbzügen zu verewigen suchten. Meisterhaft gelang dies ihrem Begründer Pitloo, dessen in Öl skizzierten Veduten die größte »Autonomie des Ausdrucks« innerhalb der Romantik nachgesagt wird.[64]

Der Dichter August von Platen besuchte 1830 auch bei seiner zweiten Italienreise Neapel. Seinem Tagebuch vom 7. Mai dieses Jahres ist zu entnehmen: »Hier sah ich bereits den Maler Götzloff, als einen früheren Bekannten, und lernte den Pastor Bellermann und seine Familie kennen.« [64a]
Bei Christian Friedrich Bellermann (1793–1863) handelt es sich um den deutschen Gesandtschaftsprediger zu Neapel aus Berlin, von 1818–1825 tätig als Pfarrer der evangelischen Gemeinde in Lissabon, 1827–1835 Prediger der preußischen Gesandtschaft und der Schweizer evangelischen Gemeinde in Neapel.
Götzloff, den Platen offensichtlich schon 1827 traf, wird der Vermittler zu Familie Bellermann gewesen sein. Herzliche Verbindung unterhielt Platen zum Kreis der Pfarrersfamilie, er las an Abenden von seinen Gedichten vor.[64b] Auch bei seinem letzten Besuch in Neapel, am 29. Juli 1834, trifft Platen auf den Kreis seiner Bekannten in Neapel und berichtet davon, daß der Prediger Bellermann vor kurzem seine Frau verloren habe und Fräulein Scholz ihre Eltern. Wahrscheinlich ist, daß Platen mit Fräulein Scholz – er kannte sie aus dem früheren Verkehr mit Bellermann und nun traf er sie beim Mittagessen mit der Gemahlin des Bankiers Rothschild – Louise Chentrens meint, die Götzloff ein Jahr später heiratete.
Wie der Künstler nach einer groben, flächenhaften Gliederung der Komposition mit exakter Beobachtungsgabe die Details festigt und dabei den kühnen Farbauftrag glättet, um ihn in einer gleichmäßig ausgearbeiteten Farboberfläche zu integrieren, verdeutlicht sehr gut die Ölskizze *Das griechische Theater von Taormina* (Abb. 83, Kat. 53). In dem lichterfüllten und transparenten Kanon unterschiedlicher Brauntöne oszilliert die antike Theaterruine noch unentschieden zwischen Abstraktion und Konkretion, zwischen Zuständen also, die sich ihrem Wesen gemäß wie Antipoden verhalten. Ursprünglich ein ganz in Felsen gehauener Bau des 3. Jahrhunderts v. Chr., wurde das Theater im 1. Jahrhundert der Kaiserzeit im römischen

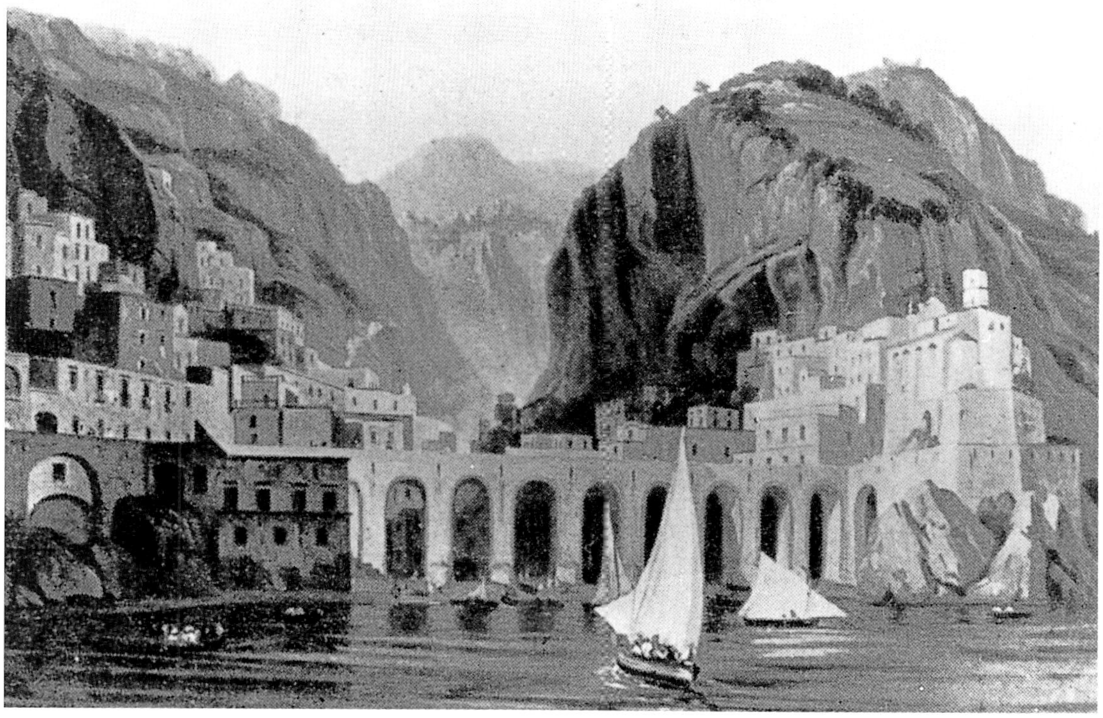

71 *Blick auf Atrani vom Meer aus*, um 1830; Öl auf Leinwand, 18 x 25 cm; Privatbesitz (Kat. 40)

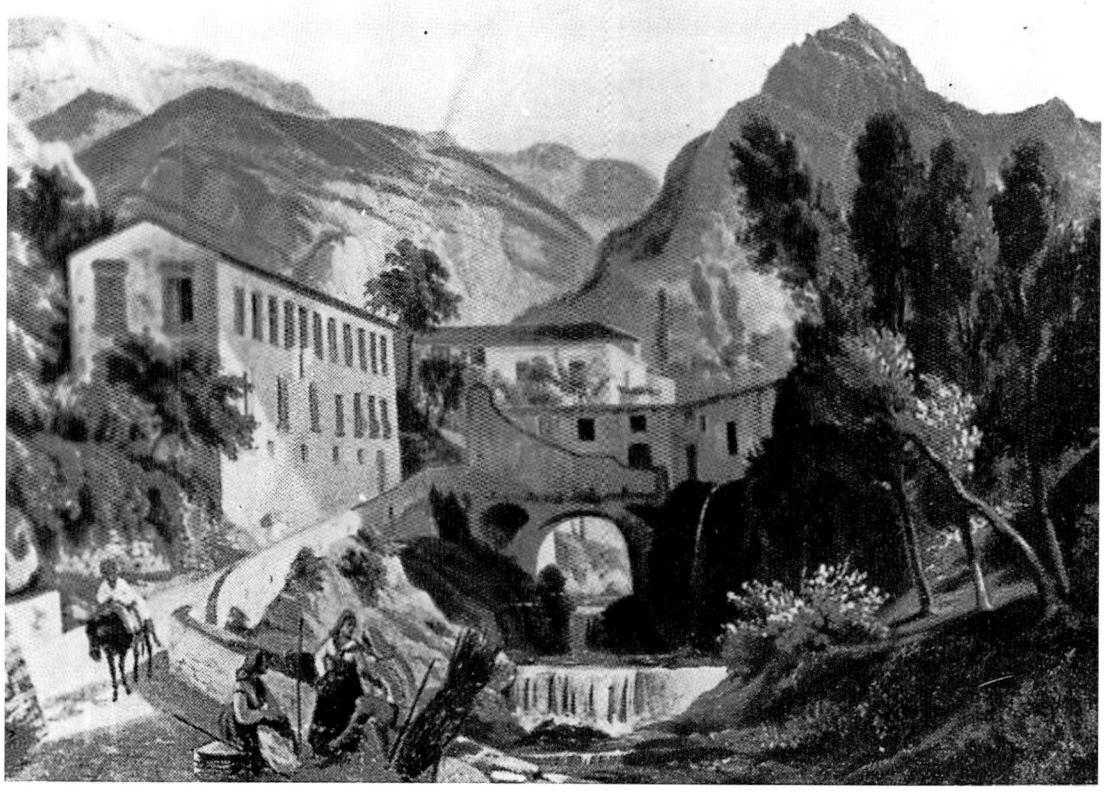

72 *Mühlental bei Amalfi*, um 1830; Öl auf Leinwand, 18 x 25 cm; Privatbesitz (Kat. 37)

Stil völlig neu gestaltet, um Theaterstücke, Gladiatorenspiele und Tierhetzen aufzuführen. Bei klarer Sicht bietet es in unseren Tagen von den oberen Rängen aus einen herrlichen Blick auf den Ätna, der früher durch die doppelstöckige Bauweise der Bühnenwand verstellt war.
Immer wieder begleiten solche Motive Götzloffs Werk, wobei das verschollene Gemälde *Das alte Theater von Taormina* (Kat. 54) des Prinzen Friedrich von Sachsen, das zum Inventar des Schlosses Moritzburg bei Dresden zählte, auf der genannten Ölskizze vom 8. Mai 1831 basiert.
In weiteren Fassungen der Ansicht von Palermo um 1831/32, so in *Am Golf von Palermo* (Abb. 60, Kat. 60) und *Stadtansicht von Palermo* (Abb. 56, Kat. 57), bildet der Monte Pellegrino den Mittelpunkt der Kompositionen, die im Vordergrund stets von Baum- oder Felsgruppierungen gerahmt wird. Schon häufiger beobachtet in Götzloffs Werk, fügen sich auch hier Menschen und Tiere farblich in die Landschaft ein, wobei sich die Miniaturmenschen in dem gewaltigen Panorama immer gekonnter durch Handlung und Gebärdensprache hervorzuheben vermögen. Der Kutscher schwingt in *Stadtansicht von Palermo* (Abb. 56, Kat. 57) vor der sich klar abzeichnenden Silhouette die Peitsche, um die widerspenstigen Pferde gefügig zu machen. In *Am Golf von Palermo* (Abb. 60, Kat. 60) reiten zwei Männer in einer hell leuchtenden Staubwolke heran. Am Himmel dagegen verdüstern Quellwolken das sonst zumeist bei Götzloff strahlend blaue oder gelblich leuchtende Firmament.

In der Tat weisen auch *Palermo di Belmonte* (Abb. 57, Kat. 61), um 1831, und *Ansicht von Sorrent* (Abb. 61, Kat. 63), um 1832, ungewohnt kräftige Wolkenformationen auf, deren Bewegungszug auf die Wegführung des Vordergrundes formal wie farblich Bezug nimmt. Mit der bewußt gesuchten Naturtreue dieser Veduten geht eine stärkere Dynamik einher, die auch durch die an Variationen reichere Figurenstaffage hervorgerufen wird. Mehr als früher ist der Vordergrund jetzt figürlich belebt. So schreitet in *Ansicht von Sorrent* (Abb. 61, Kat. 63) links eine Frau mit Kind aus dem Bild, während rechts ein reitendes Paar hinter einem Felsen hervortritt.
Noch anschaulicher belegen diese neue Tendenz belebte, ausgelassene Hafenstudien wie in dem Aquarell *Volksleben in Neapel, Santa Lucia* (Abb. 45), die bunten Passanten und das geschäftige Treiben im Gemälde *Neapel* (Abb. 87, Kat. 50).
Die Hafenszene, wie sie Götzloff im Gemälde *Neapel* links im Vordergrund wiedergibt, faszinierte auch Gerhard Merrem (1800–1887), der 1834 in Neapel weilte und in seinem Reisebericht eine anschauliche Schilderung des bunten Treibens liefert:
»Den merkwürdigsten Anblick gewähren aber mitten in diesem fröhlichen Leben, in diesem bunten Getümmel die Leichenzüge, welchen man zu allen Tageszeiten gar häufig begegnet. Eine Schaar vermummter Männer, in ganz weißem Gewand, das den ganzen Körper und selbst den Kopf verhüllt, und ganz oben über dem Kopf in einer weißen Spitze, ähnlich dem Zipfel einer Schlafmütze, endigt, und worin nur zwei kleine runde Oeffnungen für die Augen befindlich sind, zieht paarweise unter dem Murmeln von Gebeten, mit brennenden Wachsfackeln in den Händen, einher. Ihnen folgt der Sarg mit einer kostbaren Decke von rothem Sammet mit goldenen Tressen und Stickereien, und den Beschluß macht gewöhnlich eine Schaar alter Männer aus dem Hospital San Gennaro, die von Kopf bis zum Fuß in hellblau gekleidt sind!«[65]

Bei der Strandpromenadenszene mit den waschenden Frauen in dem an Lichtreflexen reichen Gemälde *Der Hafen von Mergellina* (Abb. 59, Kat. 59) handelt es sich um das Gegenstück zu *Am Golf von Palermo* (Abb. 60, Kat. 60). Nicht der Haupthafen dient als Motiv, sondern Mergellina mit am Morgen reich erfülltem Leben.
Zuletzt gesellt sich wie in *Palermo di Belmonte* (Abb. 57, Kat. 61) und *Ansicht von Sorrent* (Abb. 61, Kat. 63) eine neue Farbgebung aus zarten rosa oder mehr gelblichgrünen Tönen hinzu, die die bisherigen Sonnenuntergangs- bzw. Sonnenaufgangsstimmungen um eine neue atmosphärische Komponente bereichern, mal hell und heiter, mal melancholisch ›a mezza voce‹.
Wie aus Überlieferungen bekannt ist, malte Götzloff viele dieser Landschaftsbilder auf Bestellung. Sogar bis zu 46mal wiederholte er nach Friedrich d. Ä. Prellers (1804–1878) Aussage zum Beispiel die Ansicht Sorrents von Capo di Monte.[66] Wurde ihm später auch der Vorwurf einer künstlerischen Stagnation angetragen, materiellen Schaden erlitt er deswegen zu diesem Zeitpunkt gewiß nicht. Vermutlich besuchte ihn während eines Kurzaufenthaltes in Neapel 1832 sogar der Erbprinz von Bayern, der im Ansehen eines Schutzherrn und Wohltäters der Künste stand.
In der 80 Kilometer nördlich von Neapel angeregten Zeichnung vom 16. Mai 1833, *Piedimonte d'Alife* (Abb. 73), kündigt sich aber bereits der nächste künstlerische Wandel an. Mehr Raum läßt Götzloff nun den agierenden Figuren, hier den Waschfrauen, zuteil werden, die dem monumentalen architektonischen Konstrukt aus ineinander verzahnten und dem Berg formal sich einfügenden Hausfronten durch ihre Größe, ihre organische Form, ihre ähnliche Körperhaltung sowie ihre diagonale, echohaft geschwächte Verdoppelung im Raum zwar bescheiden, aber doch selbstbewußt trotzen.

Als weiteres Beispiel für diese Entwicklung kann das Gemälde *Terrasse eines Hauses bei Neapel mit Blick zum Vesuv* (Abb. 58, Kat. 65), das Götzloff für den belgischen König Leopold I. anfertigte, gelten. Die Bildfläche ausfüllend, gruppieren sich hier die Personen: die Familie mit dem die Kinder segnenden Mönch nimmt die rechte Bildhälfte ein, das jüngere Paar die linke. An Größe und Gewicht haben sie zweifelsohne innerhalb der Bildaussage gewonnen. Fast scheinen Natur und Landschaft zur Staffage verpflichtet, wären da nicht die Freilufteffekte, die die Darstellung atmosphärisch durchdringen. Welch gelungen erhaschter Augenblick kommt durch den zart pulsierenden Schattenwurf des Laubes an der Hauswand zum Ausdruck! Welche Virtuosität zeigt das Mosaik der dichten Laubdecke, die malerisch, flächig die Sonnenstrahlen reflektiert! Wie verspielt werden Akzente gesetzt, die nahezu impressionistischer Natur sind, während die Ruhe der Gestalten dazu erhaben kontrastiert.
Noch freier und gelöster ist das Farbgewebe in einer weiteren Laubenszene, nämlich in dem um 1833 entstandenen Gemälde *Über dem Golf von Neapel* (Abb. 99, Kat. 66). Hier wird der vitale Eindruck durch ein rasches, zum Teil skizzenhaftes Auftragen der Farbe hervorgerufen, das sich deutlich an die Arbeitsweise der »Scuola di Posillipo« anlehnt, wie auch die Studie *Pozzuoli* (Abb. 48, Kat. 56) zeigt.
Kündigt diese neue Facette in Götzloffs Vorgehensweise eine Hinwendung zur reinen Landschaftsmalerei, gar einen Wendepunkt an, der ihn nun endgültig von dem romantisch geprägten Weg abbringen sollte? Viele der zwischen 1832 und 1836 datierten Ölstudien, die die Nationalgalerie in Rom besitzt, spiegeln in der lockeren Handhabung der Farbe und der Wiedergabe von Licht und Atmosphäre sein Interesse an einer Abstraktion, die über die schlichte realistische Naturwiedergabe hinausgeht. Anfang der dreißiger Jahre hatte Götzloff ein wichtiges Stadium in seiner Karriere als sich emanzipierender Künstler erreicht.

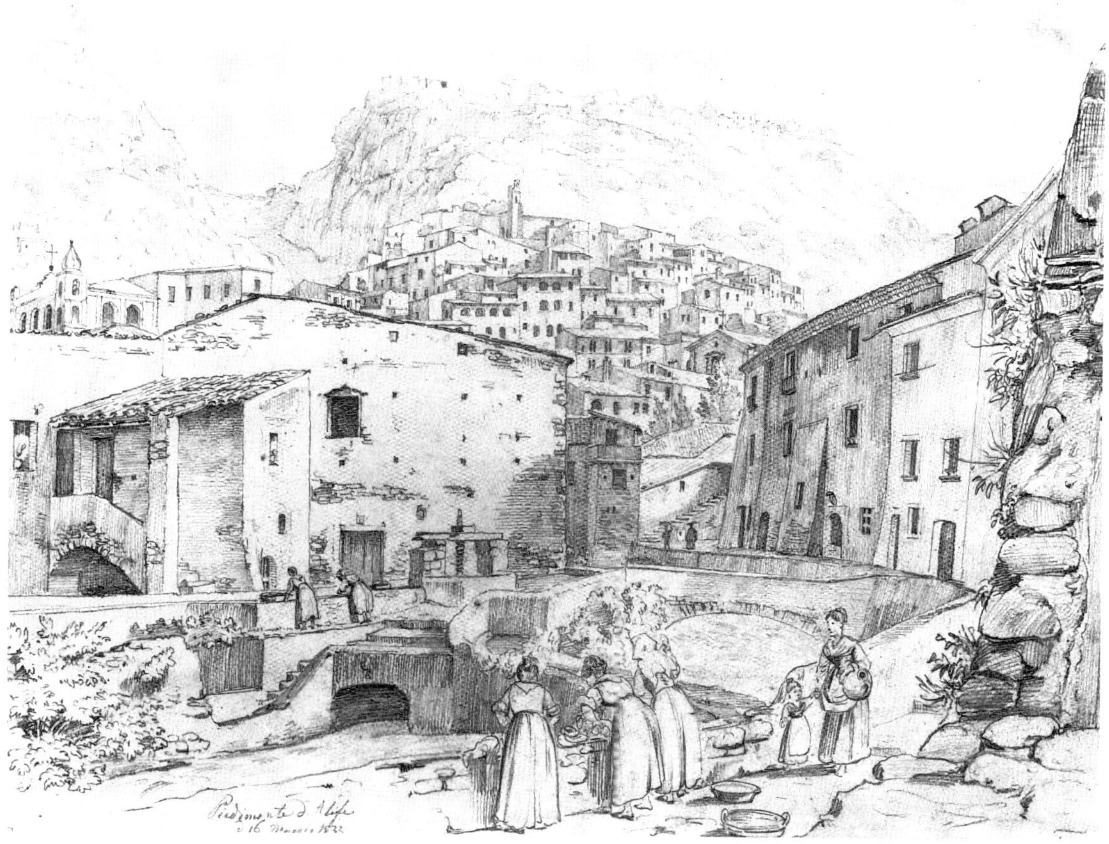

73 *Piedimonte d'Alife*, 16. 5. 1833; Bleistift auf Papier, 25,4 x 33,4 cm; Hamburg, Kunsthalle

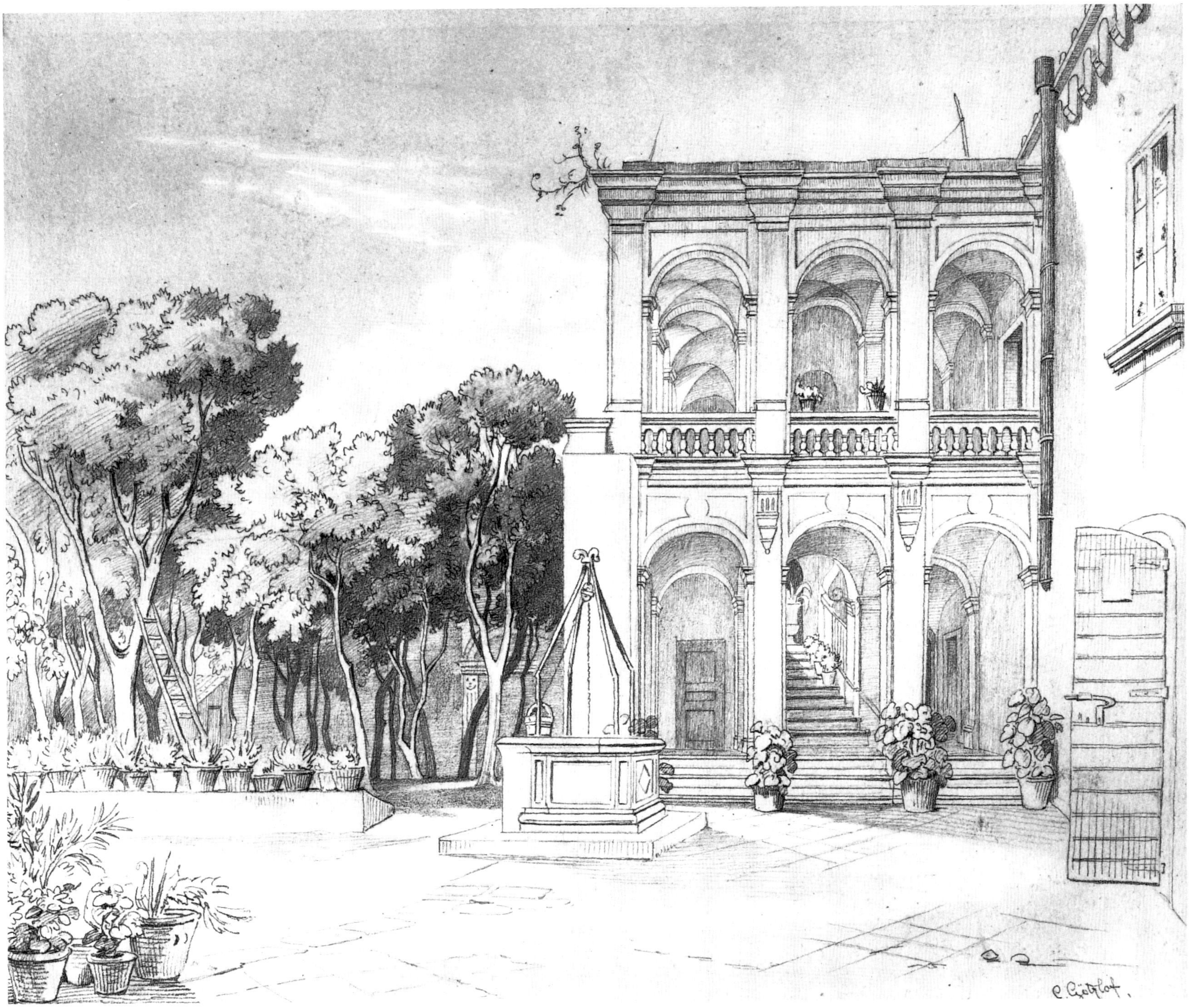

74 *Tassos Haus in Sorrent*, um 1840; Bleistift auf dunkelbraunem Bütten, ca. 24 x 36 cm; Privatbesitz

1835–38
Dienstjahre als italienischer Hofmaler

1834 steuerte C. W. Götzloff eine Sorrentansicht für die Ausstellung an der Berliner Akademie bei, in der bereits etablierte Künstler vorgestellt wurden. Am 1. April 1835 kam der 36jährige Dresdner auch in Italien zu Ehren: Er wurde Mitglied der offiziellen Gruppe zur Unterrichtung der Königin Mutter als »Meister der Zeichenkunst« und zugleich fest dotierter Hofmaler des Königs beider Sizilien – eine Auszeichnung und ein seltenes Glück für einen ausländischen Künstler.

Glück, dieses Mal in seinem Privatleben, wurde ihm kurz darauf durch die Bekanntschaft mit Louisa Chentrens zuteil, deren edles, anmutiges Wesen Götzloff zart in Pastell und Graphit auf gelben Karton (Abb. 75) übertrug. Durchdringend und funkelnd ist der Blick aus den großen, dunklen Pupillen in diesem nahezu zerbrechlich feinen Gesicht. Viele Freunde und Künstler, die Gäste im Hause der Familie Götzloff waren, preisen die liebenswürdige Art dieser schönen, kunstbegabten Frau. Eine Bildniszeichnung von der Hand Christian August Kestners (1777–1853) von 1835 befand sich im Kestner-Museum in Hannover, verbrannte aber 1945. Über Louisas Herkunft erfahren wir einiges von dem Schriftsteller Adolf Stahr (1805–1876), der in seinem dreibändigen Werk »Ein Jahr in Italien« ausführlich seine Reise vom 19. 4. 1845 bis 17. 5. 1846 schildert. Er schreibt unter dem 15. Oktober:

»Den Abend beschloß ich im Götzloffschen Hause, dessen gastliche Räume noch einige andere scheidende Freunde vereinten. Die Frau des Hauses ist durch ihre Virtuosität im Vortrage neapolitanischer und sizilischer Volkslieder wohl allen Deutschen, die Neapel und ihr gastliches Haus besuchten, im dankbaren Andenken. Von einem französischen Vater und einer römischen Mutter geboren, später, nach beider Tode, in der Familie eines deutschen Gesandtschaftspredigers zu Neapel erzogen, endlich an einen deutschen Künstler, den Landschaftsmaler Götzloff verheirathet, und mit ihm unausgesetzt in Neapel lebend, ist sie Deutsche, ohne je Deutschland gesehen zu haben.«[66a]

Der deutsche Gesandtschaftsprediger zu Neapel war Christian Friedrich Bellermann. Am 20. Juni 1835 schon begab sich der jung Verliebte mit seiner Braut auf die Reise nach Dresden, um sie, wie es sich geziemte, der Familie vorzustellen. Willkommen war ihm der Anlaß, wieder einmal heimatlichen Boden zu betreten. Zeichnungen berichten über eine ausgedehnte Fahrt entlang der Westküste des Mittelmeeres, vorbei an Aritrecia und Livorno nach Genua, wo Götzloff den *Hafen von Genua* (Abb. 92) mit dem Leuchtturm »Laterna« aquarellierte. Weitere Reisestationen waren Bologna, Verona, Avita, Venedig und Venas; das Paar erreichte am 7. Juli 1835 den Brennerpaß. Über Geschnitz, Innsbruck, Mittenwald, entlang des Walchen- und Kochelsees, nach Zerluiden und Streitberg bei Bayreuth gelangten sie schließlich am 23. Juli 1835 in Götzloffs Geburtsstadt, in Dresden, an. Das auf den 11. August 1835 datierte Porträt Götzloffs von Vogelstein entstand wohl während dieses nur wenige Monate währenden Heimaturlaubes. Die Bibliotheca Hertziana in Rom bewahrt ein von Benno Toermer (1804–1859) auf den 15. 10. 1835 datiertes *Bildnis von C. W. Götzloff* (Abb. 76) im »Deutschen Künstleralbum« auf.

Sicherlich suchte Götzloff den alten Freundeskreis um Carl Ferdinand Berthold auf. Die Künstler hatten den Porträtverein gegründet, sie übten sich im Bildniszeichnen. Zur Gruppe gehörten: Hans Woldemar Hermann (1807–1878), Julius Thaeter (1804–1870), Carl Gottlieb Peschel, Adolf Gottlob Zimmermann, Ferdinand Oehme und Ludwig Richter. Ein reger Austausch muß unter den Dresdener Künstlern, Kollegen und Freunden stattgefunden haben. Die Treue, die ihm auch die einstigen akademischen Förderer gehalten hatten, wurde im Oktober 1835 durch seine offizielle Ernennung zum Mitglied der Königlichen Kunstakademie bestätigt.

Den privaten Bund fürs Leben besiegelte am 11. Dezember 1835 die Eheschließung mit Louisa Chentrens. Kurz darauf begab sich das frisch vermählte Paar auf den Rückweg nach Italien.

Zunächst ließen sie sich in Neapel nieder, wo bereits am 9. August 1836, in der Wohnung Vico Vasto Nr. 15, Götzloffs erster Sohn, Hugo Richard, auf die Welt kam. Einer der Taufpaten war Pfarrer Christian Friedrich Bellermann. Dieses erfreuliche Ereignis muß den Künstler tief bewegt haben, denn fortan richtete sich auch sein künstlerischer Blick auf innige Mutter-Kind-Darstellungen, wie das in jenem Jahr entstandene Aquarell *Mutter mit Kind auf einem Felsblock am Strand von Neapel sitzend* zeigt.

Gelöst, ausgelassen und vital geben sich auch weitere Arbeiten dieser Periode, so vor allem die folkloristischen Hafen-, Markt- und Tanzbilder. Ein junges, temperamentvolles Paar beherrscht die Szene in dem Gemälde *Tanzende Italiener in Neapel* (Abb. 86, Kat. 72) von 1836, wo es voll jugendlichem Elan, mit flatternden Gewändern seinen Tanz aufführt. Zuschauer beobachten interessiert das mitreißende Treiben, während andere ihren vielfältigen Tätigkeiten nachgehen: rechts amüsiert sich eine Tischrunde, im Hintergrund legt gerade eine Bootsgesellschaft an, Männer am Strand gestikulieren angeregt, an einer Bude mit Strohdach werden auf mehr oder weniger kultivierte Art Spaghetti verzehrt, während ein kleiner Junge mit einer knieenden Frau handelt. Von links betreten ein Mönch und ein Bauer die Szene. Eine im Sitzen Tamburin spielende Frau musiziert mit dem hinter ihr stehenden Mandolinspieler zum Tanz. Lächelnd und mit keck in die Hüfte gestützter Hand schaut eine junge Neapolitanerin hinter den Musikern dem Schauspiel zu, während ganz links aus einem bogenartigen, dunklen Tor ein Mann mit leicht grimmigem Blick heraustritt; vor sich hält er einen Teller mit Spaghetti. Tobende Hunde verstärken das quirlige Treiben.

75 *Louisa Chentrens*, um 1835; Graphit und Pastell auf gelbem Karton, 23,5 x 37 cm; Levanto, Claudio Emmer

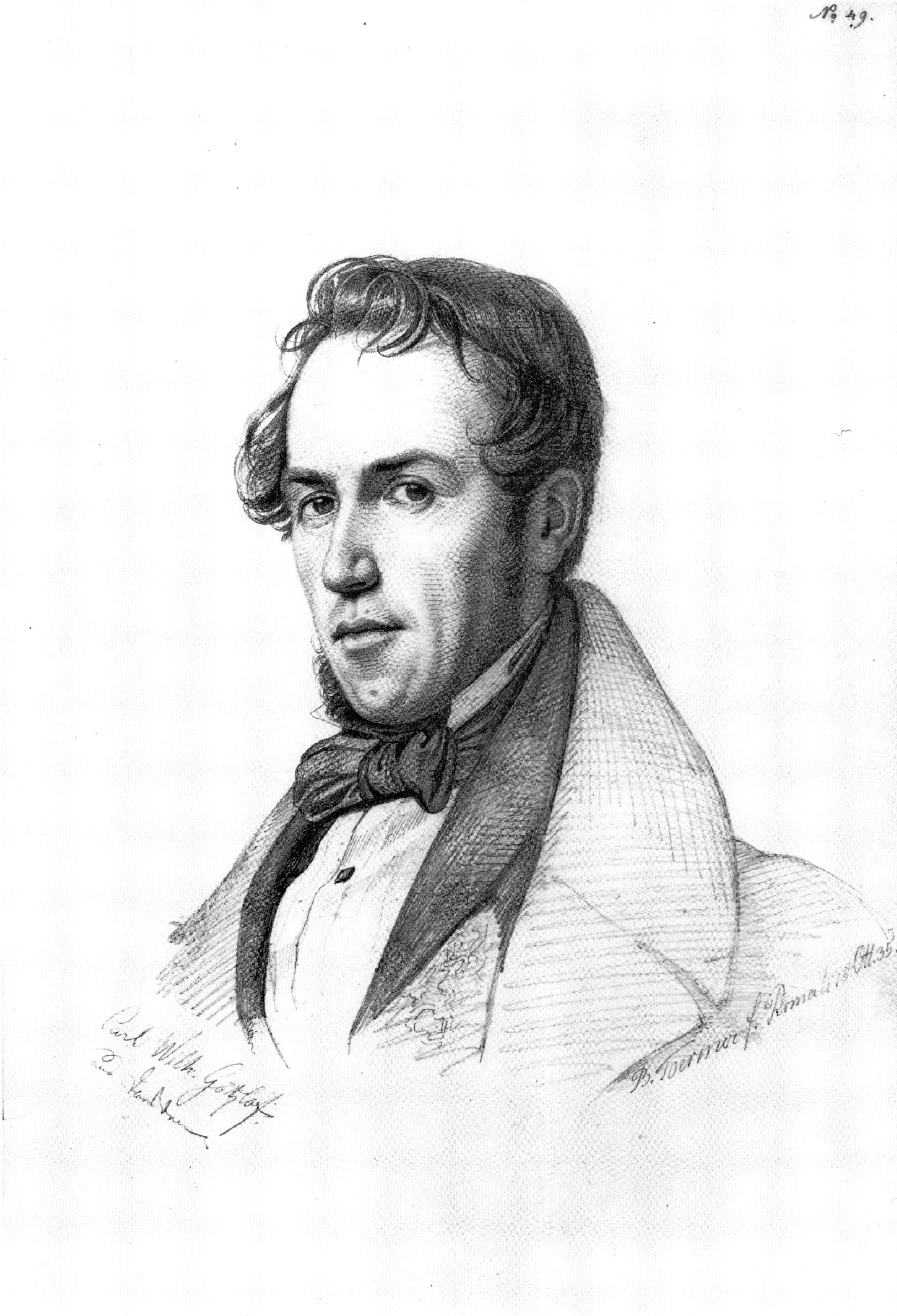

76 Benno Toermer *Bildnis von C. W. Götzloff*, 15. 10. 1835; Blei und Sepia auf Papier, 23 x 33 cm; Rom, Bibliotheca Hertziana. Deutsches Künstler-Album

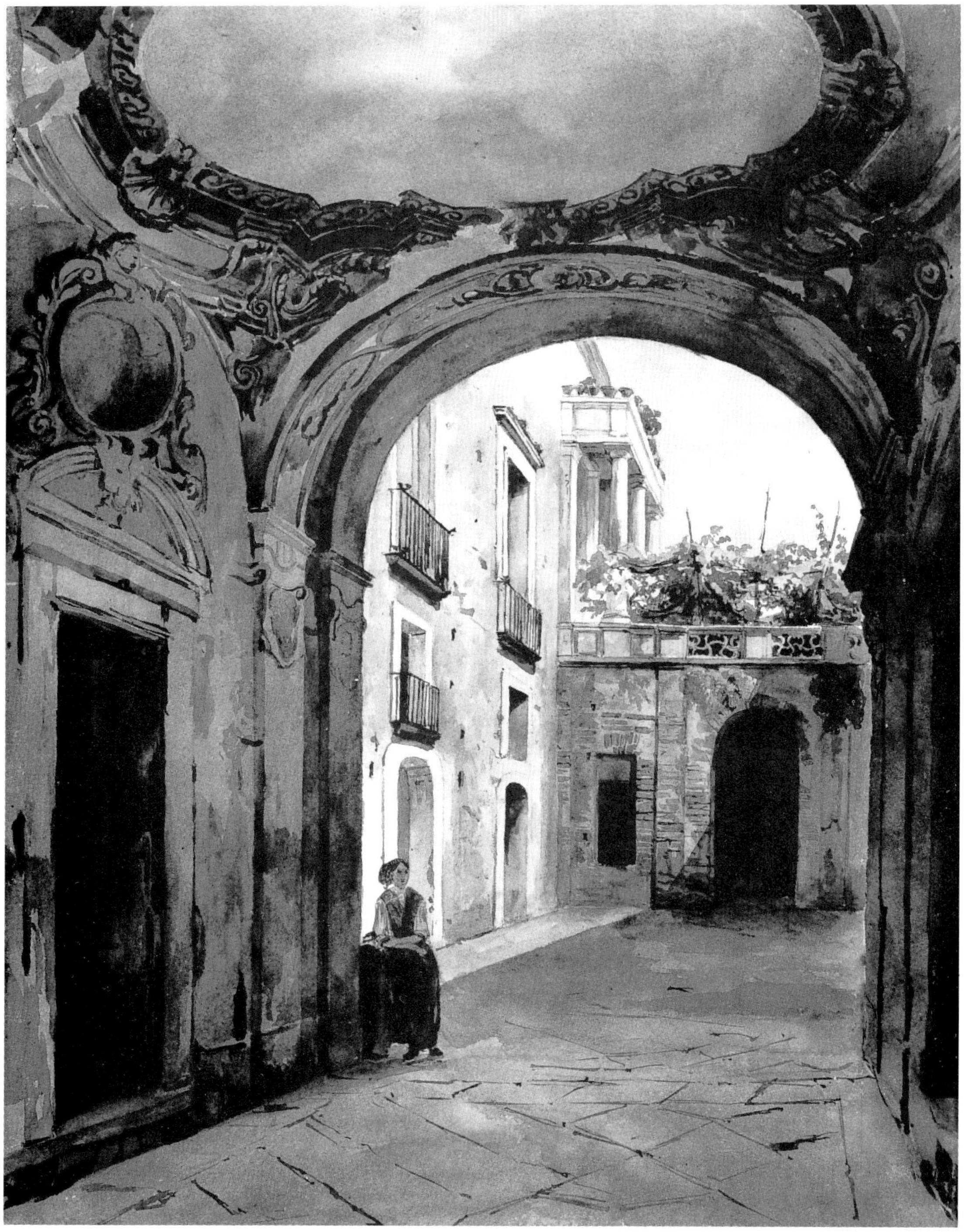

77 *Haushof bei Sorrent*, um 1840; Aquarell auf Papier, 26,6 x 33,7 cm; Rom, Nationalgalerie

Kaum ein Fleck im Bild, der nicht von Bewegung erfüllt wäre. Unruhig wirkt selbst die pittoreske Architektur in der linken Bildhälfte. Es handelt sich um den Palast der Donn'Anna di Caraffa von Neapel, den sie im 17. Jahrhundert von Cosimo Fanzago hatte ausbauen lassen. Das Gebäude blieb jedoch unvollendet, so daß die bizarre Bauruine schon im 18. Jahrhundert unter Malern als Motiv Interesse fand. Gülden erstrahlt sie, wo das Sonnenlicht ihre von der Zeit gezeichnete Oberfläche streift.

Das Motiv des tanzenden Paares wiederholt sich auch in dem Ölgemälde *Italienische Landschaft* (Abb. 85, Kat. 73) um 1836. Hier dient ein Felsvorsprung dem tanzenden Paar als Bühne, das von einem im Schatten sitzenden Hirten und seinen Ziegen bewundert wird. Mächtig türmen sich die Wolken im hellblauen Himmel auf, als wollten sie die Drehungen und Sprünge der Tarantella tanzenden und den Takt rhythmisch schlagenden Frauen begleiten. Steil fällt die Plattform zum Meer ab. Rechts, am Horizont, taucht der Vesuv auf, der eine blaubräunlich getrübte Rauchfahne speit. Scheinbar verloren und hilflos treibt ein Schiff mitten im Meer. Das leuchtende Weiß der gehißten Segel hat der Maler auch den Wolken, den Frauen und den Ziegen beigemengt; es taucht in den Blumen und vereinzelt als Tupfen oder kurzer Strich im Bildvordergrund auf. Wieder trifft der Betrachter auf die schon bekannten Ambivalenzen, die Götzloffs Vorliebe für romantische Symbolik auch in dieser Schaffensphase bekunden.

Die Federzeichnung *Capodimonte* (Abb. 84), die ebenfalls diesen Landschaftsausschnitt zeigt, enthüllt zugleich seine Sorgfalt bei der Realitätsstudie und seine visionäre, relative Freizügigkeit bei der anschließenden Umsetzung in Öl. Partien werden leicht gedehnt oder akzentuiert, andere geglättet oder fortgelassen, sofern sie dem gewünschten Eindruck nicht unabdinglich sind. Insgesamt aber bleibt das geologisch und geographisch Charakteristische stets gewahrt.

Im Jahre 1837 begab sich die Familie Götzloff nach Sorrent, wo sie wie in den folgenden Jahren den Sommer verbrachte. Die *Ansicht von Sorrent* mit Vesuv (Abb. 88, Kat. 77) mag dort zu dieser Zeit entstanden sein. Dekor, Szenerie und Farbgestaltung ähneln so sehr anderen Versionen, daß Prellers Vorwurf der ständigen Wiederholung Berechtigung erheischt und die genaue Datierung der »Sorrent-Produktion« nur schwer möglich ist. Gegenstück zu diesem Gemälde ist *Ansicht von Neapel* (Abb. 89, Kat. 76). Sorrentiner Werke wie *Tassos Haus in Sorrent* (Abb. 74) und *Haushof bei Sorrent* (Abb. 77), beide um 1840, verweisen auf Götzloffs niemals vernachlässigtes Architekturstudium. Indem sie seine Unsicherheiten in der perspektivischen Behandlung aufdecken, heben sie zugleich seine Stärke in der Wiedergabe organischer Formen sowie der subtilen Darstellung von Licht und Schatten hervor.

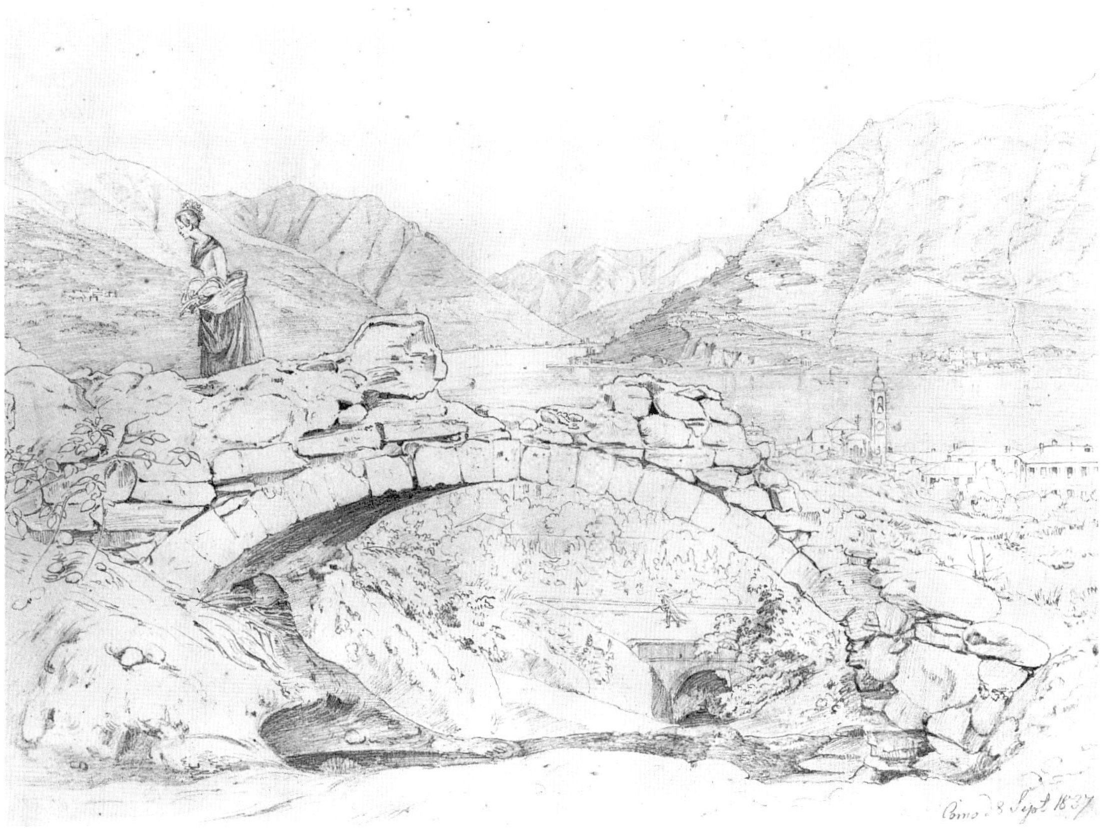

78 *Ansicht von Como*, 8. 9. 1837; Bleistift auf Papier, 22,7 x 30,7 cm; Chemnitz, Städtische Kunstsammlungen

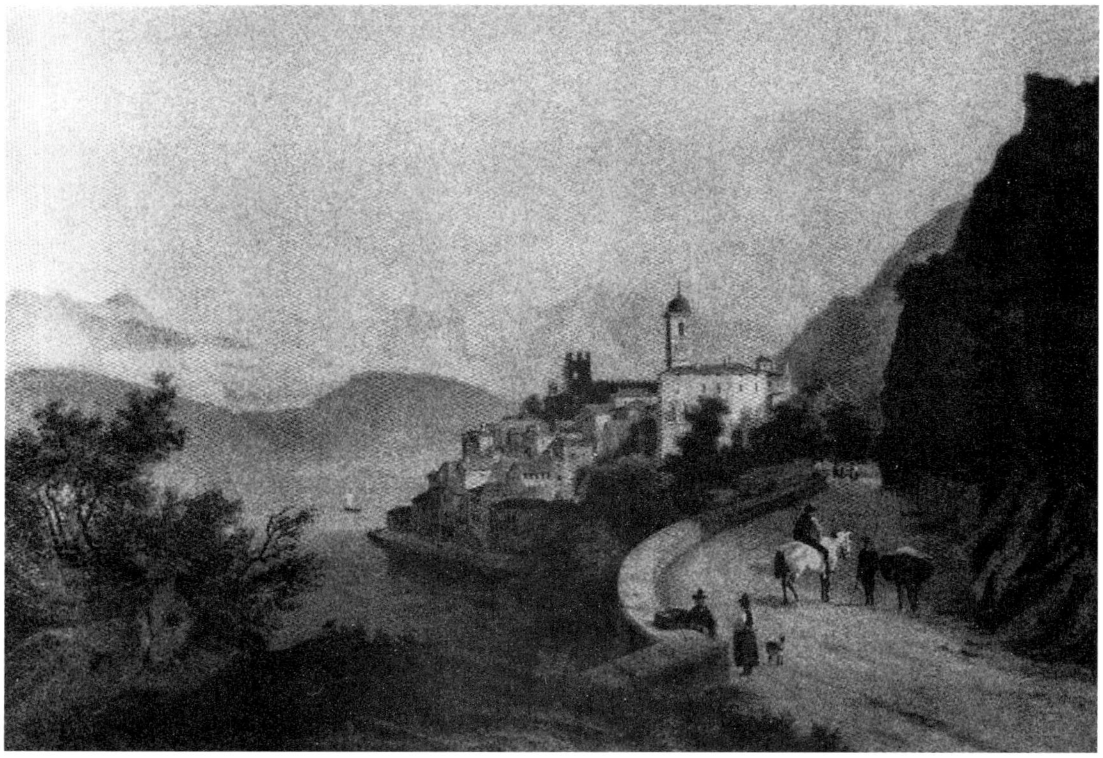

79 *Ansicht von Corenno Plinio,* 1837; Öl auf Leinwand, 45 x 63 cm; Privatbesitz (Kat. 74)

Eine Reise führte den Maler in jenem Jahr in den Vintschgau und nach Meran, wo er am 27. Juli 1837 am Schloß Tirol verweilte. Como erreichte der Künstler am 8. September 1837, was die datierte Zeichnung *Ansicht von Como* (Abb. 78) belegt. Der buchtenreiche See wird von seinem Südende aus, in der Höhe von Chiasso, in nördlicher Richtung mit dem Alpenpanorama wiedergegeben. Von dem kleinen Fischerdorf am Ostufer des Comers Sees kündet das Ölgemälde *Ansicht von Corenno Plinio* (Abb. 79, Kat. 74). Als Götzloff hier weilte, zählte der zu Dervio gehörige Ort etwa 300 Einwohner. Heute hat sich infolge der Stadtflucht die Zahl auf circa 100 reduziert. An der Silhouette Corenno Plinios hat sich allerdings wenig geändert. Immer noch prägen die Kirche und die mittelalterliche Befestigungsanlage den Lokalcharakter dieser Stätte. Jenseits des Ufers beherrschen die Rätischen Alpen die Ansicht. Für Götzloff ungewöhnlich ist das Thema, da es sich um eines der wenigen Gemälde in seinem Œuvre handelt, die sich mit dem damals allseits beliebten Motiv der Alpen befassen.

Während der kurzen Aufenthalte daheim muß ihn der kunstbegeisterte deutsche Sammler Sulpiz Boisserée (1783–1854) aufgesucht haben, nämlich von April bis Juli und von September bis Oktober 1837, wie aus dessen Briefwechsel hervorgeht.[67] Die beiden werden wohl mehr als nur Worte gewechselt haben, allerdings ist über Einkäufe in der Literatur leider nichts zu finden. Ebensowenig überliefert ist, auf welchem Weg Götzloff bis nach Venedig[68] kam und ob es Auflagen und Vorschriften seitens des sizilianischen Hofes gab, die den Verlauf der Reise bestimmten. Gewiß schätzten in jenen Jahren auch die einflußreichen und hohen Kreise das Urteil des Künstlers, dessen akademische Titel und berufliche Stellung ihn unter seinen Kollegen besonders auszeichneten.

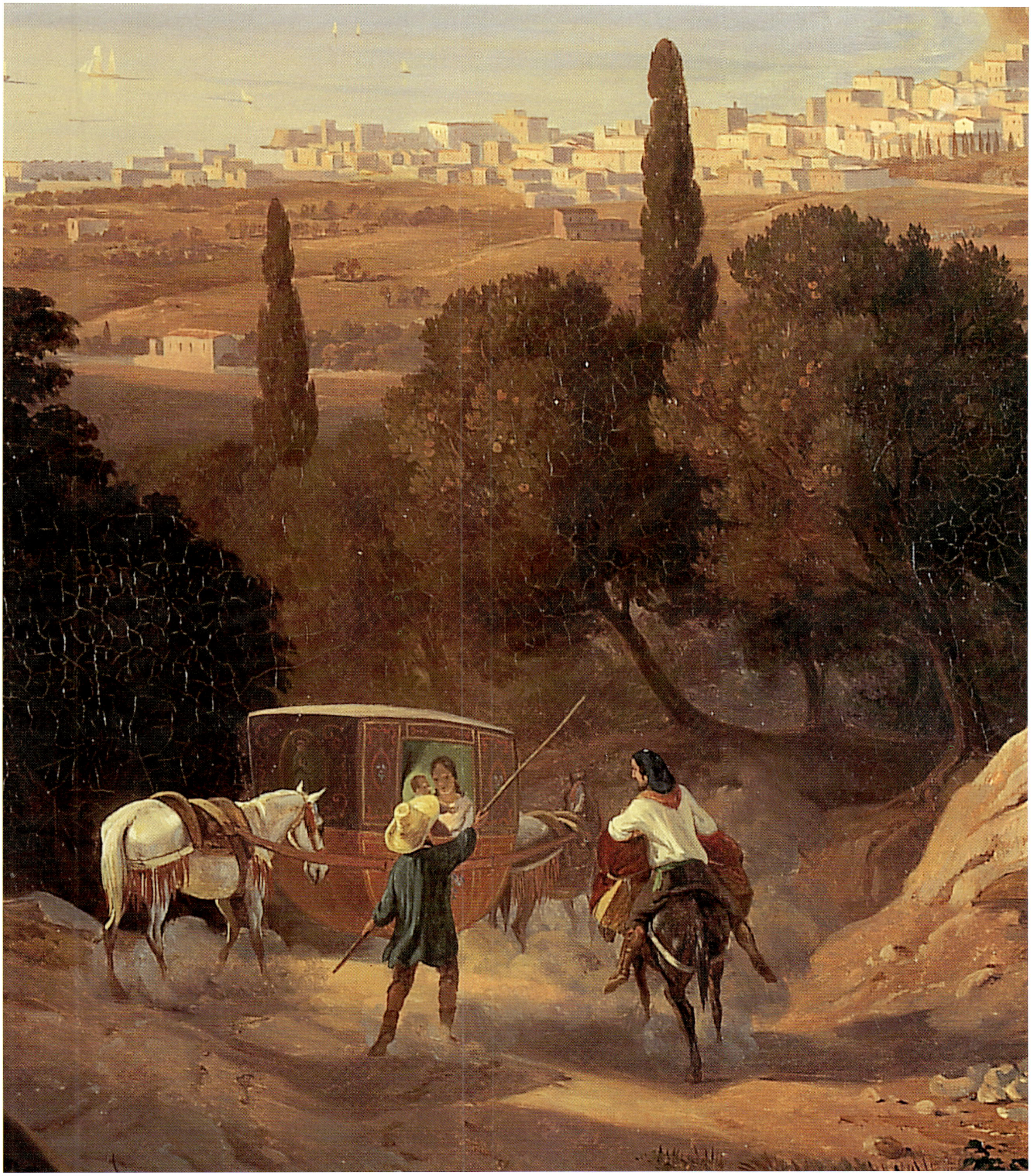

80 Ausschnitt aus 81

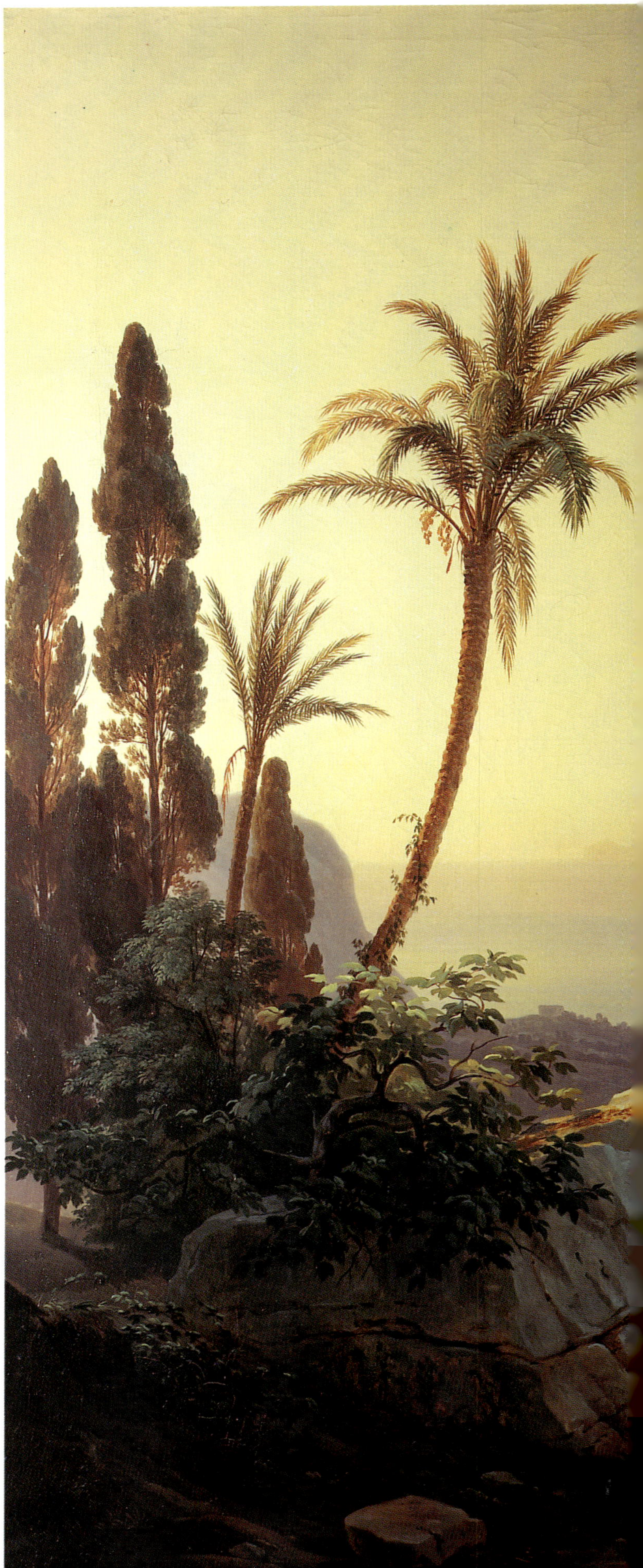

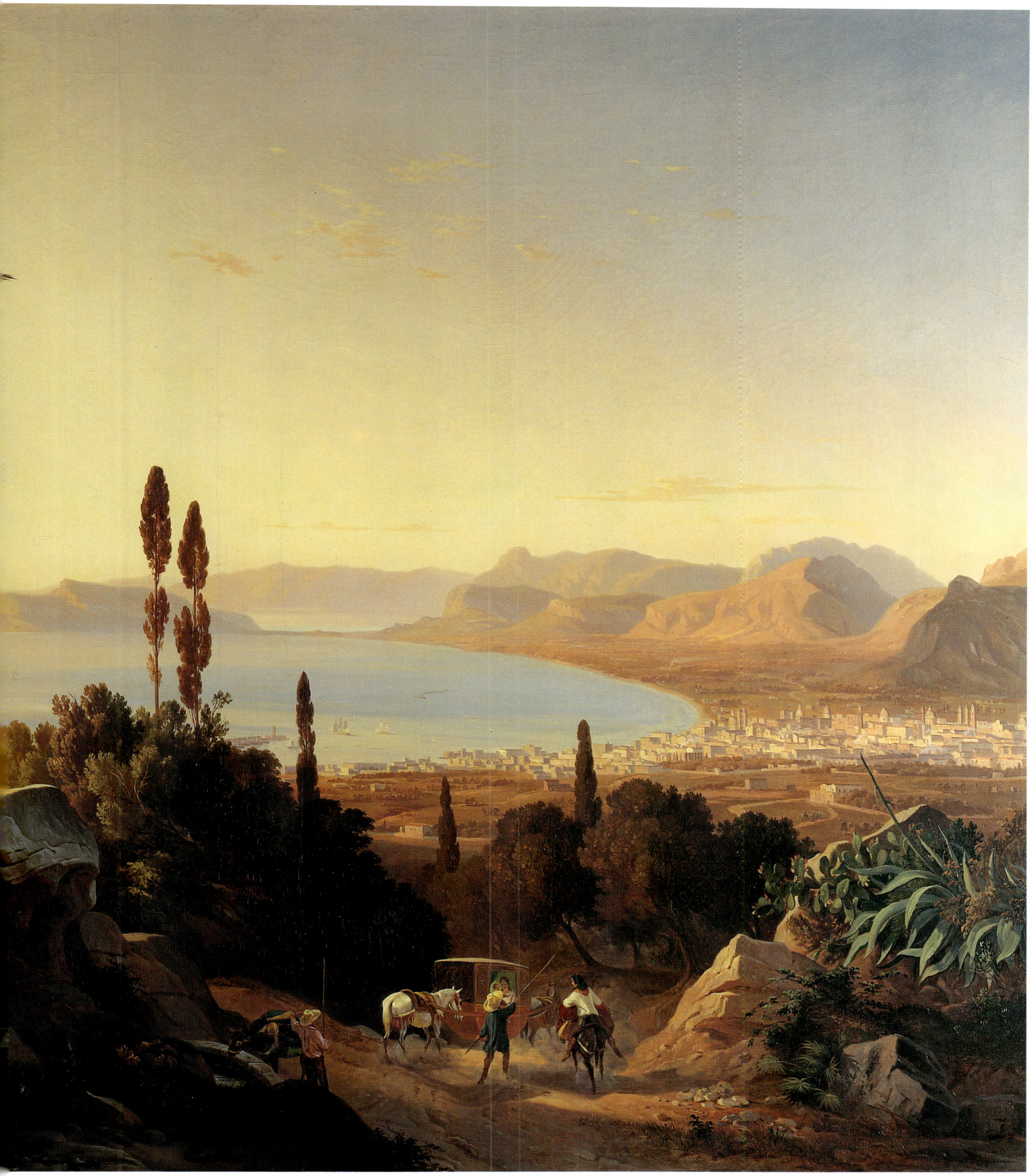

81 *Golf von Palermo mit dem Kap Zafferano*, um 1845; Öl auf Leinwand, 90 x 120 cm; Privatbesitz (Kat. 94)

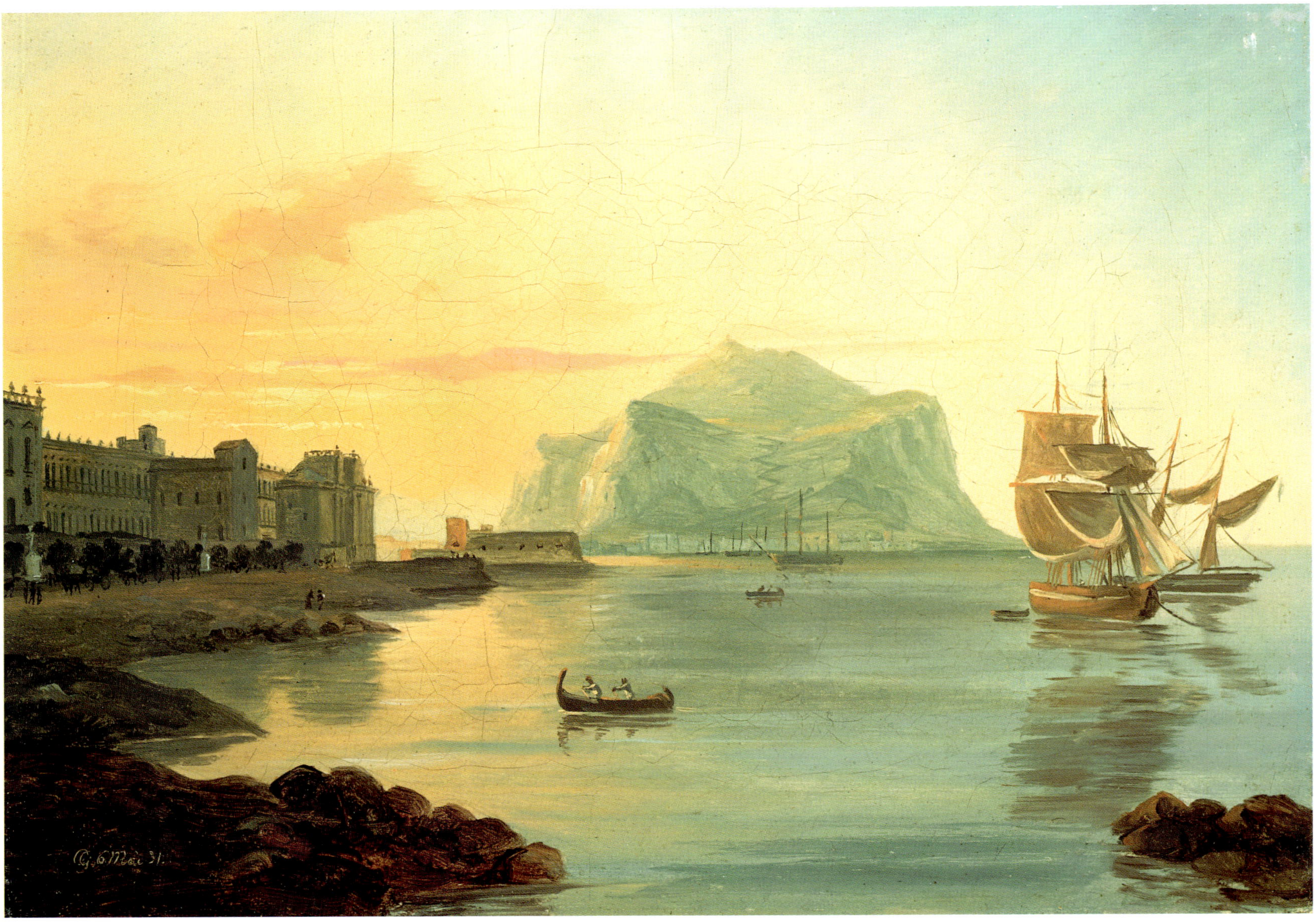

82 *Der Hafen von Palermo mit dem Monte Pellegrino*, 6. 5. 1831; Öl auf Leinwand, 15,7 x 22 cm; Schweinfurt, Sammlung Schäfer (Kat. 52)

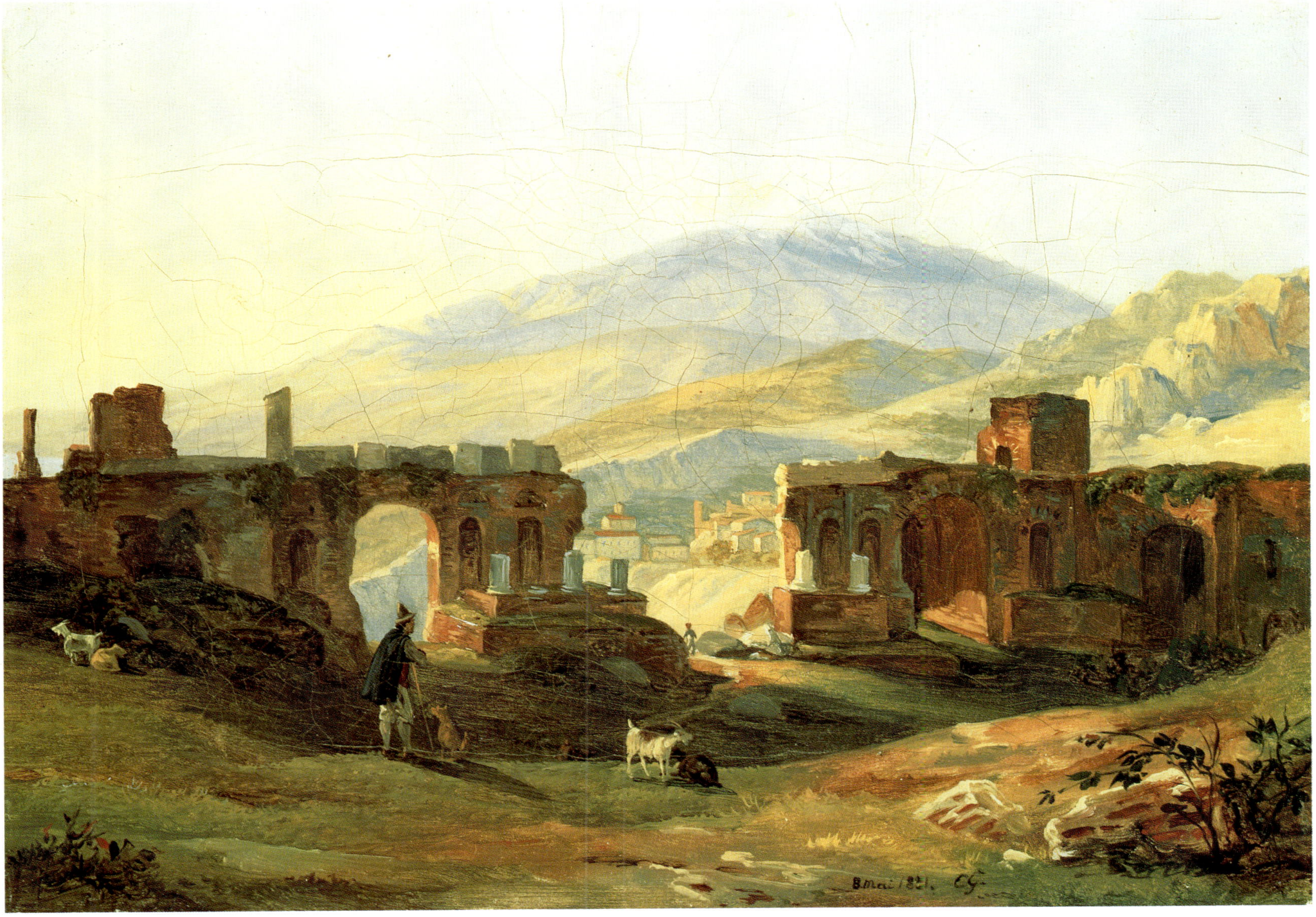

83 *Das griechische Theater von Taormina*, 8. 5. 1831; Öl auf Leinwand, 16,2 x 23 cm; Schweinfurt, Sammlung Schäfer (Kat. 53)

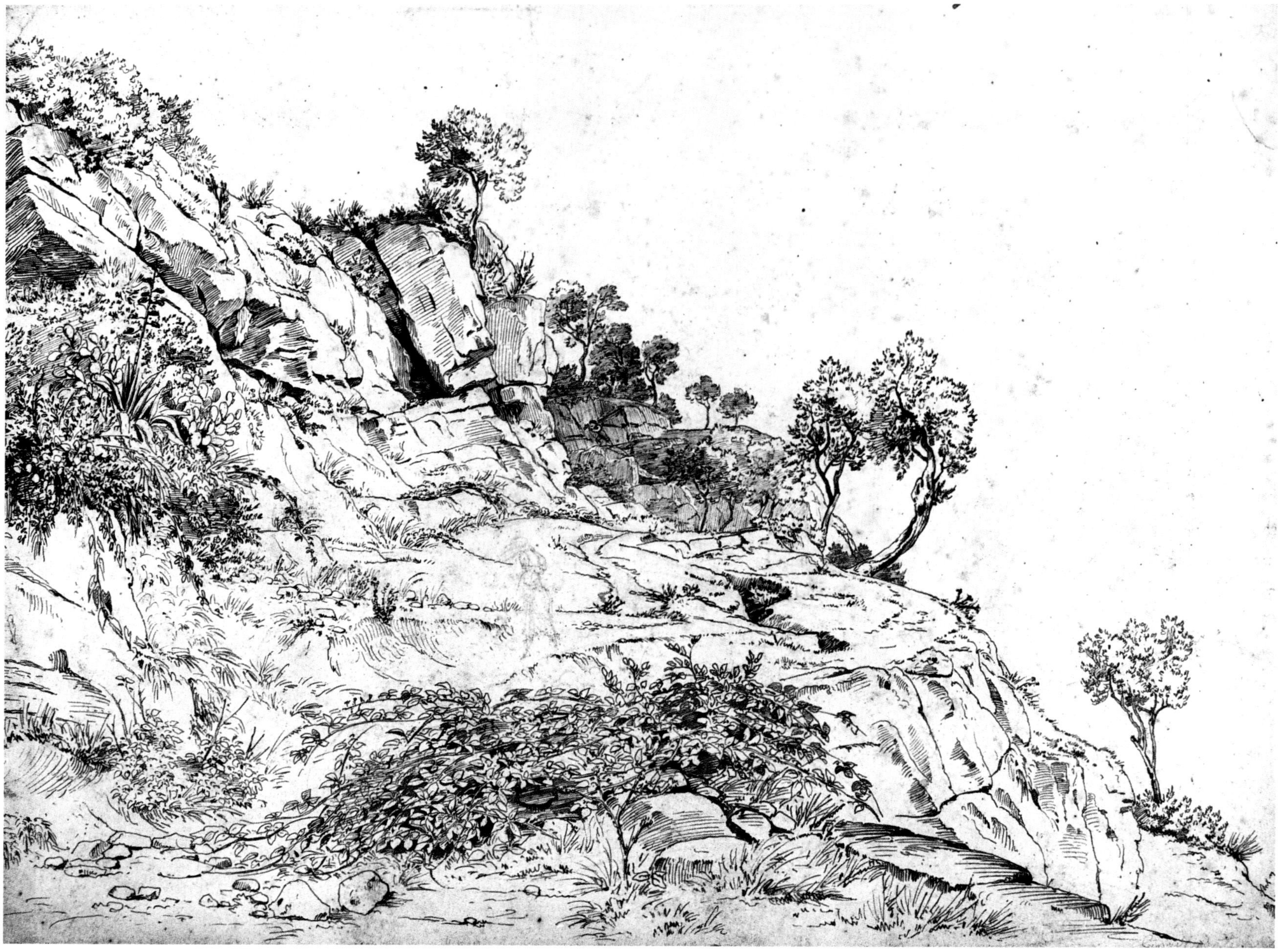
84 *Capodimonte*, um 1836; Feder auf Papier, 34,5 x 47 cm; Rom, Nationalgalerie

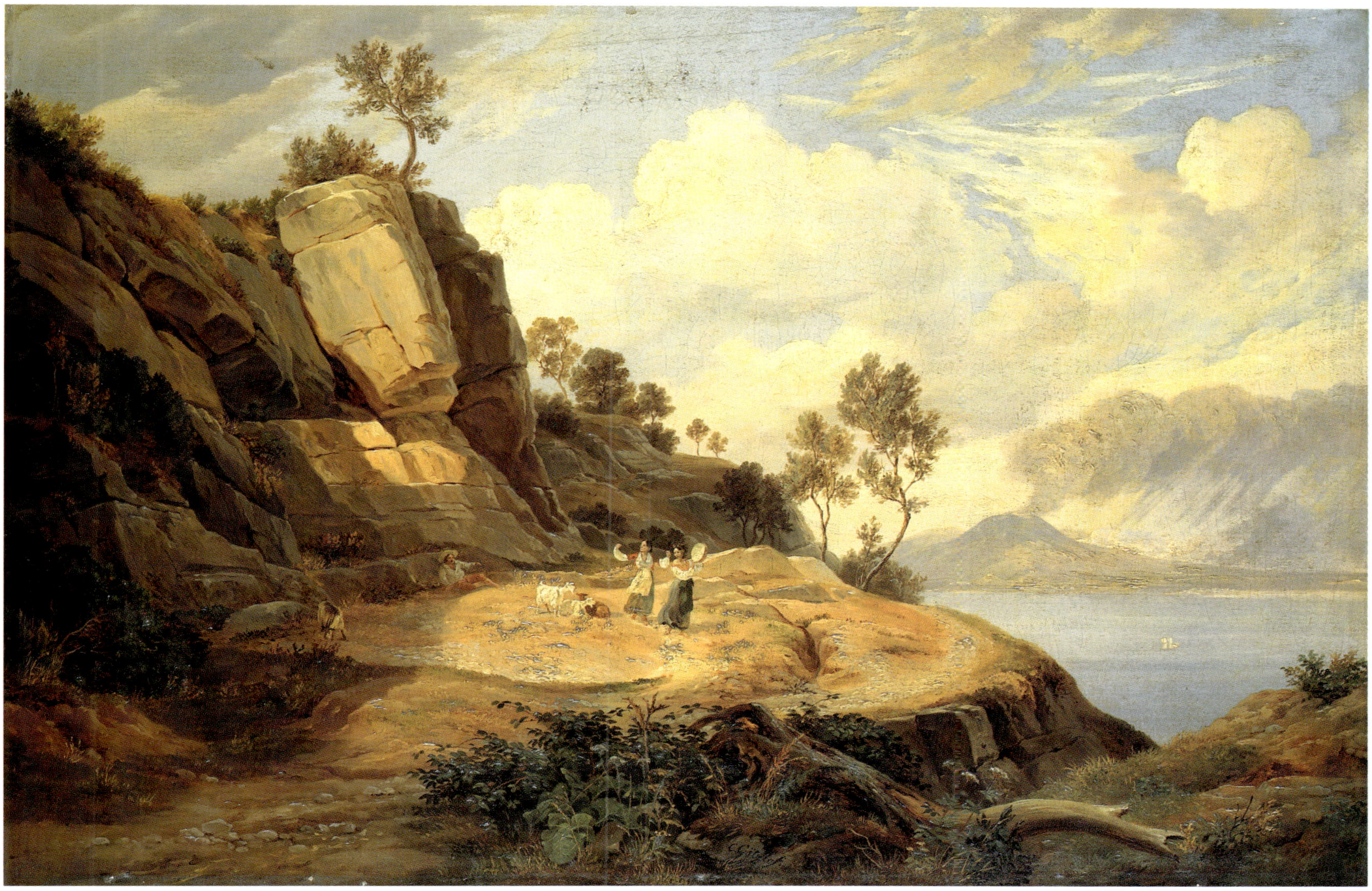

85 *Italienische Landschaft*, um 1836; Öl auf Leinwand, 44,7 x 67,1 cm; Hamburg, Kunsthalle (Kat. 73)

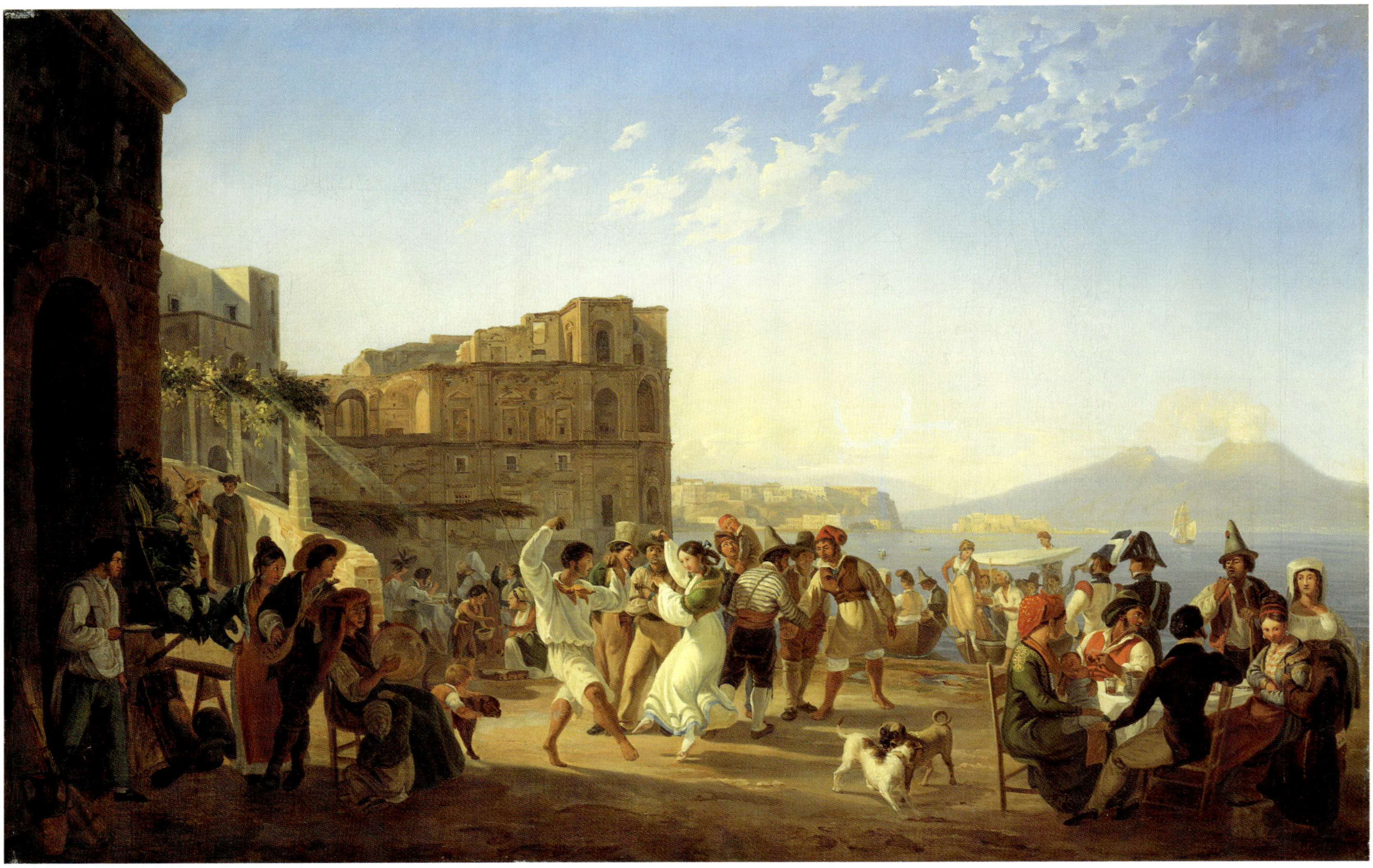

86 *Tanzende Italiener in Neapel*, 1836; Öl auf Leinwand, 45 x 71,5 cm; Hamburg, Kunsthalle (Kat. 72)

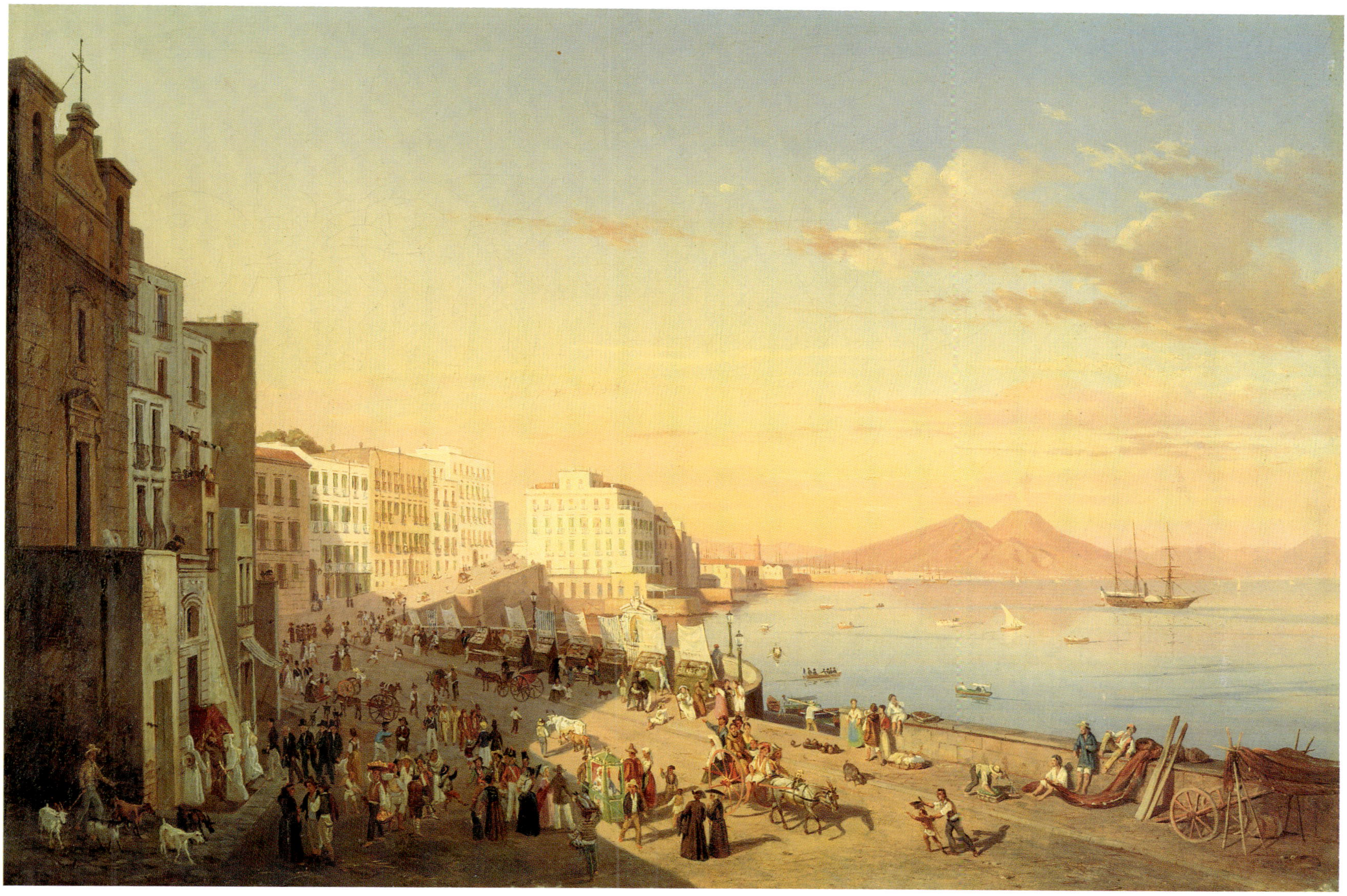

87 *Neapel*, um 1830; Öl auf Leinwand, 33 x 49 cm; Privatbesitz (Kat. 50)

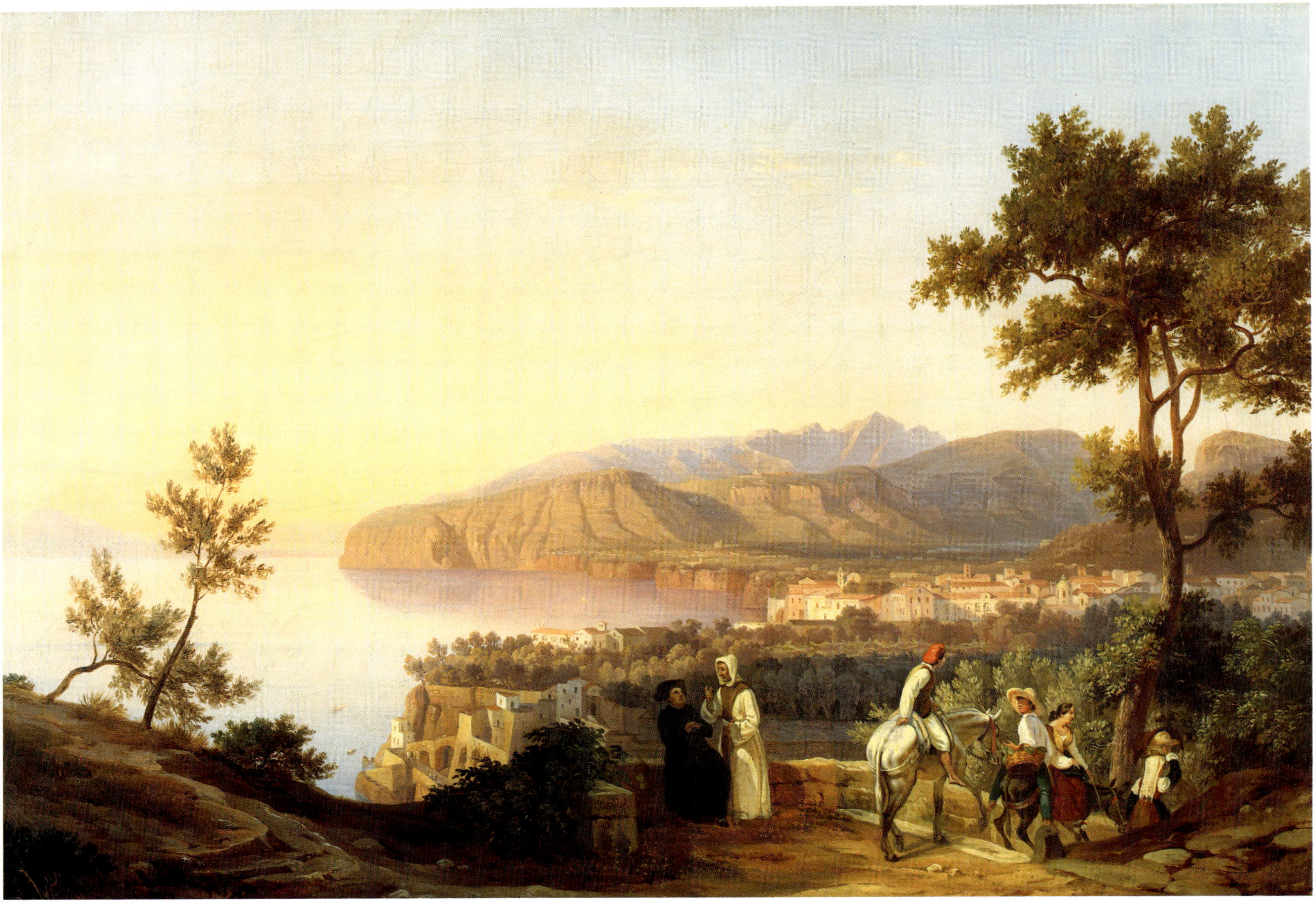

88 *Ansicht von Sorrent*, um 1837/38; Öl auf Leinwand, 39 x 57 cm; Köln, Privatbesitz (Kat. 77)

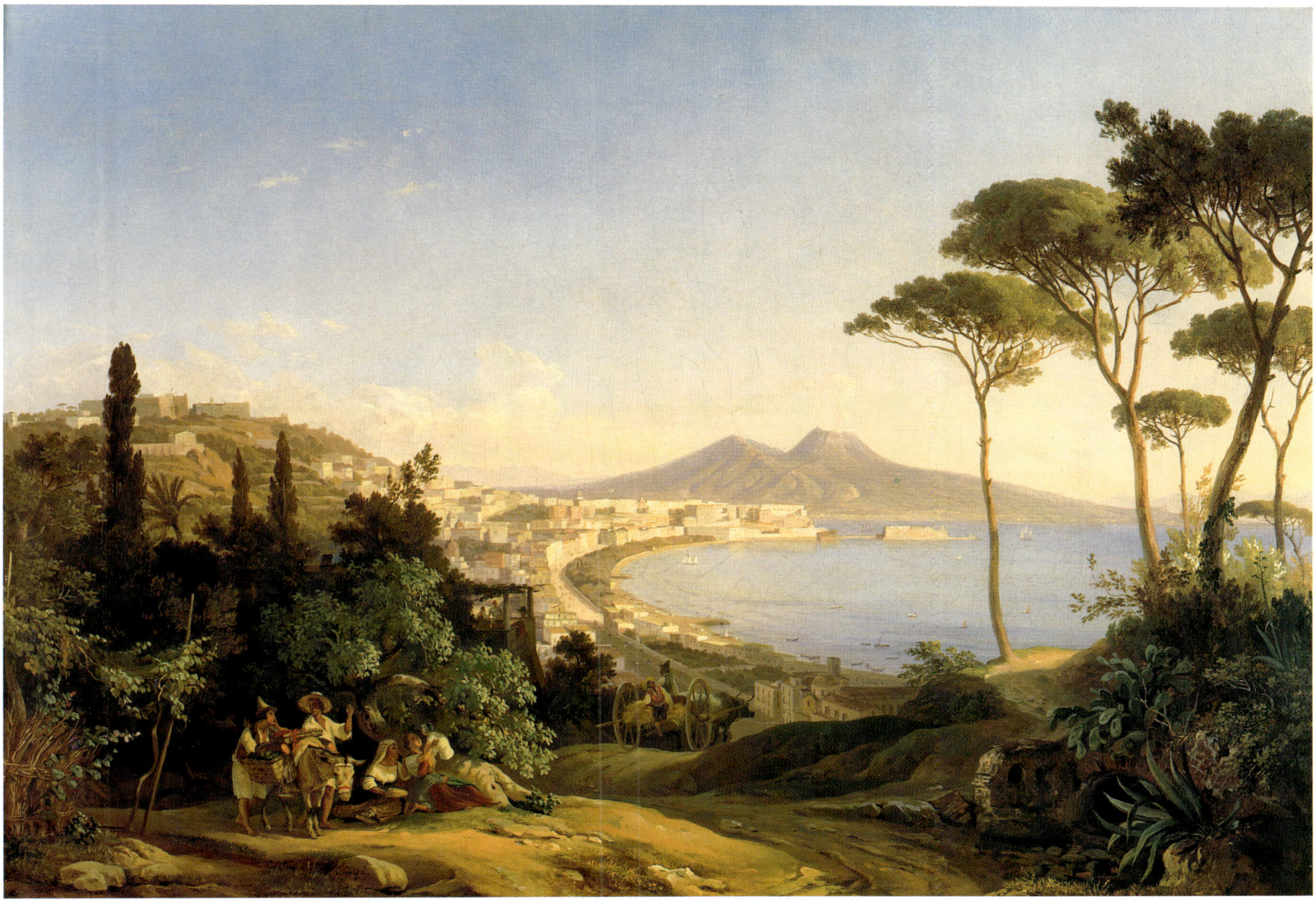

89 *Ansicht von Neapel*, um 1837/38; Öl auf Leinwand, 39 x 57 cm; Köln, Privatbesitz (Kat. 76)

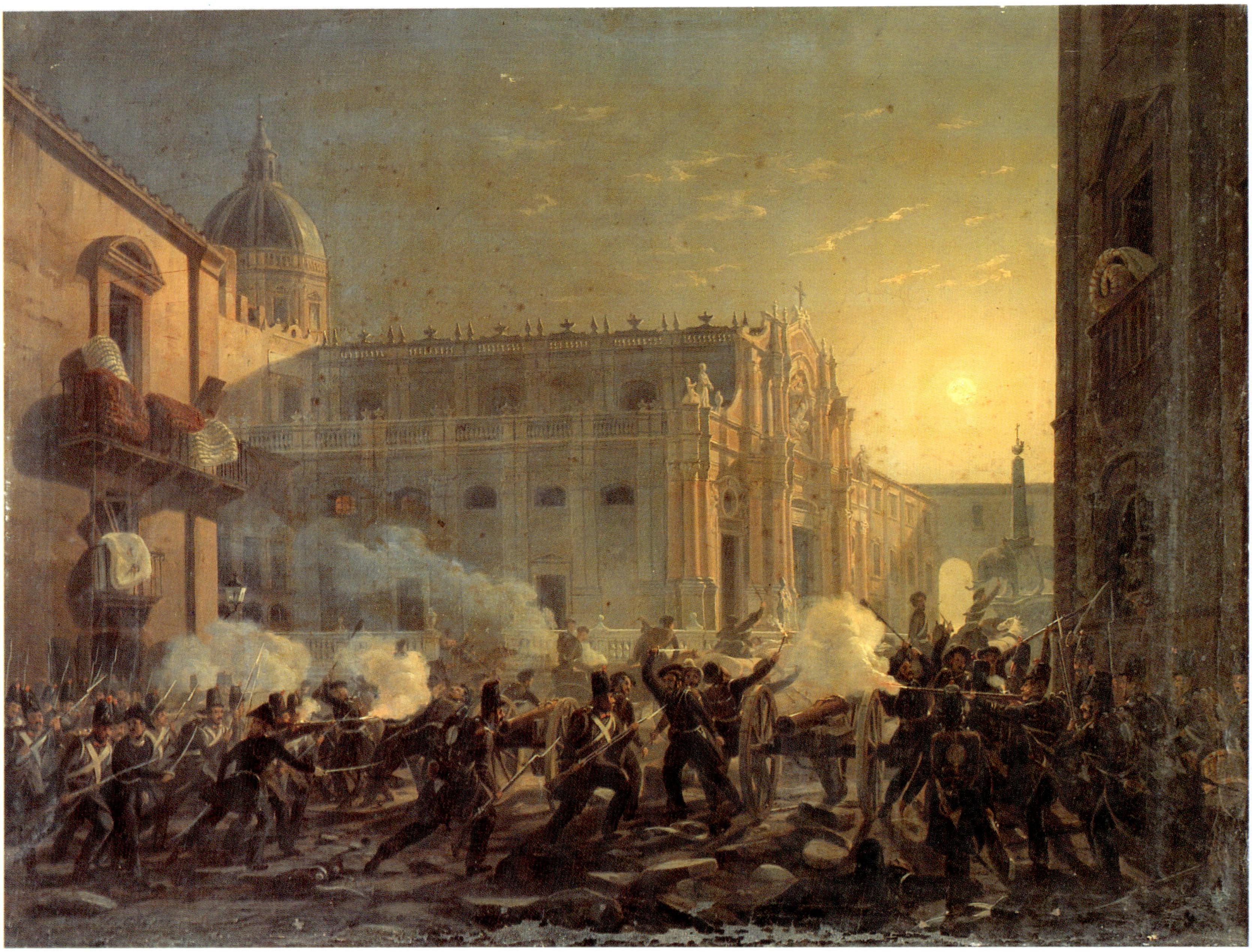

90 *Einnahme von Catania durch das 4. Berner Regiment in der Nacht vom 5. auf den 6. April 1849*, 1849; Öl auf Leinwand, 44 x 57 cm; Bern, Kunstmuseum (Kat. 104)

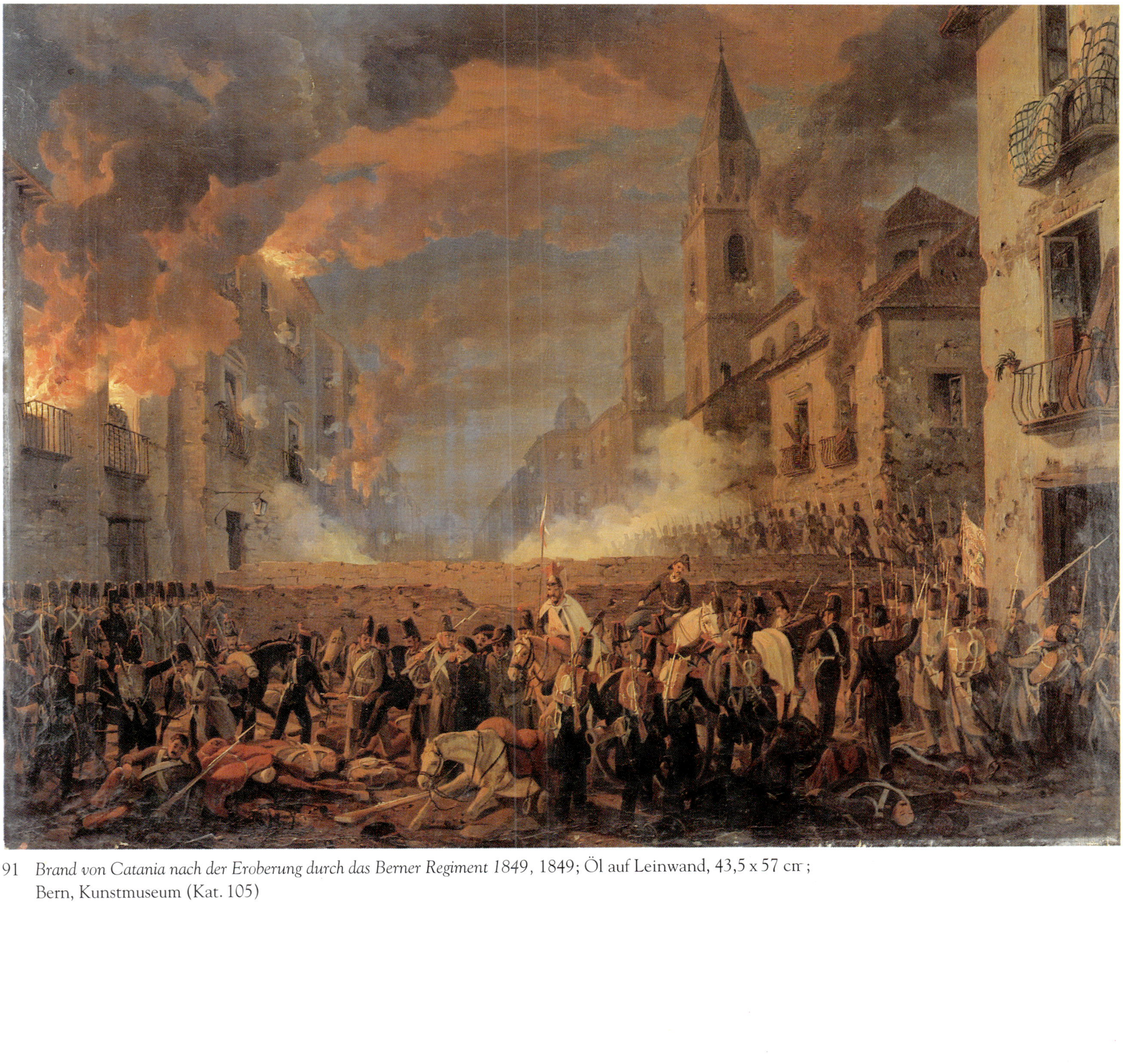

91 *Brand von Catania nach der Eroberung durch das Berner Regiment 1849*, 1849; Öl auf Leinwand, 43,5 x 57 cm;
Bern, Kunstmuseum (Kat. 105)

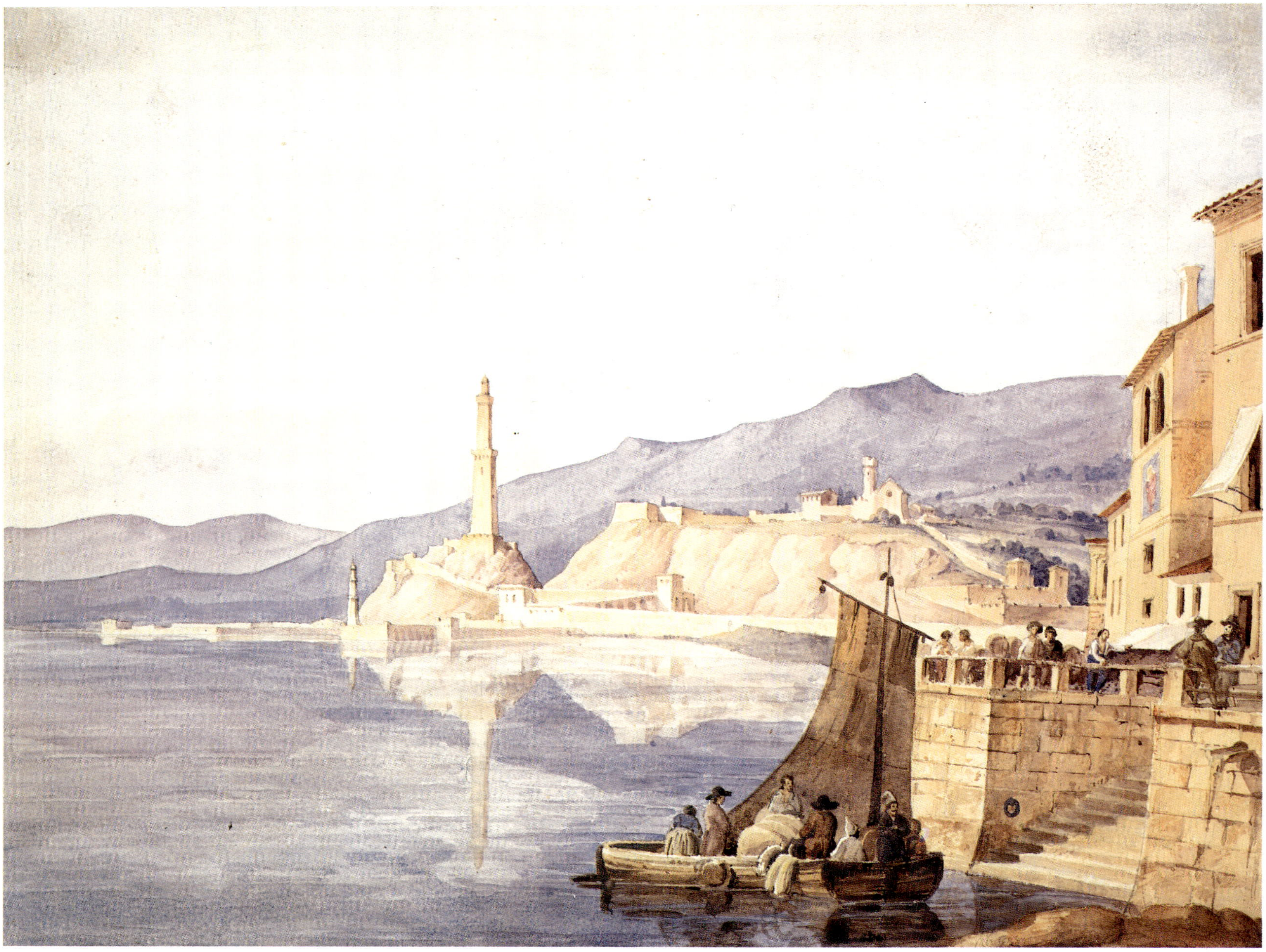

92 *Hafen von Genua*, 1835; Aquarell auf Papier, 22,3 x 30 cm; Chemnitz, Städtische Kunstsammlungen

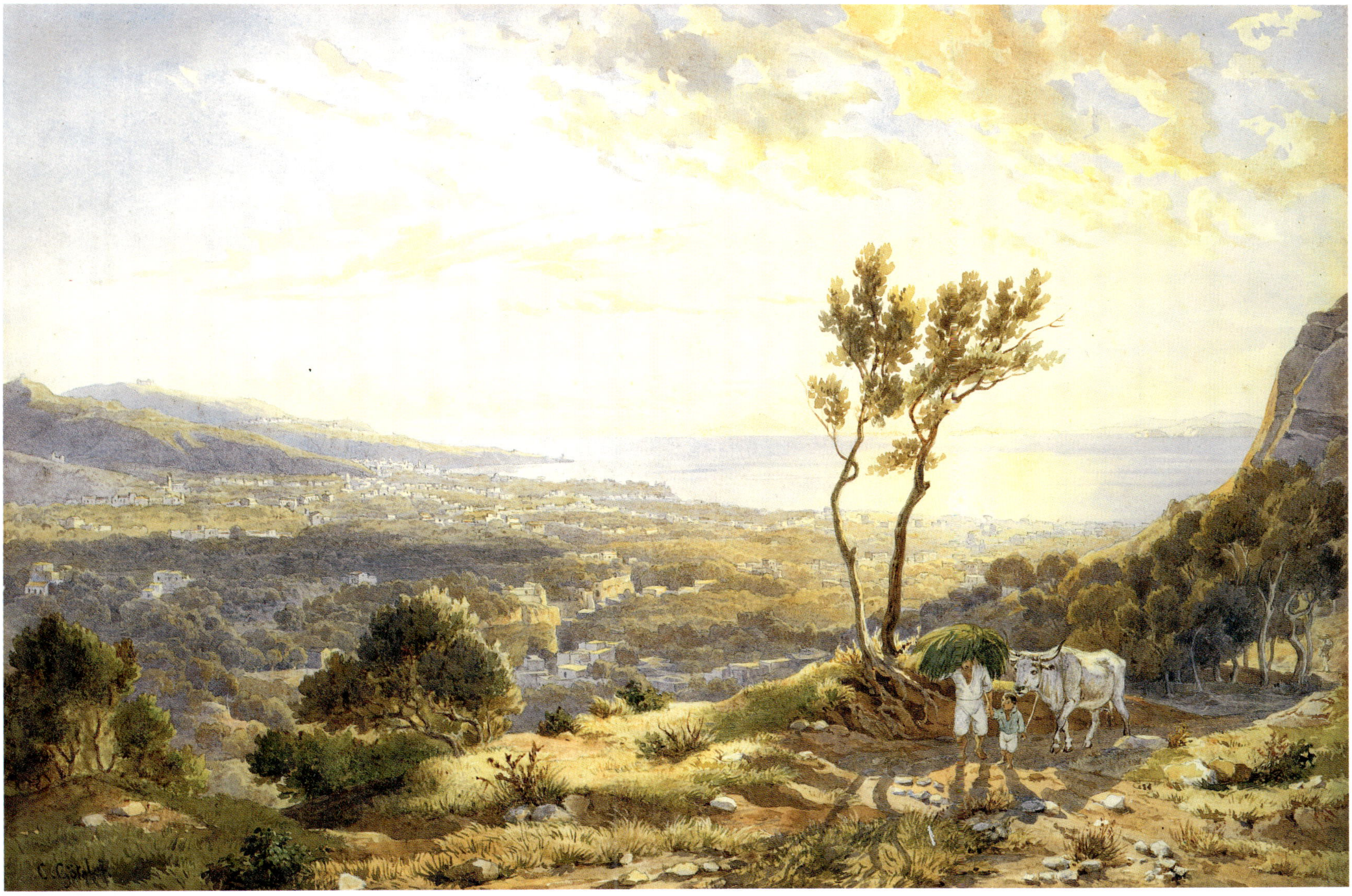

93 *Küste bei Sorrent mit Ischia*, um 1850; Aquarell über Bleistift auf Papier, 26,2 x 39,5 cm; Privatbesitz

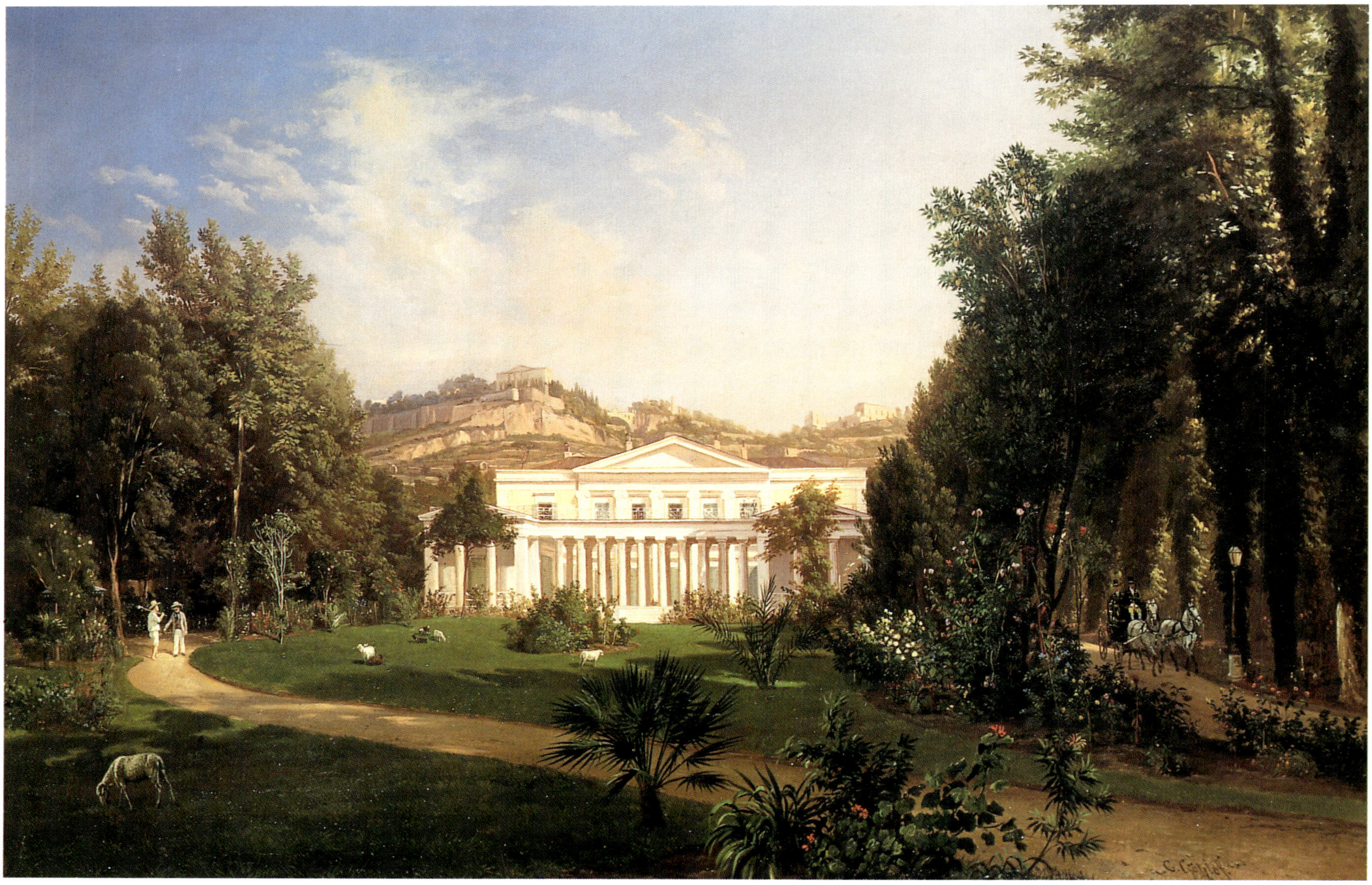

94 *Villa Pignatelli alla Riviera di Chiaia, Neapel*, um 1845; Öl auf Leinwand, 41 x 65 cm; London, Rothschild Archiv (Kat. 96)

1838–1855

Midlife-crisis: Als Alleingänger in Neapel

Überliefert ist indes eine Zeitschriftennotiz des Jahres 1838, die von der Amtsenthebung Götzloffs am Hof des Königs beider Sizilien berichtet,[69] eine Entscheidung, die ihn mit Sicherheit persönlich wie finanziell schmerzlich traf. Vermutlich ist dies auch der Grund, daß Götzloff nun vermehrt die allseits beliebten und einträglichen Ansichten von Neapel produzierte. Zudem war am 9. August 1838 die in Neapel, nun in der Riviera di Chiaia Nr. 171 ansässige Familie um einen zweiten Sohn, Karl Hermann, angewachsen, so daß die in Serie gemalten Veduten das schmale Budget der Götzloffs aufbessern mußten. Die Unzufriedenheit mit der beruflichen Situation aber schürte die Sehnsucht nach der Heimat, so daß Götzloff ab 1839 verstärkt den Wunsch zur Rückkehr nach Dresden äußerte. Vielfach beurkundet ist sein Heimweh in der damaligen Korrespondenz, so mit dem Dichter, Maler und Graphiker Robert Reinick (1805–1852) und Julius Schnorr von Carolsfeld. Eine Anstellung in Dresden aber blieb Götzloff versagt, der sein Schicksal, wie er selbst äußerte, nicht ohne eine Spur von Resignation und Wehmut zu meistern versuchte:

»(...) wie gern möchte ich noch einmal in Eurer lieben Mitte zubringen«, bedauert Götzloff in einem Brief vom 19. März 1840 an Schnorr, »auch ich bin Vater schon von zwei Knaben, der eine bereits von $3^1/_2$ Jahren, aber auch nun kommen schon die Vatersorgen wegen der Erziehung, wie gern möchte ich sie in Deutschland wissen, aber leider ist mir nicht das Glück geworden, eine Anstellung dort zu finden und so muß ich trotz daß mein Herz dahin hängt, in dem zwar schönen aber doch für das geistige Leben todten Lande leben, denn bei längerem Aufenthalt geht doch der Umgang mit gebildeten Menschen, der Mangel an Literatur ab, aber man muß sich in jede Lage zu finden suchen und so will ich es denn auch trotz daß das höhere Kunstleben im lieben Deutschland mich innig anzieht.«[70]

Die Geburt des dritten Sohnes, Guido Edmondo, am 8. Januar 1841 entlastete nicht eben die pekuniären Sorgen der Familie. Auch über dieses Familienereignis berichtet der Maler in einem weiteren Brief an Julius Schnorr von Carolsfeld:

»Neapel den 23. Januar 1841. Mein lieber Freund! In dem Überbringer dieser Zeilen empfehle ich Dir herzlich einen meiner theuersten Freunde, Herrn Breyer mit seiner Frau Mutter. Er ist Arzt, aber auch ein Kenner der uns so lieben Kunst, zeichnet selbst sehr schön, doch mehr will ich nicht sagen, denn seine nähere Bekanntschaft wird sowohl Dir als Deiner verehrten Frau Gemahlin angenehm sein und mir verzeihst Du einen Freundschaftsdienst. Ich hoffe von Herzen, daß es Deiner lieben Familie recht wohl ergeht, empfiehl mich Deiner lieben Frau, Rehbenitz, Hess, Amsler und Allen denen, die sich meiner erinnern. Meine Familie ist neuerdings wieder angewachsen, und nun bin ich schon Vater von drei Knaben, bei Dir wird wohl das halbe Dutzend voll sein. Alles ist gut, wenn nur immer Friede bleibe, denn dieses Kriegsgeschrei wirkt leider schon mächtig auf uns Künstler in Italien, da wir nur von Zugvögeln leben; hoffentlich bleibt es bloß beim Geschrei und der nächste Winter bringt es uns wieder ein. Nun, mein geliebter Freund, schließe ich im Vertrauen auf Deine stete Freundschaft herzlich der Deine Carl Götzloff.«[70a]

Angenehm überrascht haben muß Götzloff der Besuch des Schweizer Malers Johannes Jakob Frey (1813–1865), der 1842 als »Bildberichterstatter« im Dienst der Königlich Preußischen Regierung auf dem Weg nach Ägypten bei ihm in Neapel haltmachte. Auch von anderen Italienreisenden ist überliefert, daß das Haus Götzloffs stets offen für Künstler, Schriftsteller und Gelehrte war, die nach Neapel kamen. So berichtet Friedrich Hebbel (1813–1863) in einem Brief an seine Verlobte, Elise Lensing, am 25. 7. 1845:

»Im Uebrigen verstreichen mir die Tage angenehm genug. An Gesellschaft und Umgang fehlt es mir nicht. Ich habe durch Gurlitt eine Deutsche Familie kennen gelernt, den Maler Götzlof nebst seiner sehr angenehmen Frau und wohl gezogenen Kinder, die ich öfters besuche. Der Mann ist ein Freund des Grafen Platen, von dem er mir Manches erzählt hat.«[71]

Nach Rom berichtet Hebbel an Ludwig Gurlitt in seinem Brief vom 10. 7. 1845:

»Jetzt wohne ich in einer Nebengasse des Toledo, wo ich ein leidlich kühles Zimmer um erträglichen Preis gefunden habe. Götzlof gab mir die Adresse; es ist in der Locanda la bella Venezia. Vor mir, über mir, unter mir, neben mir, wohnen hübsche Mädchen, die des Abends Alle nach und nach auf den Balconen erscheinen. In einen schöneren Ring ist nie ein Junggesell gefaßt worden.

In Götzlof und seiner Frau habe ich sehr liebenswürdige Leute kennen gelernt. Ich sehe sie oft, zuweilen in ihrem Hause, öfterer in der Villa reale.«

Am Ende des Schreibens gibt Hebbel Götzloffs Adresse als Postanschrift an:

»Sehr, lieber Gurlitt, würdest Du mich erfreuen, wenn Du mir recht bald einige Zeilen (unter Götzlofs Adresse: Largo capella vecchia No. 5) senden mögtest, und ich rechne stark darauf. Du wirst nun doch auch wohl wissen, wann Dein Bruder kommt. Von Deinem kleinen Sohn sprechen wir bei G. oft; hoffentlich geht es ihm wohl.

Dein Fr. Hebbel.«[71a]

Vermittler dieser Bekanntschaft war der gebürtige Hamburger Maler Louis Gurlitt (1812–1897), der 1843 mit seiner zweiten Ehefrau auf der gemeinsamen Hochzeitsreise gastfreundlich bei den Götzloffs aufgenommen worden war. In ihrem Tagebuch berichtet Julia Gurlitt darüber.
»In Sorrent veranlaßte sie eine liebenswürdige deutsche Malerfamilie Namens Götzlaff ihre Hotelwohnung aufzugeben, um zu ihnen in eine geräumige Villa zu ziehen. Dort verlebten sie sechs Wochen, die durch keinen Mißklang getrübt wurden. Es stellten sich bei ihnen so viele Deutsche ein, daß sie zum italienischen Sprechen keine Gelegenheit fanden. Maler Töming, der schon Jahre lang in Italien lebte, kannte dort alles, und wußte immer das Beste zu wählen. ›Wir konnten uns völlig seiner Leitung anvertrauen.‹ Häufiger kamen Gäste zu ihnen: der preußische Gesandtschaftsprediger mit seiner Frau aus Berlin, eine Gräfin Einsiedel aus Hamburg, eine Frau von Marschall aus Hannover, ein Dr. Severin mit Frau aus Dresden, Maler Agricola aus Berlin, Maler Thöming aus Eckernförde selbst und viele andere. ›Fast jeden Abend waren wir fröhlich beisammen. Das liebe Sorrent werde ich gewiß nicht vergessen. Das Schönste, was ich sah, war Aglikantin und Capo di monte, zwei Berge, von denen man die herrlichste Aussicht genießt. Jeden Morgen badeten wir, die Frau des deutschen Malers und ich, im Meere in der Grotte di Concumella.‹«[72]

Der Mittelpunkt dieses gesellschaftlichen Treibens aber war Götzloffs Ehefrau, die Signora, wie sie genannt wurde, die ganz offensichtlich von den zahlreichen Gästen des Hauses besonders geschätzt wurde, während Götzloff selbst, zumindest bei Theodor Mommsen (1817–1903), einen etwas philisterhaften und trockenen, ja zu Zeiten tyrannischen Eindruck hinterlassen haben muß.[73] Alsbald ging Mommsen dort aus und ein, war vielleicht zeitweise Logiergast und besuchte die Familie in den Jahren 1845 und 1846 in ihrer Villeggiatur in Sorrent. Dem Altertumsforscher Wilhelm Henzen (1816–1887) schreibt Mommsen am 19. 9. 1845, er sei abends fleißig bei Götzloffs – er hat wohl gezeichnet und gemalt. »Es ist sehr angenehm einen so hübschen deutschen Zirkel hier am Ende der Welt – für mich wenigstens – wiederzufinden.«[73a]

Zweifellos verfügte Signora Götzloff über häusliches Geschick, wußte ihre Kinder mehrsprachig zu erziehen, zeichnete sich aber ganz besonders durch ihre musischen und geistigen Fähigkeiten aus. So berichtet der Dichter Adolf Stahr nach seiner Italienreise von 1845:
»Mutter und Kinder sprechen das Deutsche, Italienische und Französische zugleich als ihre Muttersprache. Der Verkehr des Hauses besteht fast ausschließlich aus Fremden, meist deutschen Landsleuten, besonders Künstlern, und man ist sicher, dort Abends immer um den gastlichen runden Marmortisch einen Kreis derselben anzutreffen, der freilich noch schnellerm Wechsel als der Mond unterworfen ist. Heute nun genoß ich zum letzten Male die Fülle schönster neapolitanischer Volkslieder, welche die wahrhaft kunstbegabte Frau, deren ganze Seele in dem Vortrage dieser wild wuchernden Blüten aufgeht, so charakteristisch zur Guitarre und Mandoline vorzutragen weiß. Nur durch einen solchen Vortrag, der sich völlig in die Leidenschaft des Inhalts versenkt, durch eine Südländerin, die dem Gefühle, welches sie ausdrückt, auch in der äußern Darstellung das volle Recht widerfahren läßt, und die nicht, wie viele unserer nordischen Landsmänninnen, die Lieder der verzehrenden Sehnsucht, der zitternden Erwartung, oder des flammenden Entzückens mit anstandsvoll festgefrornem Gesicht und angenadelter Gleichgültigkeit absingt, können diese südlichen Volkslieder ganz verstanden und genossen werden, weil sie erst so zu ihrer völligen Schönheit aufblühen.«[73b]
Abgesehen von den zahlreichen Besuchern in seinem neapolitanischen Hause, beschränkte sich der Kontakt mit der Heimat für den Maler weiterhin auf die Ausstellung seiner Arbeiten. So konnte er im Jahre 1842 ein Gemälde von Amalfi an der Kunstakademie von Berlin zeigen,[74] das Baron von Swanefeld erwarb.

Blick aus einer Felsengrotte auf die Küste von Amalfi (Abb. 100, Kat. 92), ein Exponat dieser Periode, greift in Motiv und Anlage die über zehn Jahre zuvor entstandene Ansicht der *Grotte bei Amalfi* (Abb. 41, Kat. 25) auf. Als Repoussoir dient Götzloff wiederum ein dunkler Grottenausgang, der den Blick in eine sonnenbeschienene Landschaft rahmt. Auf einem Plateau am Fuße der Grotte kniet und verneigt sich eine Gruppe Gläubiger, während links aus einer Kirche eine Prozession mit Fahnen- und Baldachinträgern zieht. Hinter dem Klostervorplatz breitet sich ein Gebirgsprospekt mit dem Torre dello Zirro aus, an dessen Fuß Amalfi liegt. Mittel- und Hintergrund werden verklammert durch die stufenartig gelagerte Silhouette des Felsmassivs, aber auch über die graduell verblassende, von Braunocker in Zartblau sich wandelnde Farbe. Der Tiefenzug der Ansicht verliert an Brisanz, um so mehr als auch der Umriß des im Dunst verhangenen Kaps von Salerno formal auf den oberen Grottenrahmen Bezug nimmt. Der Blick kehrt in dem Zusammenspiel warmer, leuchtender Erdfarben zurück zu den dunkleren Braunwerten des Vordergrundes. Pathos und Symbolik der *Grotte bei Amalfi* (Abb. 41, Kat. 25) treten zurück zugunsten einer stimmungsvollen Ansicht, in der das Motiv eines Grotteneingangs nur kompositorischen Zwecken, der Gewinnung räumlicher Tiefe, verpflichtet ist. Die Grotte ist menschenleer; anstelle eines einsam meditierenden Mönches wird hier frisch und genrehaft religiöses Leben dargestellt. Leichtfüßig und unbeschwert naht sich von rechts über die Treppe ein Jüngling der Szene.

Eine 1843 datierte Zeichnung zeugt von Götzloffs beständigem und unersättlichem Erforschen der Menschen seiner Umgebung, insbesondere der sogenannten einfachen Bevölkerung: *Vier Studien eines Dorfbewohners* (Abb. 95) unterstreichen zum einen Götzloffs mit wenigen Strichen sicher Form und Bewegung umreißende Linie, zum anderen ergänzen sie das Repertoire der bisherigen Posen, die zuweilen Natürlichkeit vermissen ließen.

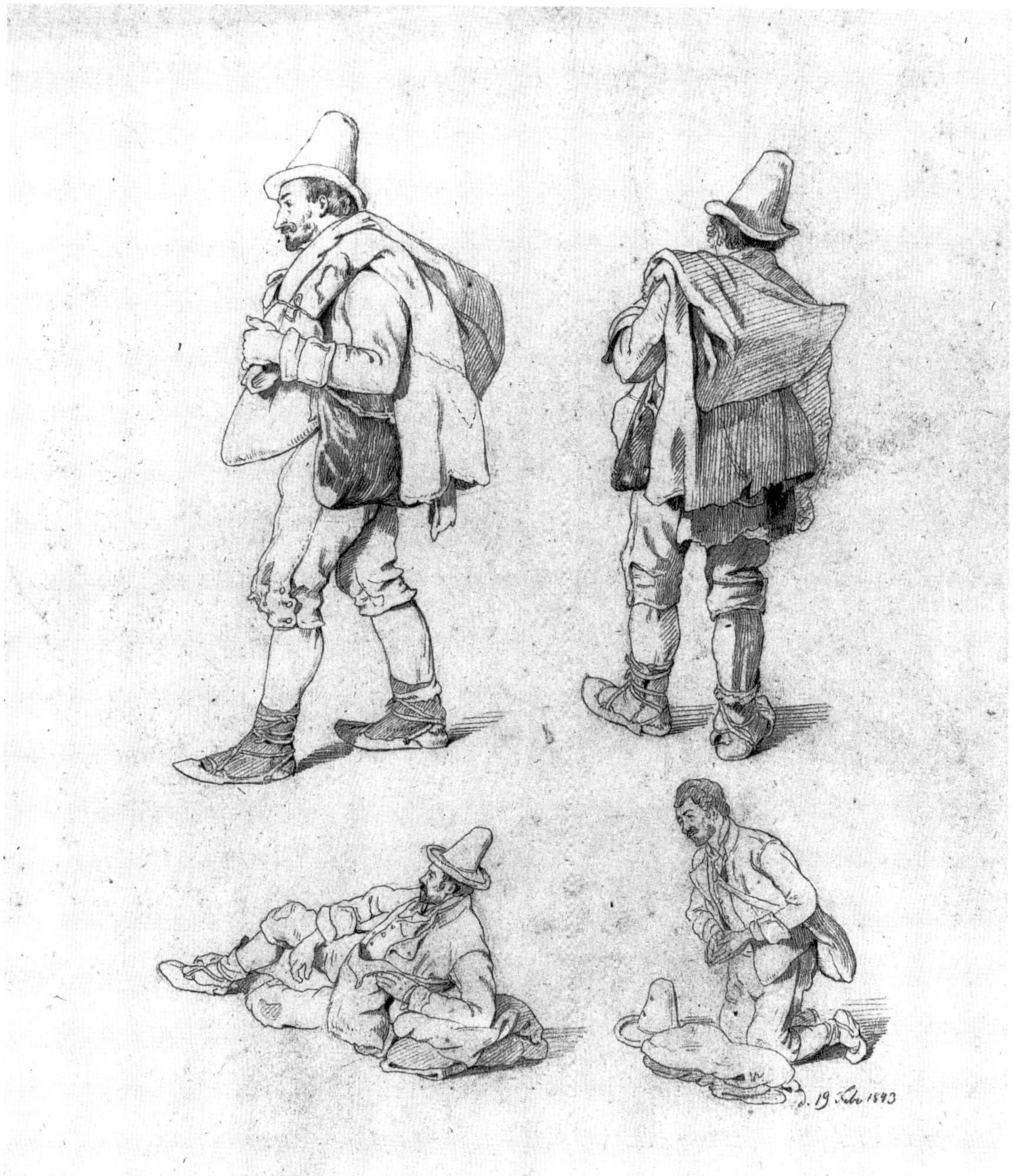

95 *Vier Studien eines Dorfbewohners*, 19. 2. 1843; Bleistift auf Papier, 23,4 x 25,5 cm; Rom, Nationalgalerie

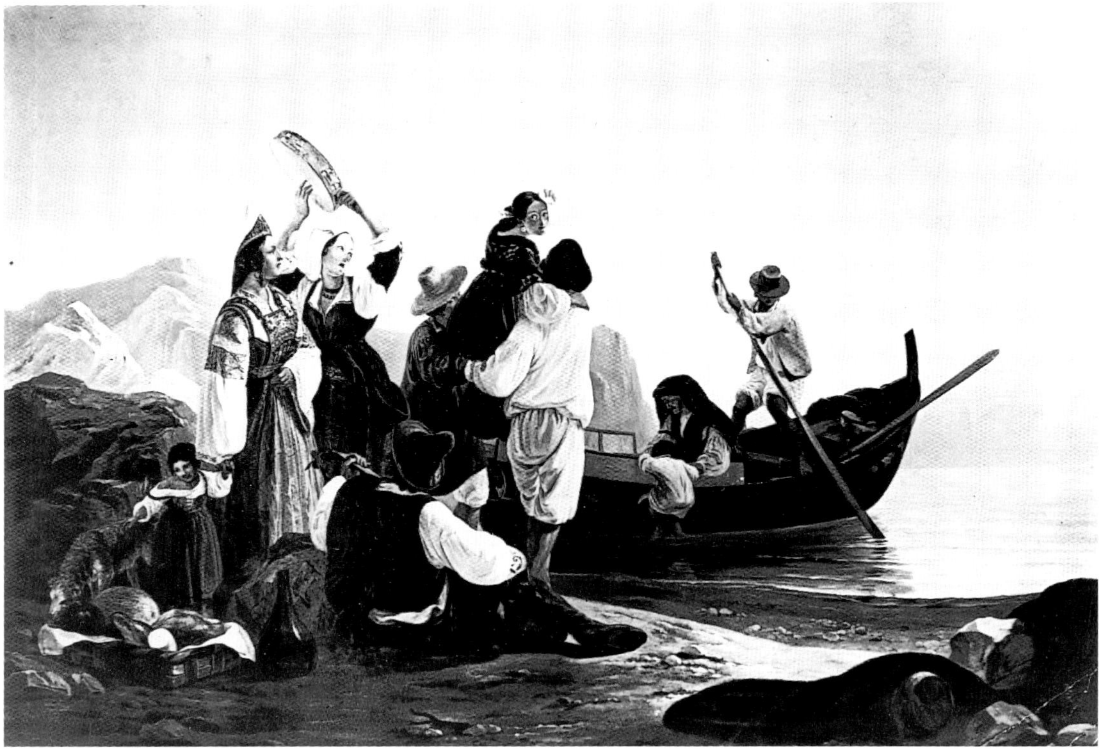

96 *Einschiffung von Landleuten an der Hafenmaut von Neapel*, 1846; Öl auf Leinwand; verschollen (Kat. 98)

In dem sonnengetränkten Gemälde *Golf von Palermo mit dem Kap Zafferano* (Abb. 81, Kat. 94) spielt sich an der Grenze zum Mittelgrund eine motivisch vertraute Geleitszene ab. Ähneln Motivwahl und Lichtverhältnisse auch Werken um 1832, so unterscheidet sich *Kap Zafferano* nicht allein in der Dynamik der Szene, sondern vor allem in der geschmeidigen Ausführung. Gleichsam organisch gewachsen präsentiert Götzloff ein Stück Landschaft, dem raffiniert ein geradezu launisches Licht Leben verleiht. Sonnenstrahlen erwärmen durch Auflichtung und Färbung ins Orangebraune Felsen und Bäume; das Licht enthebt den steinigen Pfad in einer kreidigen Orange-Ocker-Aufhellung seiner Materialität, hier und da zehrt es förmlich an der farbigen Oberfläche, die verschleiert wirkt oder sich auflöst, wie in der Gebirgskette im Hintergrund. In der stärksten Durchleuchtung wird der gewundene Feigenbaum auf dem Felsen links nahezu transparent. Eine Negation der Körperlichkeit anderer Art bringt die Abwesenheit des Lichtes, wie der Schatten in den Grünzonen verdeutlicht. In den Farben des Feuers wie zum Glühen gebracht, präsentiert sich vom Monte Pellegrino aus die fruchtbare Ebene im Schutz einer halbrund angeordneten Bergkette. »Conca d'Oro«, Goldmuschel, wurde diese einst als Halbwüste vegetierende Ebene getauft. Sie trägt ihren Namen zu Recht, scheinen die Farben hier zu demonstrieren. Mannigfaltige Pflanzenarten entspringen diesem Erdboden und unterstreichen die südländische Stimmung. Deutlich richten sich Zypresse, Palme, immergrüne Steineiche, Feigen-, Oliven- und Apfelsinenbaum, Agave und Feigenkaktus auf. Dem wissenschaftlichen Spürsinn Carus' nacheifernd, hatte sich Götzloff in vielen Studien auch mit ihrer Gestalt beschäftigt. Die ausgebreitete Pflanzenpracht mag eine Vorahnung geben von den blühenden Gärten Palermos und der Stadt, dem Ziel der auf dem Bild dargestellten Reisegesellschaft.

Vincenzo Abbate, Direktor der Nationalgalerie von Sizilien in Palermo, hält dieses in den vierziger Jahren entstandene Gemälde für das einzige, welches den gesamten Golf von Palermo in südöstlicher Richtung – vom Monte Pellegrino aus bis zum hinter dem Kap Zafferano sich zart abzeichnenden Kap Mongerbino – in einer Panoramaschau erfaßt. Ein Vergleich mit der um 1830 entstandenen Gouache *Veduta delle città di Palermo da Monte Pellegrino*[75] des gebürtigen Palermers Francesco Zerilli (1793–1837) zeigt, daß Abbates Behauptung nur bedingt zutrifft. So tritt beim Anblick der fialenartigen Türme Palermos zutage, daß Götzloff die Stadtsilhouette leicht vereinfacht, eine Verunklärung, die sich nicht nur mit räumlicher Entfernung begründen läßt. Mag der »präzis und miniaturistisch«[76] arbeitende Zerilli die Darstellung auch treuer wiedergeben, so kann er die Weite des Panoramas allerdings nicht erfassen. Dazu bedarf es Götzloffs idealisierender Sicht.

Tatsächlich tut die subtil-summarische Behandlung dem Werk keinen Abbruch. Vielmehr betont sie den künstlerischen Charakter des Bildes, das eben nicht nur schlicht Wirklichkeit wiedergeben will, sondern sie mit erzählerischen Details zu einem harmonischen Ganzen verschmilzt. Der Bildausschnitt (Abb. 80) zeigt, daß die lebendig in Szene gesetzte Staffage durchaus einem eigenständigen Gemälde zur Vorlage dienen könnte. In Götzloffs Werk geht es um mehr als um streng wissenschaftliche Exaktheit und objektive Schärfe, die sein Leipziger Kollege Carl Gustav Carus seinen Arbeiten manchmal mit geradezu peniblen Naturschilderungen aufzwang. Dieser rigorosen, weniger der Kontemplation als der Naturerkenntnis dienlichen Objektivität konnte Carl Wilhelm Götzloff nicht verfallen. Das Gemälde *Golf von Palermo mit dem Kap Zafferano* (Abb. 81, Kat. 94) zählt gewiß zu seinen Hauptwerken.

Im Jahre 1845 wechselte der nun 46jährige Künstler wieder einmal seinen Wohnsitz in Neapel und zog in die Cappella Vecchia Nr. 5. Die Reisen dieses Jahres führten ihn erneut nach Sizilien und Ischia, vielleicht unter anderem auf der Suche nach den geeigneten Motiven für die von seinem treuesten Bewunderer, dem belgischen König, erwünschten Werke. Ein anderes fürstliches Haupt, die Kaiserin von Rußland, gab 1846 ebenfalls eine Bestellung auf, die *Einschiffung von Landleuten an der Hafenmaut in Neapel* (Abb. 96, Kat. 98). 1930 hatte dieses Gemälde ein überraschendes, kurzes Comeback im Dresdener Kunsthandel; seitdem ist es jedoch verschwunden. Vom preußischen König erhielt Götzloff zwar keinen Bildauftrag, dafür aber nach zähen Verhandlungen mit dem Museum in Berlin aufgrund seiner früh geschulten Kenntnisse die Funktion des offiziellen Agenten für Antiquitäten aus Neapel und Sizilien. Über die Bank von Rothschild in Neapel überwies ihm das Museum die notwendigen Mittel.

Im Auftrag des Bankiers Rothschild entstand das Gemälde *Villa Pignatelli* (Abb. 94, Kat. 96). Das bekannte Bauwerk befindet sich in Neapel, Riviera di Chiaia Nr. 256 gegenüber der Villa Comunale. Der Engländer Sir Ferdinand Acton (Minister) ließ die Villa von 1826–1830 erbauen. Schon 1841 gelangte sie in den Besitz Karl Meyer von Rothschilds, der damals Bankier des Bourbonenkönigs war. Später ging die Villa an Principe di Aragona Pignatelli-Cortes. 1952 kam das Anwesen als Stiftung an den Staat, der dort das Museo Principe di Aragona Pignatelli (1960) eingerichtet hat. Ausgestellt sind Zeichnungen und Gemälde des 19. Jahrhunderts – Thema: der Golf von Neapel.

Das vergleichende Foto zeigt den Stadtteil Vomero, bebaut mit Hochhäusern. In den 50er Jahren unseres Jahrhunderts, als die Terrainspekulation über den Vomero hereinbrach, wurden Gärten und Grünflächen zerstört, so daß es zu einer Ballung von großen, stillosen Gebäuden kam. Zu der Zeit, als Götzloff an seinem Gemälde arbeitete, stand lediglich die Villa Lucia oberhalb der Villa Pignatelli.

Um die eigenen Finanzen war es damals für Götzloff nicht gut bestellt, der sonst sicher nicht auf eine Nebenbeschäftigung beim König von Preußen gepocht hätte. Dankbar muß er daher die nächsten drei großen Aufträge des Jahres 1847 angenommen haben. Es handelte sich um *Die Küste von Vico bei Sorrent* (Kat. 101) für die Kaiserin von Rußland, *Der Golf von Neapel* (Kat. 99) und *Golf von Bajae von der Solfatara aus gesehen* (Kat. 100) für den Prinzen Albrecht von Preußen.

Während der politischen Unruhen 1848 in Italien zog Götzloff für die nächsten zwei Jahre mit seiner Familie nach Sorrent. Wiederholte Bitten um eine Ausstellung in Berlin, ein regelmäßiges Gehalt als Antiquitätenhändler oder gar um eine feste Anstellung im Museum von Berlin verliefen im Sande.

Der einzige Lichtblick in dieser finanziellen Not ward ihm zuteil über den militärischen Auftrag des Oberstleutnants August von Stürler († 1879), die Einnahme Catanias zu verewigen. Stürler hatte an der Niederschlagung des Aufstandes gegen den absolutistischen König Ferdinand II. (1810–1859) teilgenommen, wobei Götzloff den angeworbenen Kriegstroß begleiten mußte. *Einnahme von Catania durch das 4. Berner Regiment in der Nacht vom 5. auf den 6. April 1849* (Abb. 90, Kat. 104) und *Brand von Catania nach der Eroberung durch das Berner Regiment am 6. April 1849* (Abb. 91, Kat. 105), die beide Ende der vierziger Jahre entstanden, haben auch heute noch als Historienbilder Bedeutung zum Gedenken an vergangene militärische Feldzüge.

Die Schweizer Soldaten standen damals im Dienste des Königs Ferdinand II., dem Herrscher in Neapel. Sie waren es, die den Aufstand der Sizilianer gegen den König niederschlugen. *Einnahme von Catania durch das 4. Berner Regiment in der Nacht vom 5. auf den 6. April 1849* (Abb. 90, Kat. 104) zeigt die Schlacht auf dem Domplatz, der von unzähligen Soldaten wimmelt. Schüsse fallen, Säbel werden gezückt, Bajonette sind zum Angriff gerichtet, Kanonenmündungen starren den Betrachter an, Tumult und Raserei machen sich breit. Ruhender Pol ist ein Fragment des Elefantenbrunnens rechts im Bild. Das fahle Licht des südlichen Vollmonds, der einen Teil des Himmels sowie das Gebäude links gespenstisch erhellt, unterstreicht die kriegerische Szene des Straßenkampfes und Pulverdampfes. Einen winzigen »Lichtblick« entsendet ein beleuchtetes Obergadenfenster aus dem östlichen Mittelschiff des Domes – ein beliebtes Symbol der Romantik für die Kraft des Glaubens, für göttliche Allmacht.

Das zweite Bild, *Brand von Catania nach der Eroberung durch das Berner Regiment am 6. April 1849* (Abb. 91, Kat. 105), zeigt den Zustand der brennenden Stadt nach dem Einfall. Die mörderische Schlacht und ihre Folgen schildert Götzloff an der Via Etne, die vom Domplatz aus in nördlicher Richtung ansteigt. Die Kirchen Sant'Agostino e Santa Rita und Immacolate di San Francesco d'Assisi sowie, im Hintergrund mit Rundkuppel, das Kloster und Internat Badia di Sant'Agata begrenzen wie ein Bühnenprospekt das kriegerische Geschehen, weniger Hoffnung spendend als Gottvertrauen weckend in die Trutz- und Abwehrhaltung der christlichen

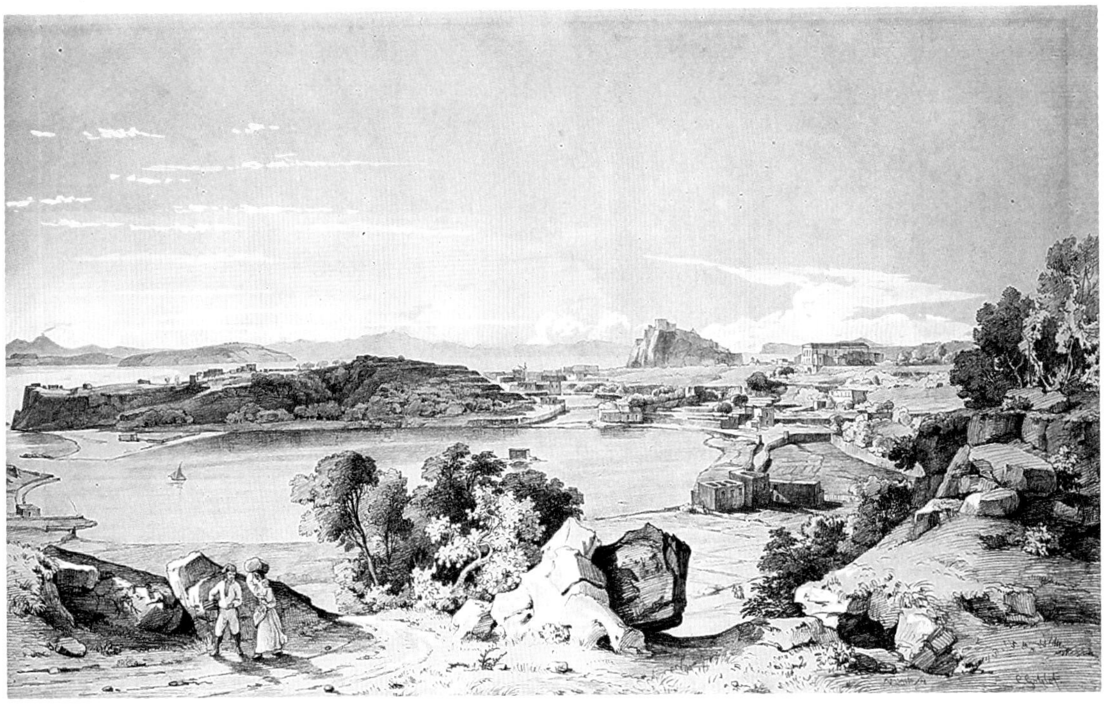

96a *Ischia*, um 1850; Bleistiftzeichnung mit Weißhöhung, 28,5 x 44,8 cm; Schweinfurt, Sammlung Schäfer

Burgen. Über Barrikaden ziehen die Siegertruppen von rechts ein, während im Vordergrund Soldaten tot oder aufgebahrt liegen, umgeben von einem dichten Heer aus Reitern und Fußvolk; Flammen und Rauchschwaden aus brennenden Häusern überziehen bedrohlich rot und schwarz den dramatisch verdüsterten, nur spärlich blau durchschimmernden Himmel.

In der Wiedergabe solch dicht bevölkerter Darstellungen kamen Götzloff die langjährigen, mannigfaltigen Bewegungs- und Figurenstudien aus Tanz- und Volksszenen zugute. Sie zeugen von seinem malerischen Können und erinnern in ihrer dämonischen Wendung fast an die kritisch-dramatischen Kriegsbilder des spanischen Malers Francisco José de Goya (1746–1828).

In dem Aquarell *Küste bei Sorrent mit Ischia* (Abb. 93) klingt bisweilen das Feurige der *Catania*-Bilder (Abb. 90, Kat. 104; Abb. 91, Kat. 105) nach. Wie raucherfüllt ziehen die orangefarbenen Wolken über die Sorrentiner Ebene, die sich von den Hügeln bei Meta in östlicher Richtung erstreckt, und verdunkeln große Flächen mit ihrem Schatten, während die Natur in einem orangebraunen Farbreigen heftig zu zittern und zu flimmern scheint. Fest und unverrückbar umklammern der aufsteigende Fels der Berge von Alberi, rechts, und der Ausläufer von Riviezzolo bis zum Punta del Capo, links außen, die dem Sonnenlicht kurzzeitig entrückte Ebene.

In hellem Ockergelb tauchen am Horizont die Inseln Ischia und Procida im Dunst auf. Verantwortungsvoll hält der ein Bündel auf dem Kopf tragende Bauer den kleinen Sohn bei der Hand. Die enge Zweisamkeit der beiden wird von dem Baumpaar hinter ihnen formal aufgegriffen. Im Geleit führen sie eine Kuh, deren Fell strahlend weiß leuchtet.

Auch die Ölgemälde *Palermo mit dem Monte Pellegrino* (Abb. 103, Kat. 119), *Blick auf den Golf von Neapel* (Abb. 102, Kat. 112), *Bucht von Neapel mit tanzenden Italienern* (Abb. 104, Kat. 114) und insbesondere *Ansicht von Neapel* (Abb. 106, Kat. 108), alle um 1850 entstanden, glühen in einem warmen, rötlich- und orangebraunen Kolorit.

In *Blick auf den Golf von Neapel*[77] (Abb. 102, Kat. 112) scheint sich kein Lüftchen zu regen, nicht die geringste Brise erschüttert einen noch so leichten Ast. Sand wirbeln lediglich galoppierende Reiter auf, ein schwer beladener Esel oder ein Wanderer auf seinem Weg ins Tal. Kühle entsendet allein der sich im Vordergrund ausbreitende tiefdunkle Schatten. Mächtig und erhaben verzaubert die Sonnenstrahlung eine imposante Landschaft, in die sich die Menschen mit ihren Alltagsgebärden harmonisch einfügen. Bei diesem Panorama ist der Golf von Neapel auf der rechten Seite vom Monte Calvario mit dem Kloster San Martino und der Stadtfestung Castel Sant'Elmo begrenzt, links vom rauchenden Vesuv, den der Königspalast von Capodimonte zum Teil verdeckt. Vom Fuß des Vesuvs spannt sich ein Bogen nach rechts über das Lattarigebirge zum langgestreckten Höhenzug der Halbinsel Sorrent, der zum rechten Bildrand hin in einem fast geisterhaft wirkenden gelben Farbschleier am Horizont die Insel Capri einschließt.

Beinahe sakral wirkt die atmosphärische Beleuchtung, die Natur und gestaltete Landschaft gleichermaßen erfaßt.
Eine Einheit gehen Natur und Architektur auch in der Zeichnung *Ischia* (Abb. 96a) ein, aus der sich die von Menschen gestalteten Elemente nur zögerlich und schrittweise für den Betrachter herausschälen. Der Blick überfliegt in dem weiß gehöhten Prospekt die kleine sumpfige Bucht von S. Alessandro, die Stadt Ischia bis zum aragonischen Schloß auf dem majestätischen Felsen in der Ferne, an dem sich die Meereswellen brechen. Links hinter der Insel Procida, dem Golf von Bajae und Miseno weist unverkennbar die Gestalt des Vesuv mit seiner Rauchsäule auf das Lattarigebirge hin, um schließlich in der Halbinsel von Sorrent auszuklingen. Im Vordergrund erkennt man ein Paar, das miteinander plaudernd seines Weges zieht.
Auch das in diesem Jahr entstandene Aquarell *Blick auf Capri von Massa Lubrense aus* (Abb. 108) zollt der Natur liebevollen Respekt. Trotz der klaren Luft wirkt die Darstellung nicht eisig, warme Grün- und Braunwerte verbreiten vielmehr eine freundliche Stimmung.
Von solchen lebendigen Schilderungen, ja Lobeshymnen auf die Landschaft Süditaliens blieben auch die durchreisenden Touristen jener Zeit nicht unberührt. In der Tat fanden Götzloffs Ansichten bei Italienreisenden als Erinnerungsbilder guten Absatz – eine Einnahmequelle, auf die der Künstler angesichts seiner finanziell prekären Lage dringend angewiesen war. Gefragt waren »berühmte Landschaftsblicke«[78], die die südländische Ferne so zeigten, wie sie die Besucher in Erinnerung behalten wollten: friedlich, harmonisch und vor allem wiedererkennbar. Daß die Arbeit an den in Serien produzierten Ansichten kaum Spielraum ließ für eventuelle Experimente mit neuen Motiven, Farben oder bildnerischen Gestaltungen, liegt auf der Hand.

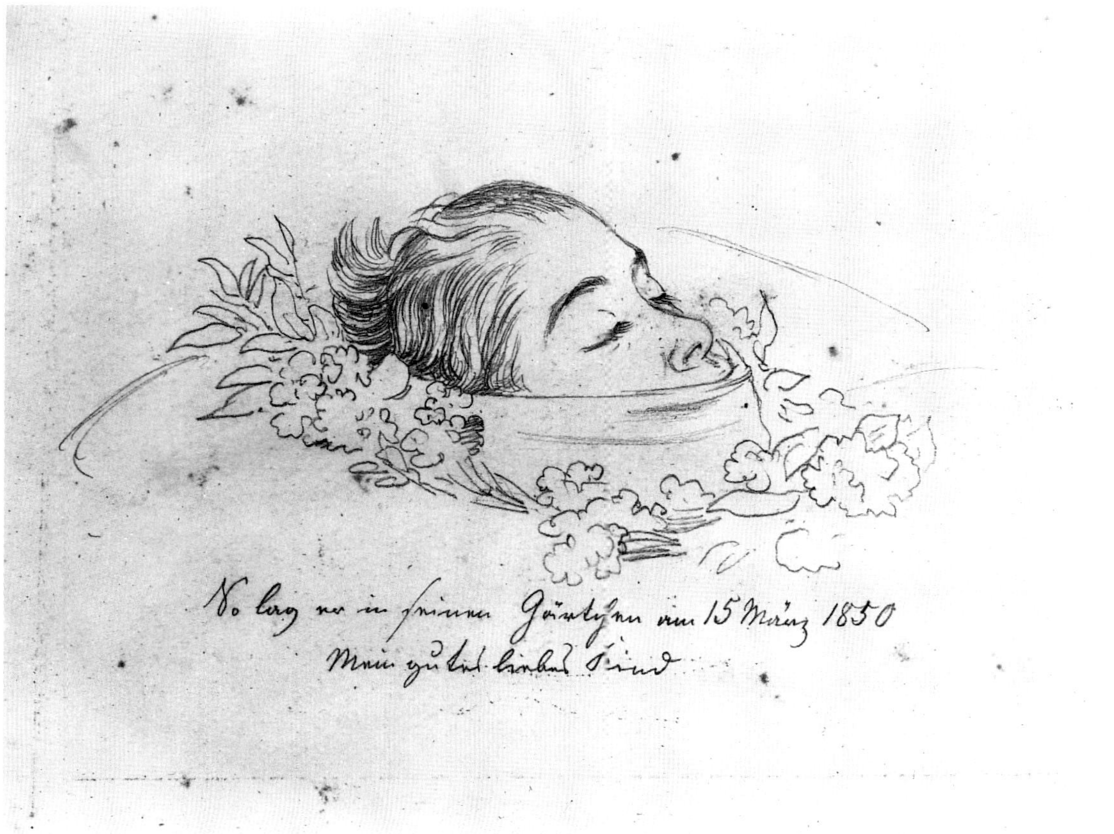

97 *Bildnis des verstorbenen Sohnes Hugo Richard*, 15. 3. 1850; Bleistift auf Papier, 21,5 x 22,6 cm; Privatbesitz

Auch stand es damals mit Götzloffs privaten Bedingungen für eine ungehemmte künstlerische Innovations- und Risikobereitschaft nicht zum besten. Die Jahre ab 1850 zeichnen sich in Götzloffs Biographie als einzige Tragödie aus, die selbst vor seinem Privatleben nicht haltmachte. Im März 1850 starb sein ältester Sohn, Hugo Richard, im Alter von 15 Jahren. In einer Zeichnung des verstorbenen Sohnes (Abb. 97) skizziert er mit zart modellierender, fragil vibrierender Linie das kindliche, entspannte Antlitz.

Ästhetisch reizvoll korrespondiert das wellige Haar mit der in nur wenigen Strichen angedeuteten Blumengirlande, die dem Blatt etwas Stillebenhaftes verleiht. Gefaßt und gefühlvoll war der Künstler hier am Werk, dessen Widmung »So lag er in seinem Gärtchen am 15. März 1850 – Mein gutes liebes Kind« den Einklang mit dem Zyklus der Natur zum Ausdruck bringt. Trennen mußte sich der Vater bald auch von dem zweiten Sohn, Karl Hermann, den er fürsorglich 1852 Pastor Bellermann anvertraute, in der Hoffnung, ihm in Berlin eine bessere Bildungschance und Zukunft zu ermöglichen.

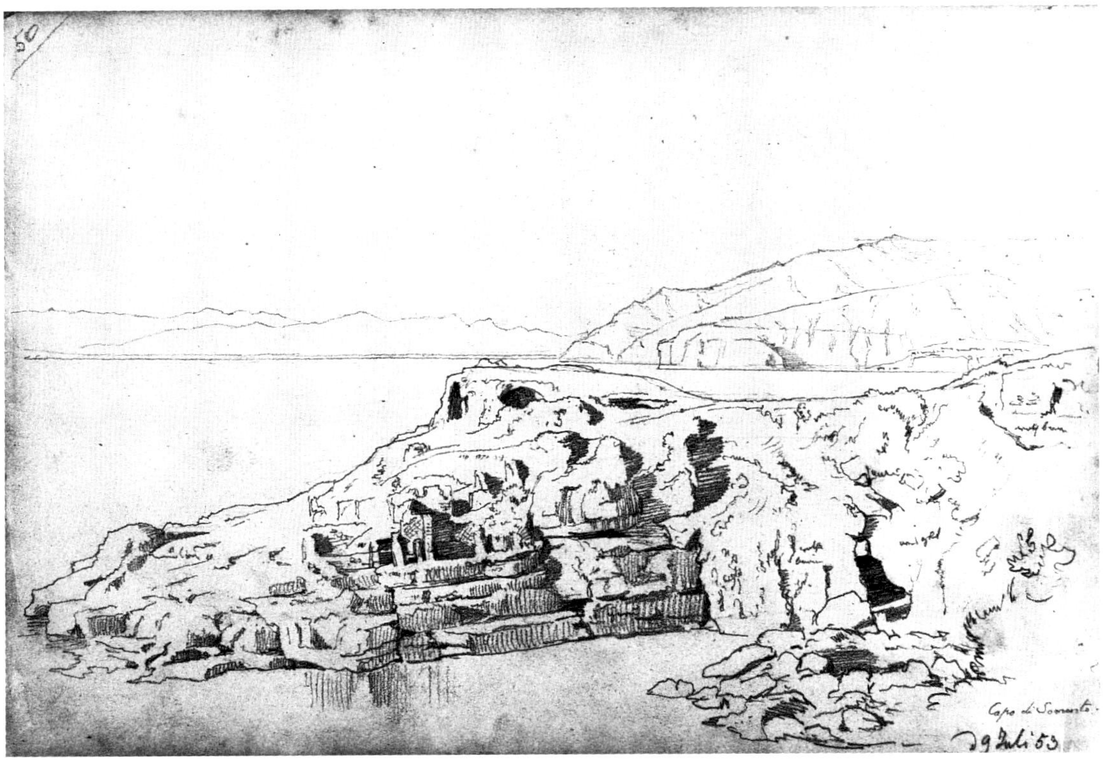

98 *Capo di Sorrento*, 9. 7. 1853; Bleistift auf Papier, 17 x 24,5 cm; Rom, Nationalgalerie

Wenige Jahre später mußte Götzloff schließlich von seiner Ehefrau Louisa Abschied nehmen, die im Herbst 1855 verstarb. Viele Bildnisse von ihr[79] zeugen von ihrer bereitwilligen Geduld als Modell. Wenig überliefert ist dagegen von ihren eigenen Talenten, an die sich der Berliner Numismatiker Julius Friedländer (1813–1884) erinnert. Louisa sang und musizierte nicht nur zum Wohlgefallen ihrer Gäste, sondern war auch eine begabte Zeichnerin. Friedländer, ebenfalls ein gerne gesehener Gast des Hauses, teilte am 9. 12. 1855 seinem Freund Mommsen bestürzt den Tod der »Signora« mit:

»Es betrifft die arme Signora, schon seit einem Jahre war sie leidend, an der Brust, Ende Oktober hat es sich plötzlich verschlimmert, und am 18 Nov. morgens früh ist sie nach langem und schwerem Todeskampf gestorben, ergeben und gefaßt, doch die Trennung von den Kindern ist hart angegangen... Eduard Philippi (1825–1852, Jurist, Neffe J. Friedländers; d. Verf.) wußte nicht genug zu erzählen, wie wundersam ihr Zeichentalent sich in diesen Jahren entwickelt habe, große Aquarelle habe sie gemalt, nicht kopiert, die auch gar nichts Dilettantisches mehr gehabt hätten, in der schönsten Farbharmonie. Natürlich immer ohne Unterstützung, ›verbotene Früchte‹ habe sie die Zeichnungen genannt.«[80]

Zur Milderung solcher Schicksalsschläge dürfte die Auszeichnung Götzloffs als Ritter im »Orden des Leopolds König der Belgier« durch den belgischen König im Jahre 1852 wenig beigetragen haben. Das verliehene Wappen nahm der Maler gern an. Lieber wäre ihm gewiß eine Aus- oder Anstellungszusage gewesen, vor allem aus Berlin; denn rückläufig war auch die Nachfrage nach Veduten, da Gönner und Touristen im damals politisch unruhigen Italien ausblieben. Von den sporadischen Reisen in angrenzende Regionen, wie die Schweiz und Genua im Mai 1852 oder Sorrento und Amalfi im Sommer 1853, ließ Götzloff aber, stets auf der Jagd nach malerischen Sehenswürdigkeiten, trotz alledem nicht ab. Selbst der Anziehungskraft landschaftlich vertrauter Motive erlag der vereinsamte Künstler immer neu, wie die auf den 9. Juli 1853 datierte Zeichnung *Capo di Sorrento* (Abb. 98) zeigt. Der äußerste Punkt des Kaps dient als Blickfang. In auffälligen Parallelschraffuren heben sich die Reste der antiken Villa des Pollius Felix aus dem Felsen hervor. Die erst kürzlich vom italienischen Staat in den Zustand des 18. Jahrhunderts wieder überführte Ruine offenbart sich nur Schiffsreisenden auf dem Weg von Sorrent nach Capri oder Wanderern, da bis heute keine Straße hierher ausgebaut wurde. Besuch erhält die Ruine bislang hauptsächlich von Badenden, die allerdings eher das saubere Meerwasser suchen. Götzloff findet sichtlich Gefallen am Nebeneinander von Architektur und Natur, die im Lauf der Jahrhunderte zu einer neuen harmonischen Einheit verschmolzen sind. In der knapp 30 Jahre zuvor an diesem Ort entstandenen lavierten Zeichnung galt sein Augenmerk der Weite der Landschaft, die er nach dem Vorbild holländischer Wanderlandschaften vor dem Betrachter ausgebreitet hatte. In *Capo di Sorrento* (Abb. 98) verleitet das originelle, charaktervolle Detail nicht zum Übersehen, sondern verlockt zur Einzelbetrachtung. Die Zeichnung ist ein Zeugnis von Fleiß und Ausdauer, ungeachtet der Not dieser Tage.

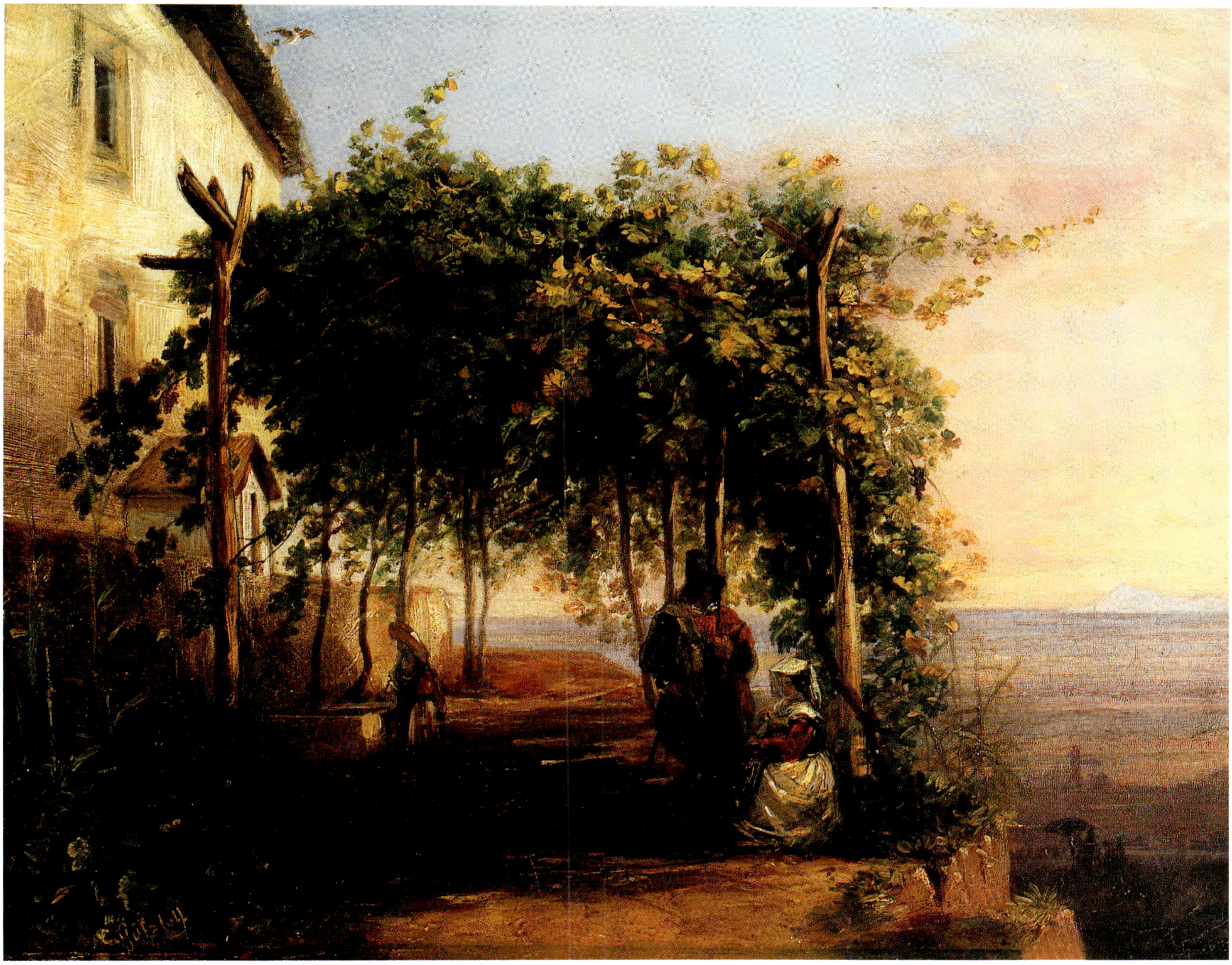

99 *Über dem Golf von Neapel*, um 1833; Öl auf Leinwand, 29 x 40 cm; Privatbesitz (Kat. 66)

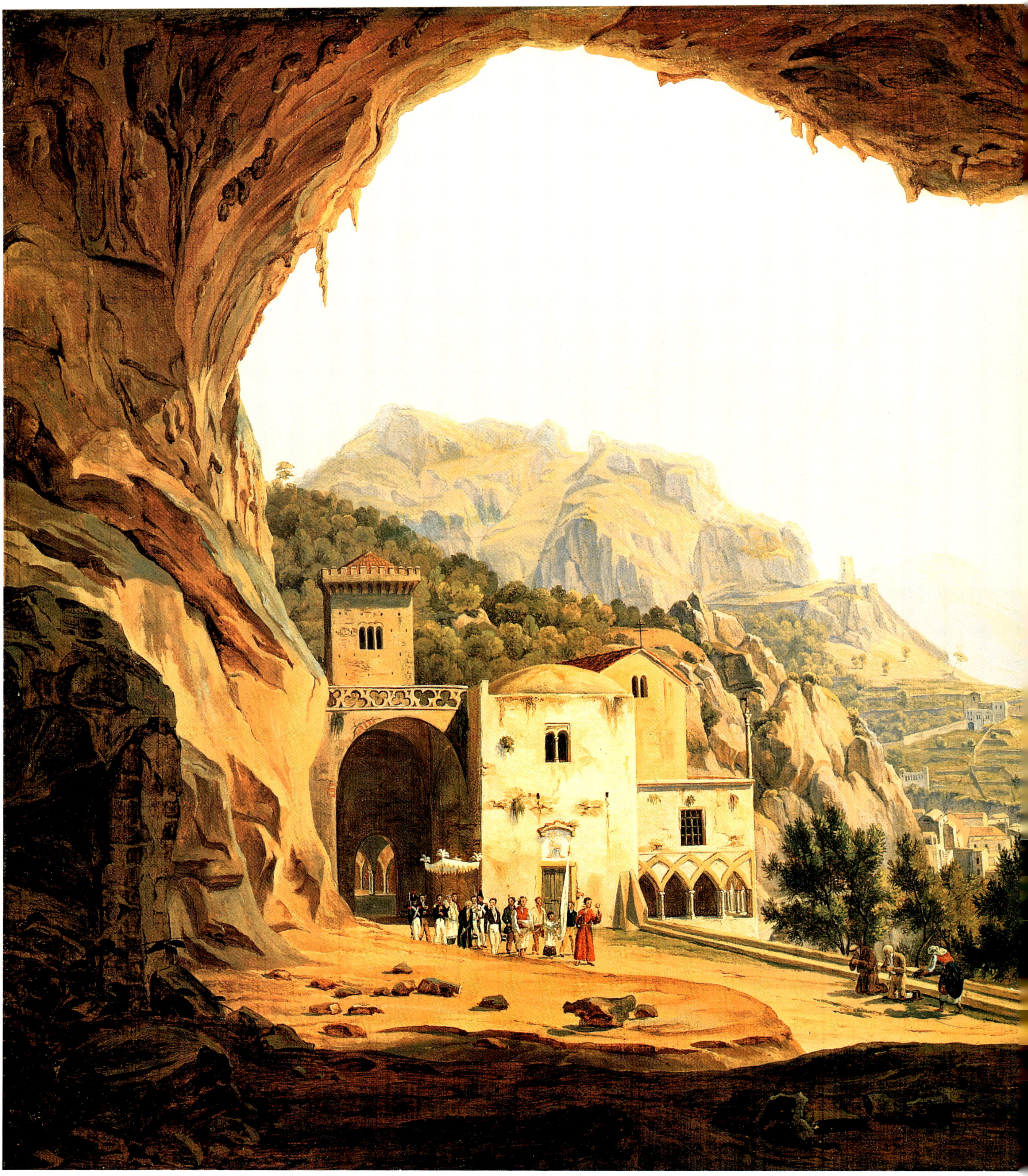

100 *Blick aus einer Felsengrotte auf die Küste von Amalfi*, um 1842; Öl auf Leinwand, 39,5 x 54 cm; Schweinfurt, Sammlung Schäfer (Kat. 92)

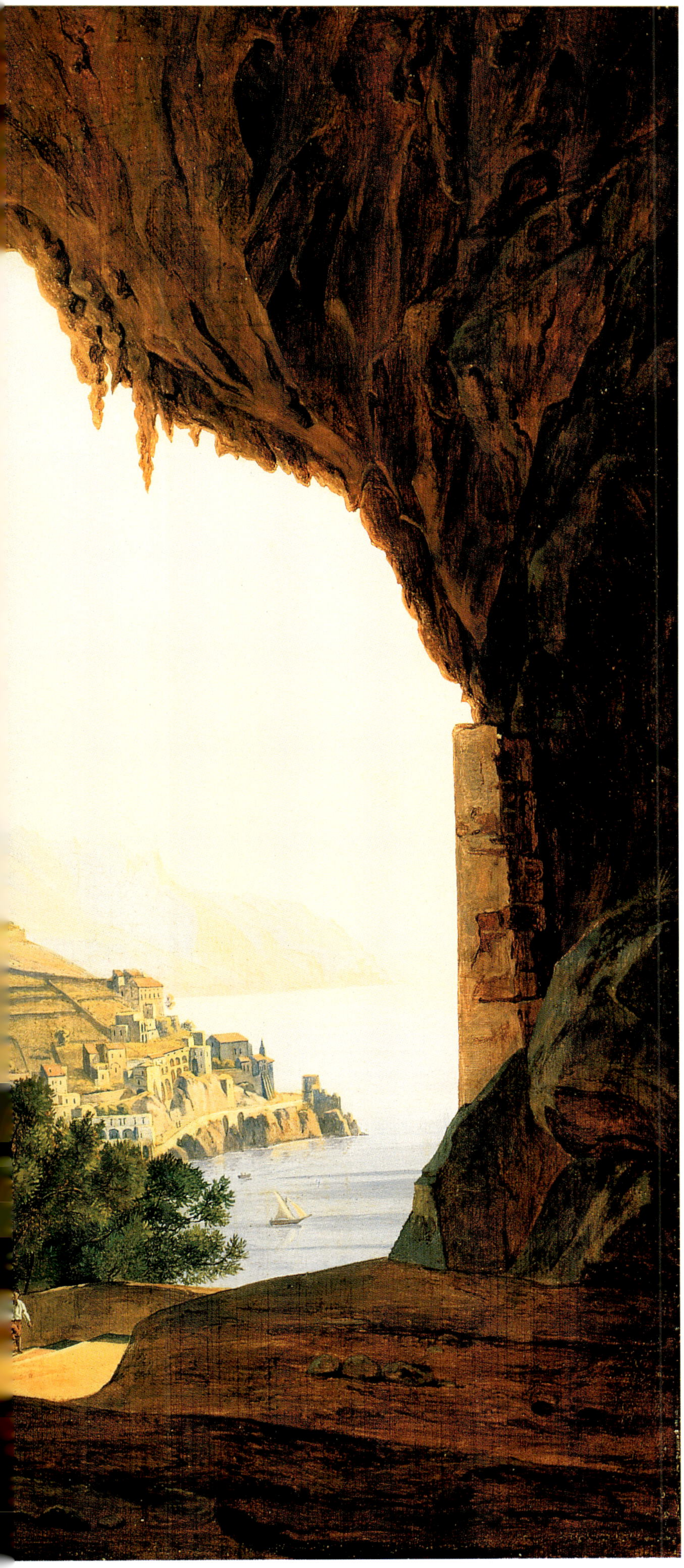

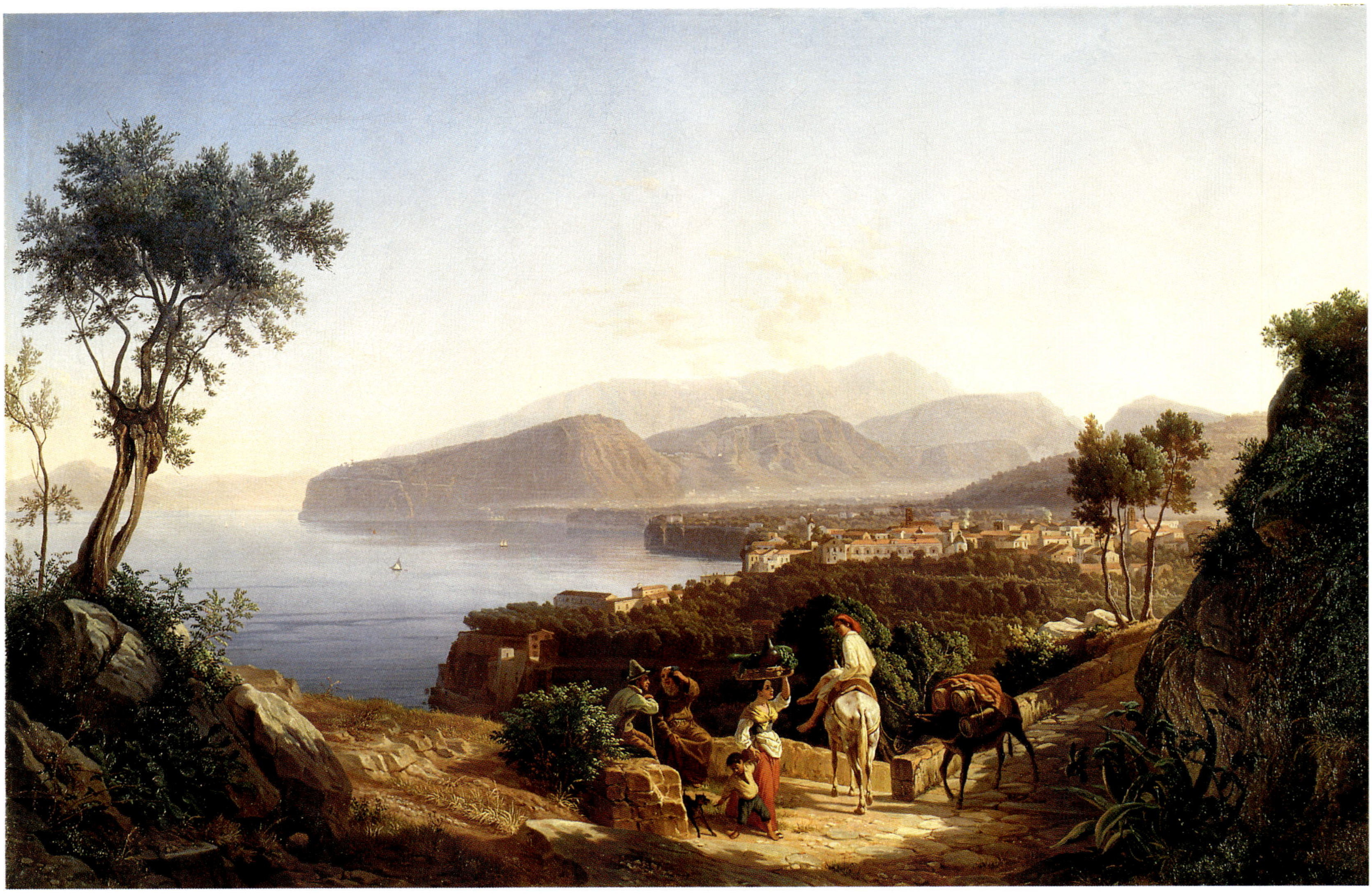

101 *Blick auf die Bucht von Sorrent mit dem Vesuv*, um 1845; Öl auf Leinwand, 66 x 107 cm; München, Kunsthandel (Kat. 95)

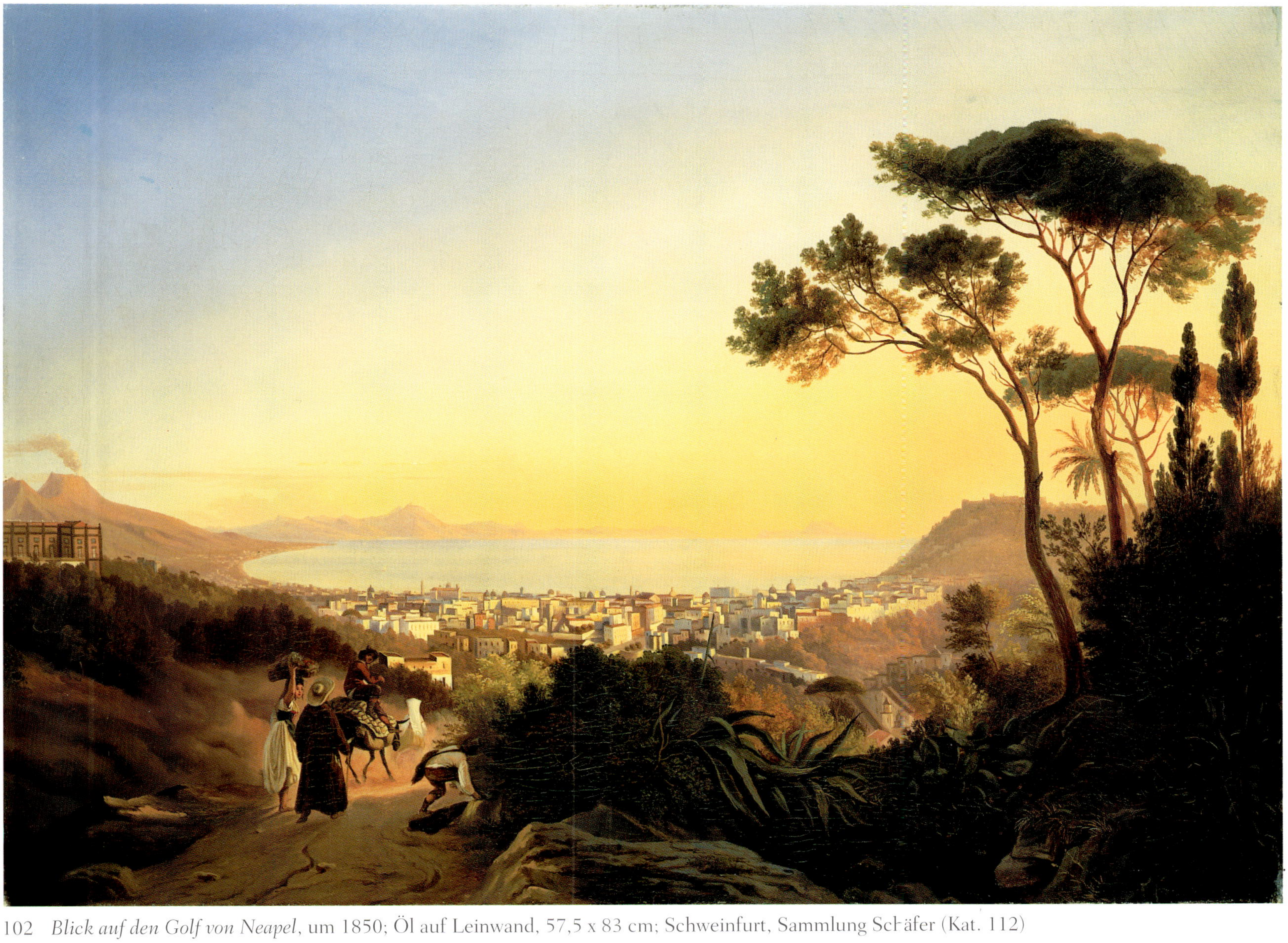

102 *Blick auf den Golf von Neapel*, um 1850; Öl auf Leinwand, 57,5 x 83 cm; Schweinfurt, Sammlung Schäfer (Kat. 112)

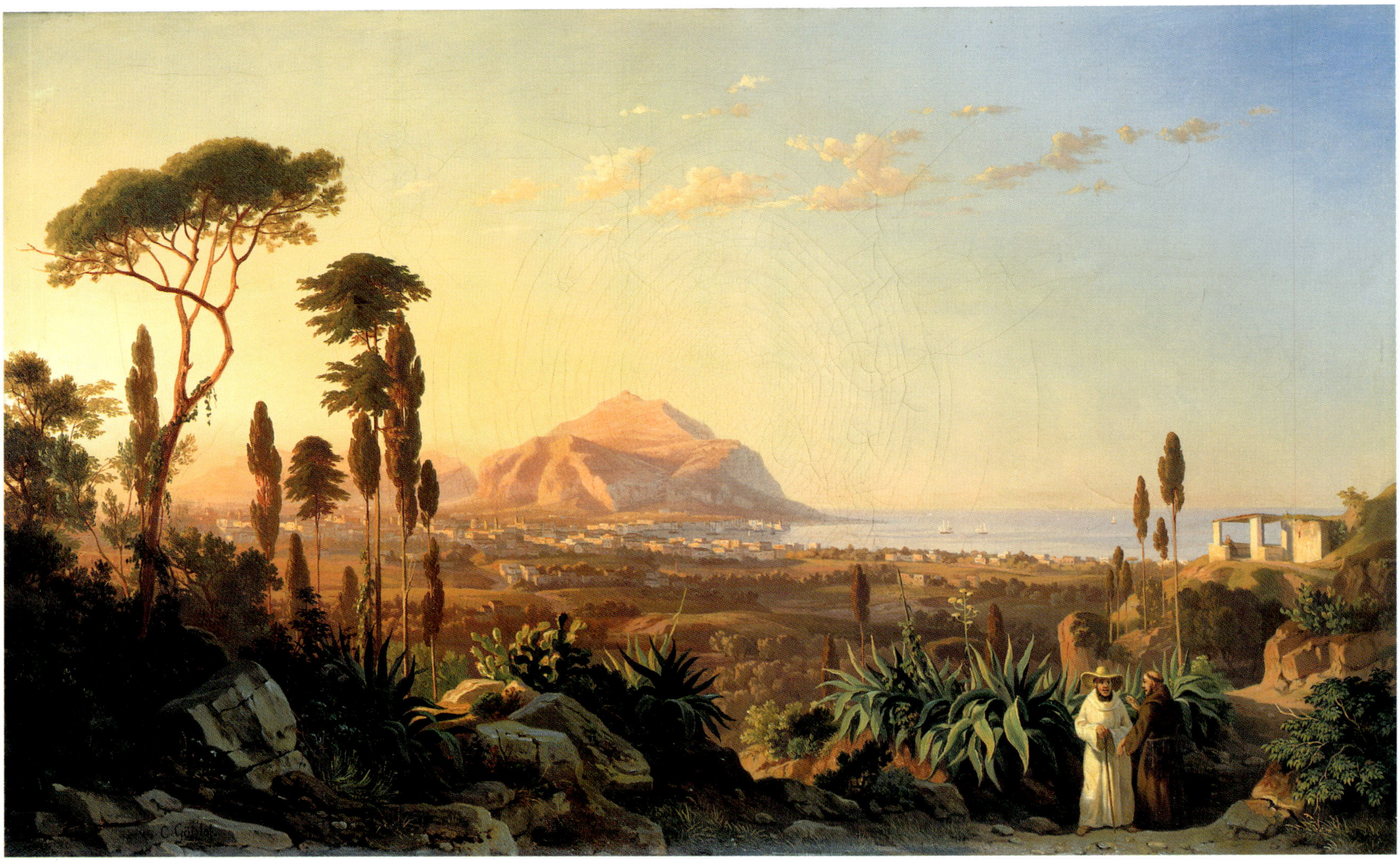

103 *Palermo mit dem Monte Pellegrino*, um 1850; Öl auf Leinwand, 39 x 62 cm; Hamburg, Kunsthalle (Kat. 119)

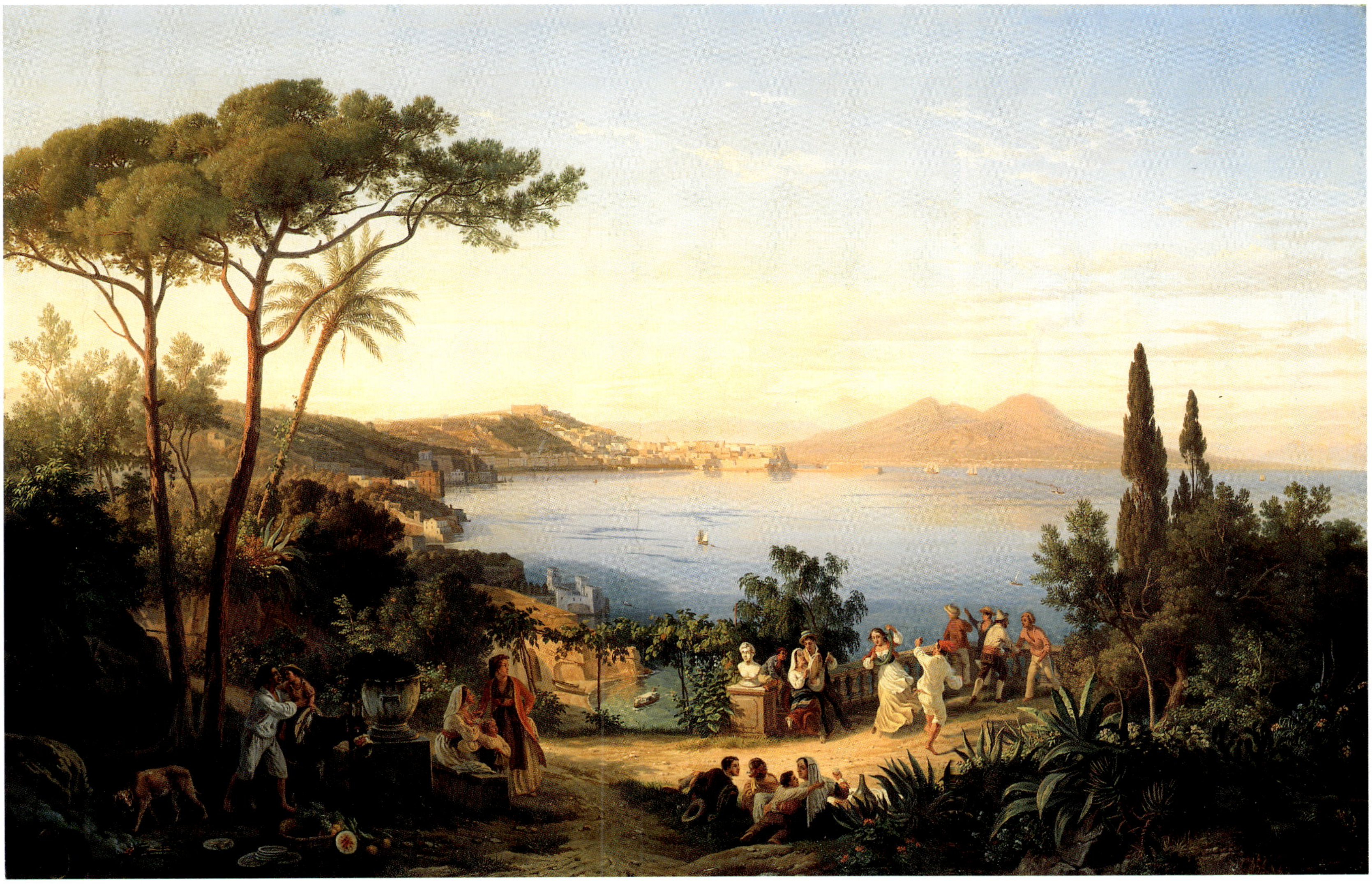

104 *Bucht von Neapel mit tanzenden Italienern*, um 1850; Öl auf Leinwand, 86 x 133 cm; Privatbesitz (Kat. 114)

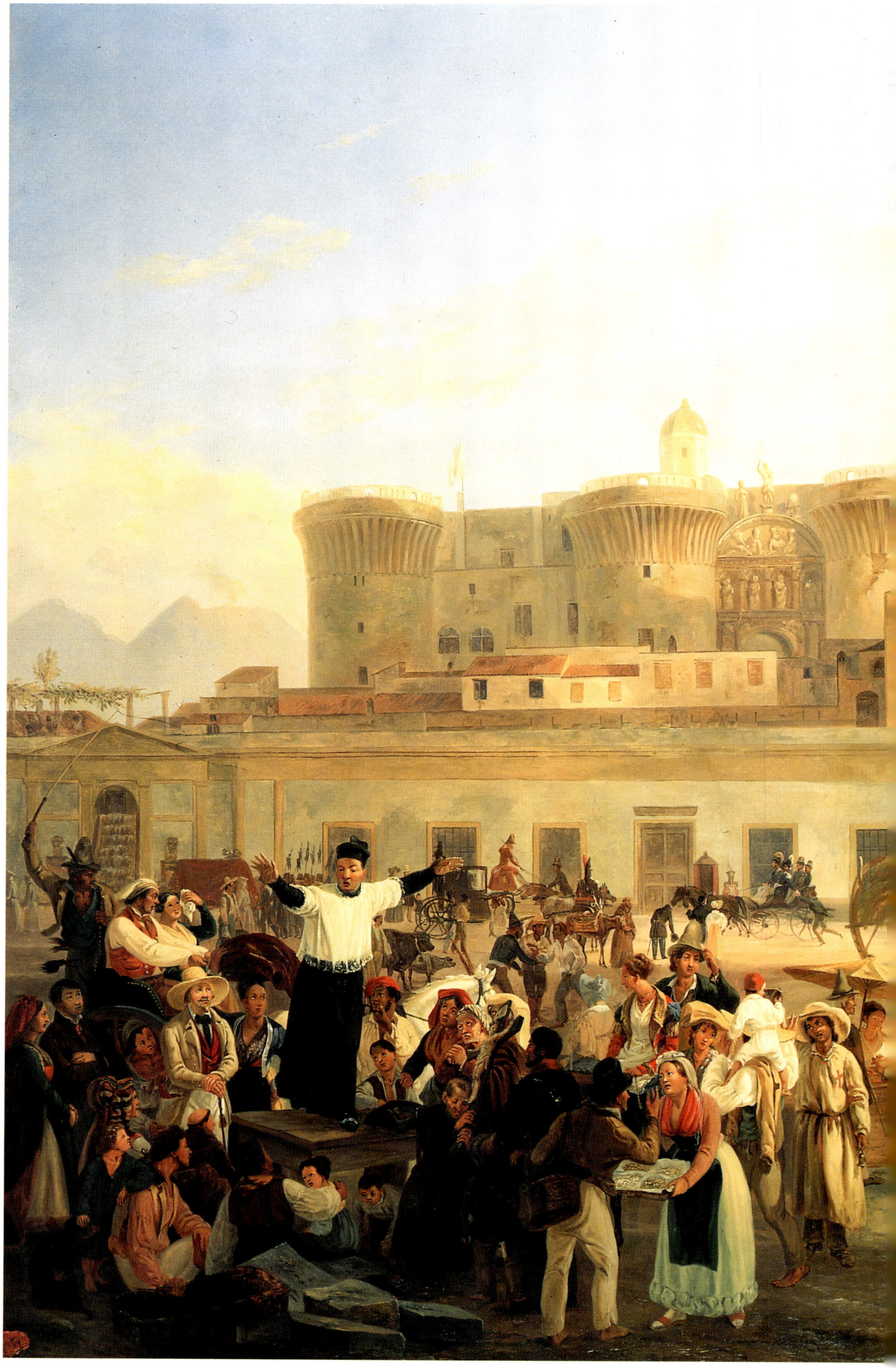

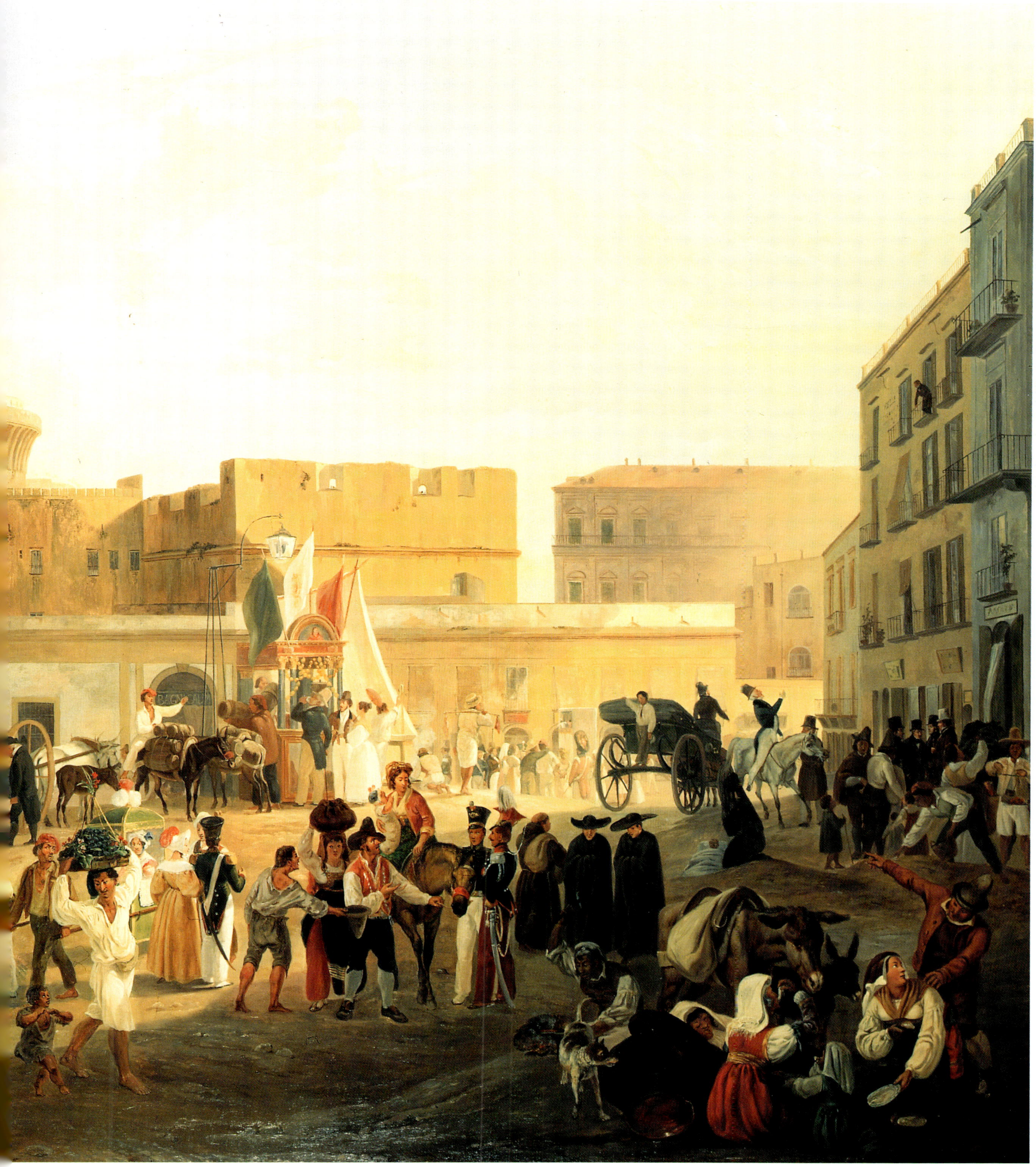

105 *Neapolitanisches Volksleben am Largo di Castello*, um 1850; Öl auf Leinwand, 104 x 164 cm; Privatbesitz (Kat. 110)

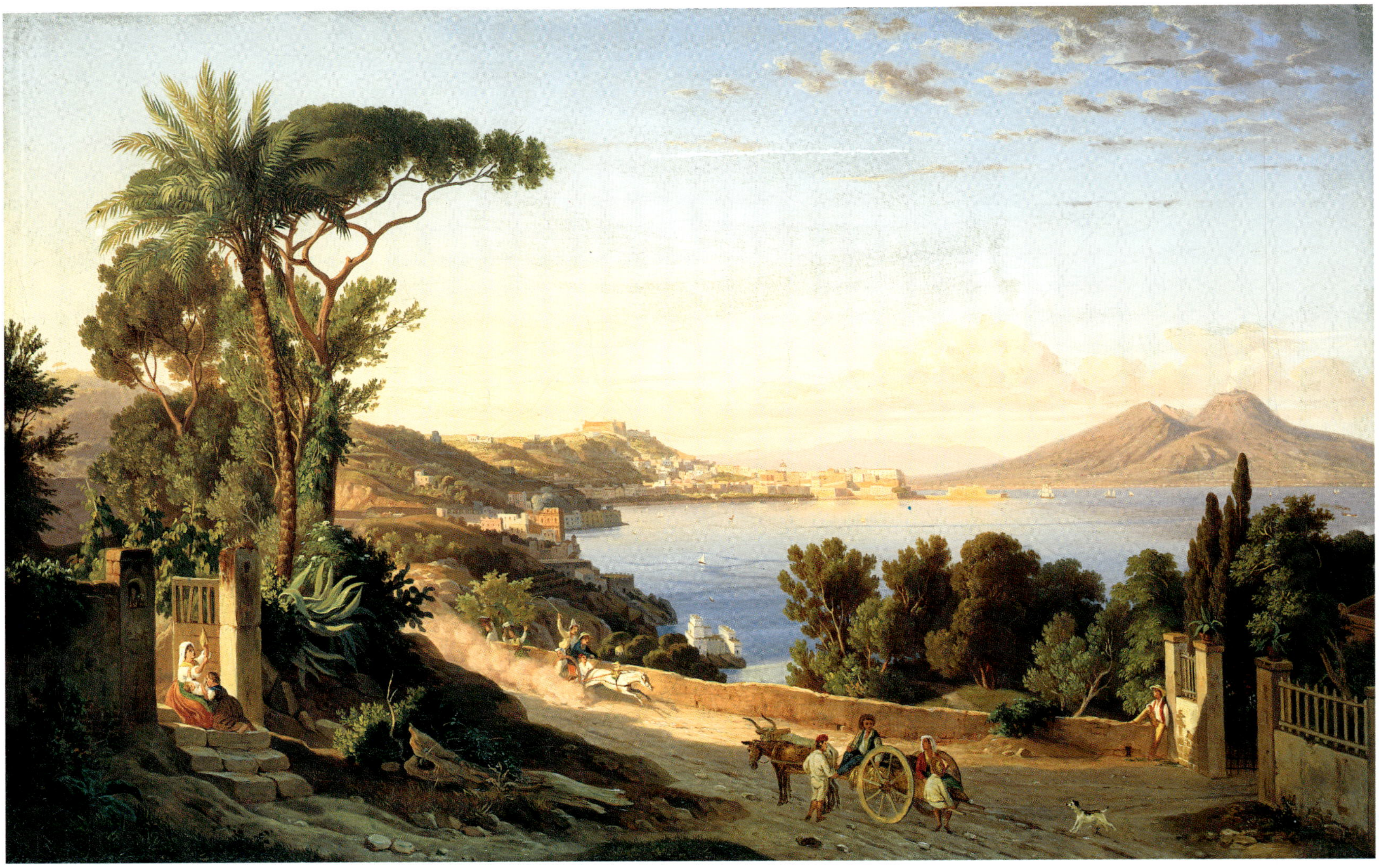

106 *Ansicht von Neapel*, um 1850; Öl auf Leinwand, 38,5 x 61,2 cm; Hamburg, Kunsthalle (Kat. 108)

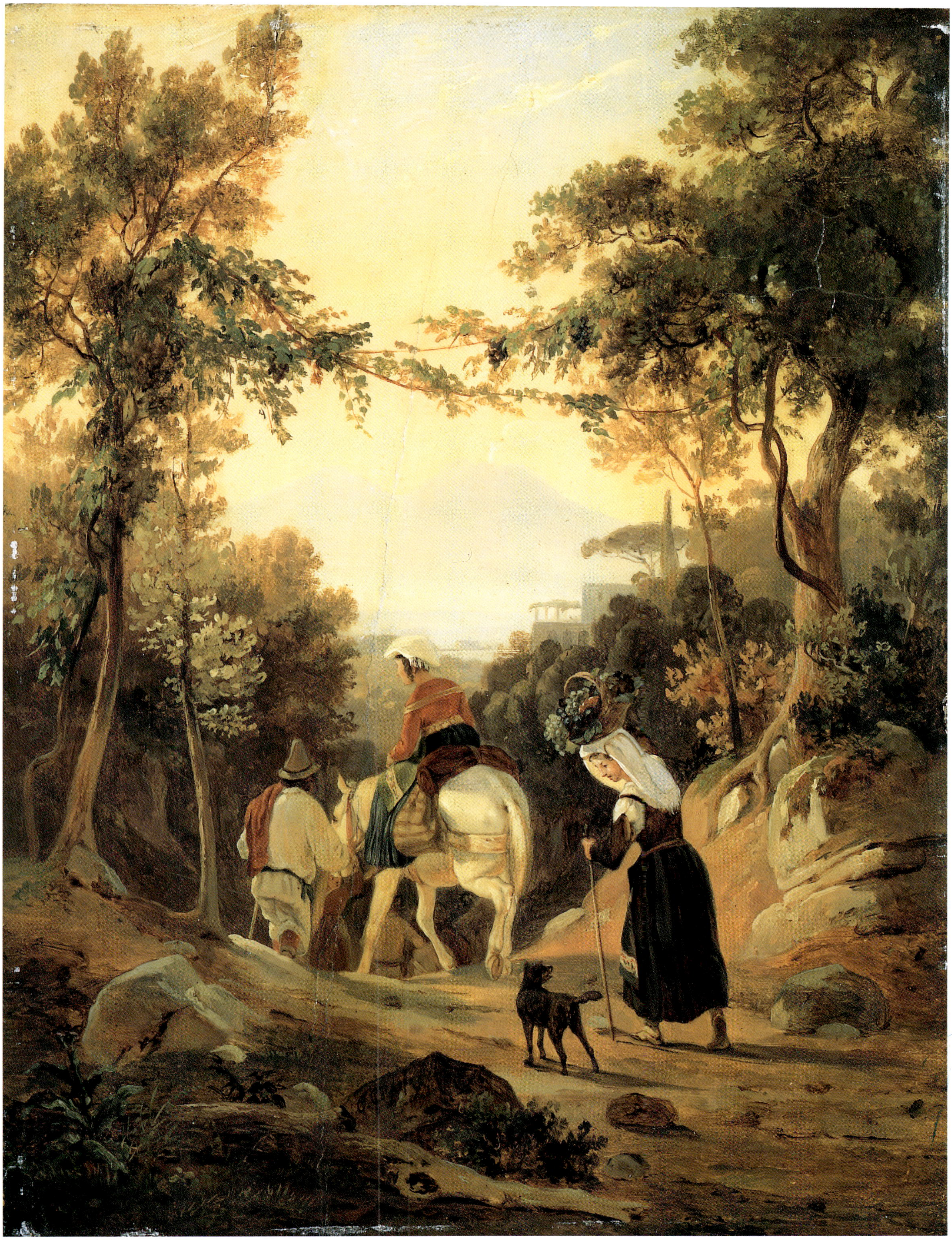

107 *Italienische Landschaft mit Landleuten*, um 1845; Öl auf Holz, 19 x 24 cm; Privatbesitz (Kat. 93)

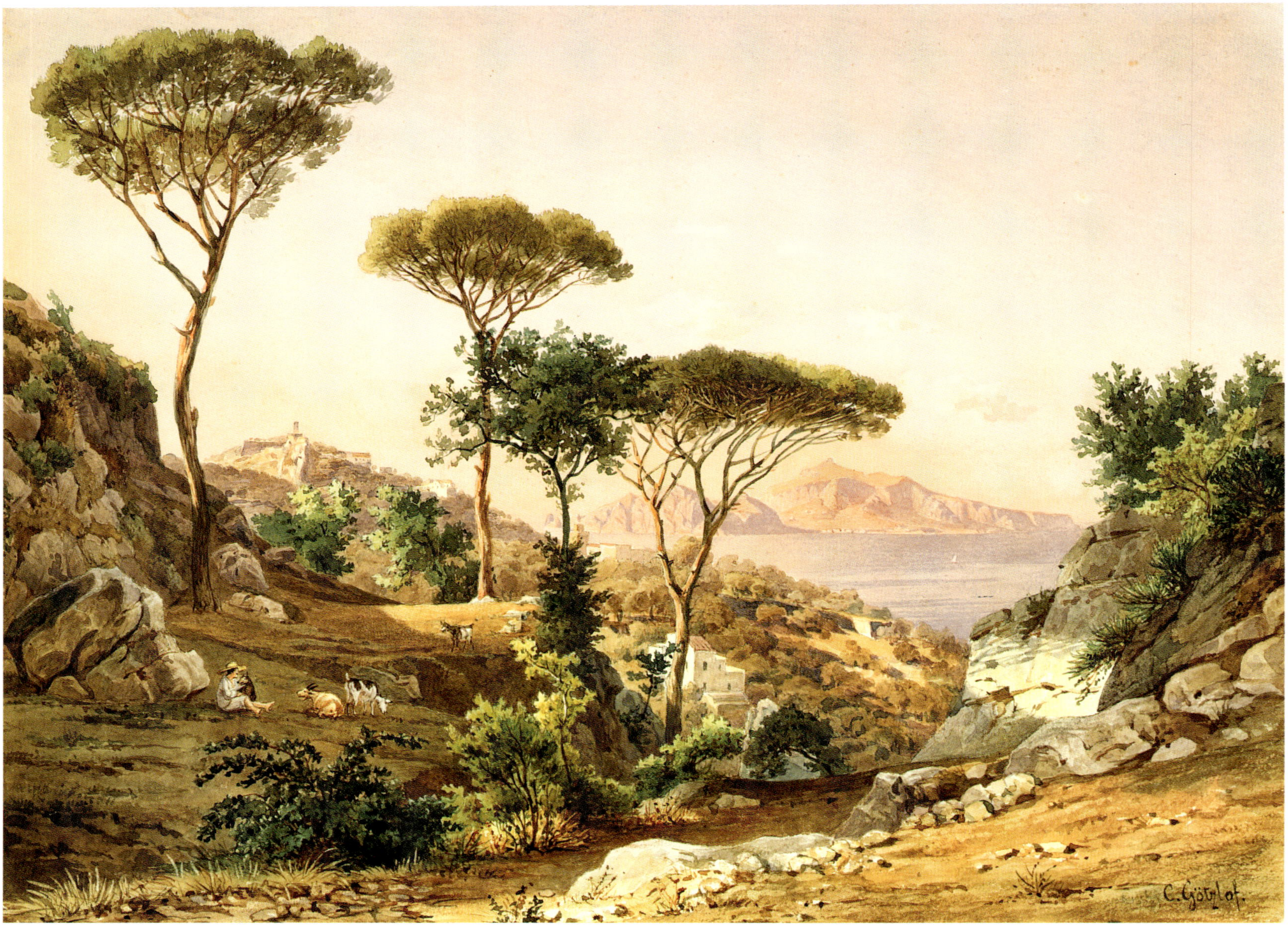

108 *Blick auf Capri von Massa Lubrense aus*, um 1850; Aquarell auf Papier, 24 x 33,2 cm; Privatbesitz

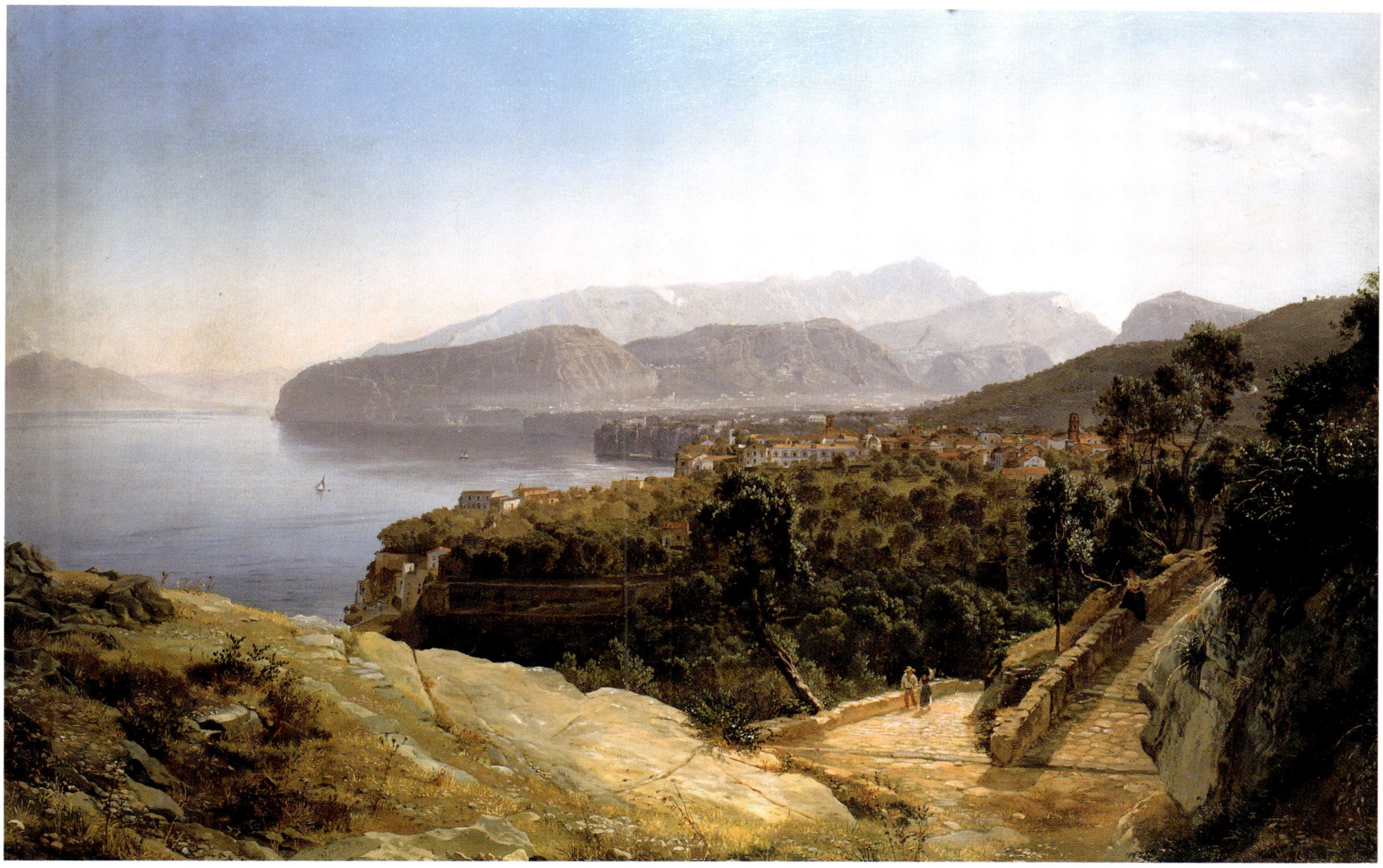

109 *Die Küste von Sorrent mit dem Vesuv*, Juli 1856; Öl auf Pappe, 48 x 68 cm; Levanto, Claudio Emmer (Kat. 124)

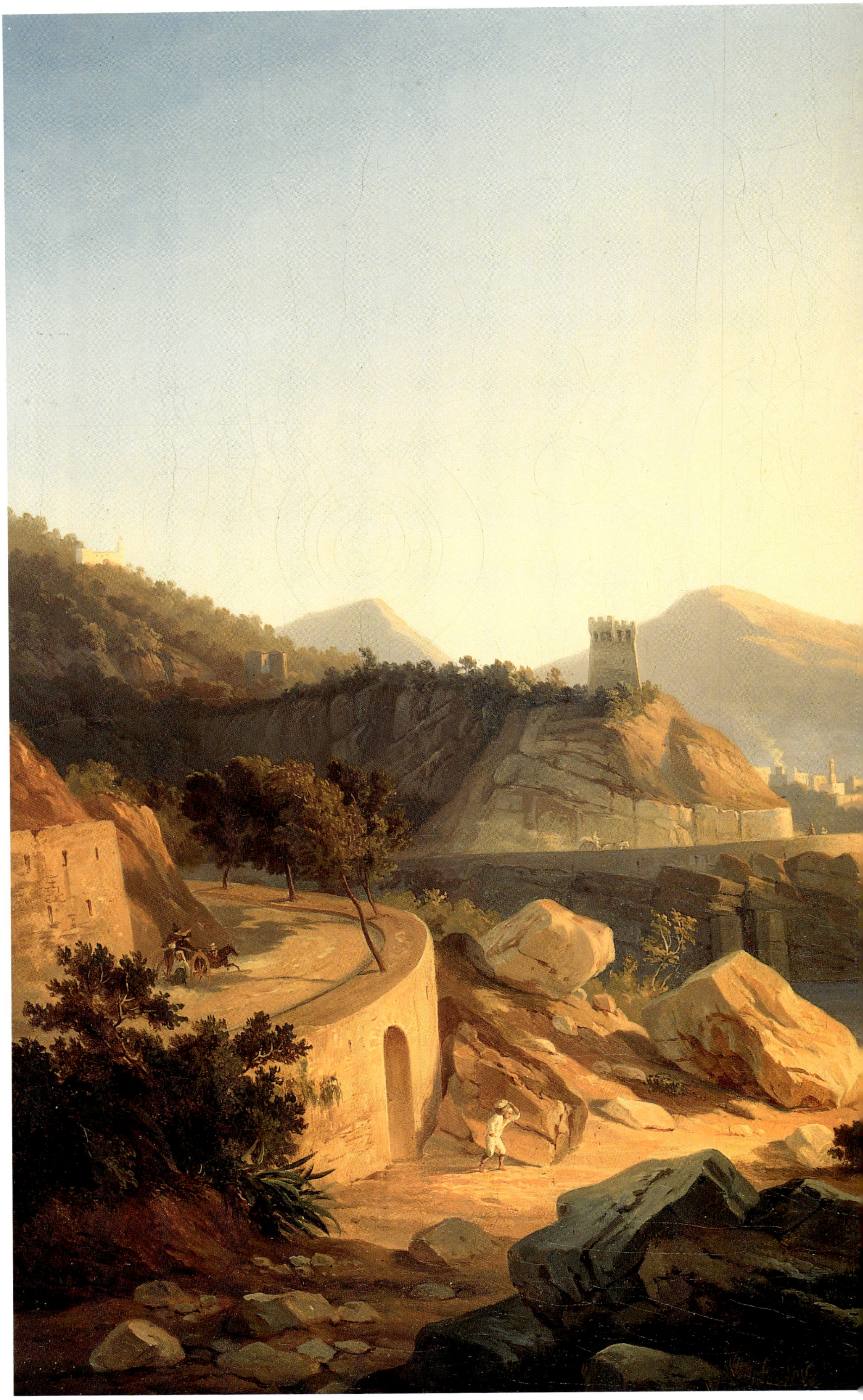

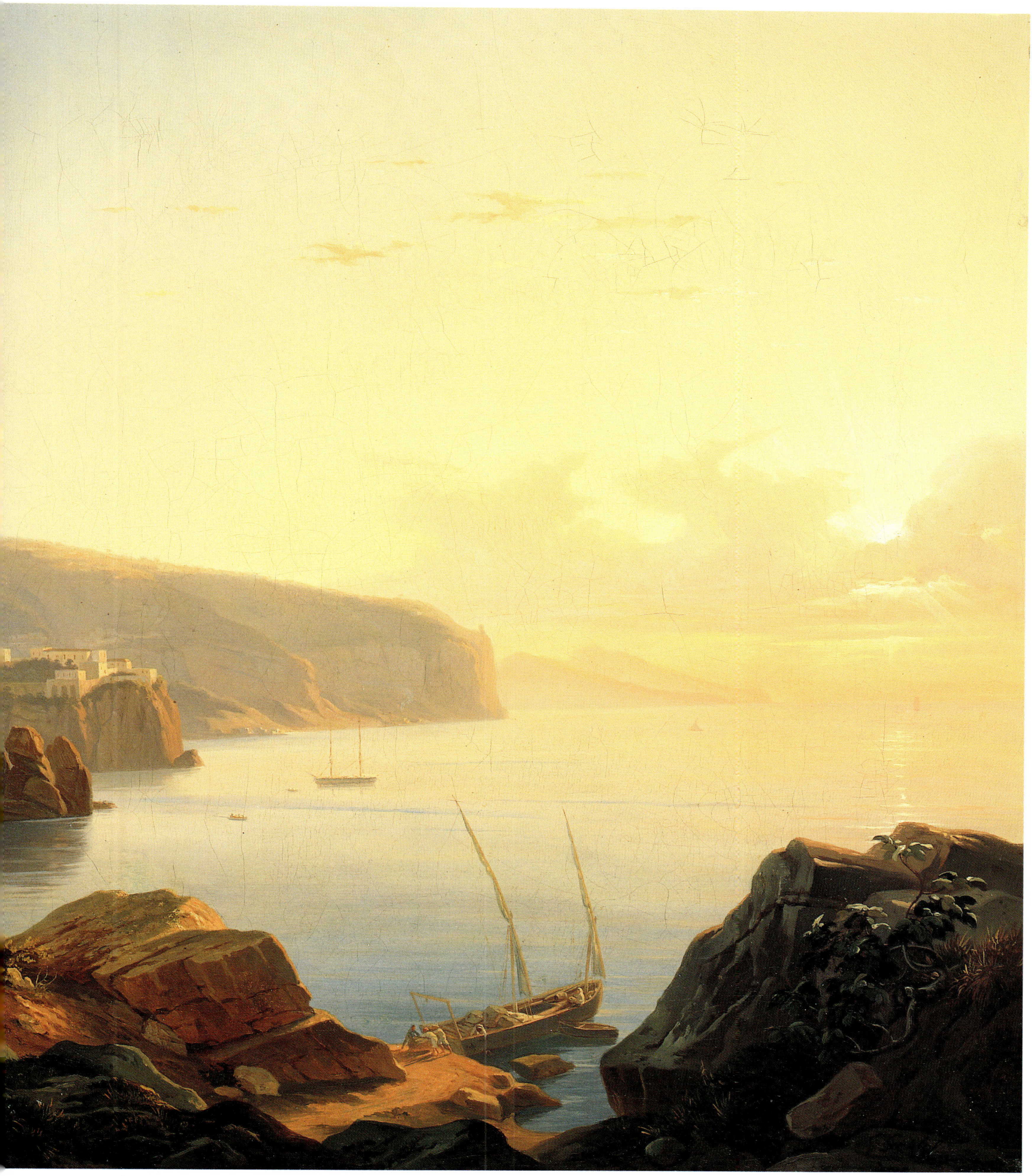

110 *Der Golf von Sorrent bei Vico*, um 1855; Öl auf Leinwand, 50 x 76 cm; Privatbesitz (Kat. 123)

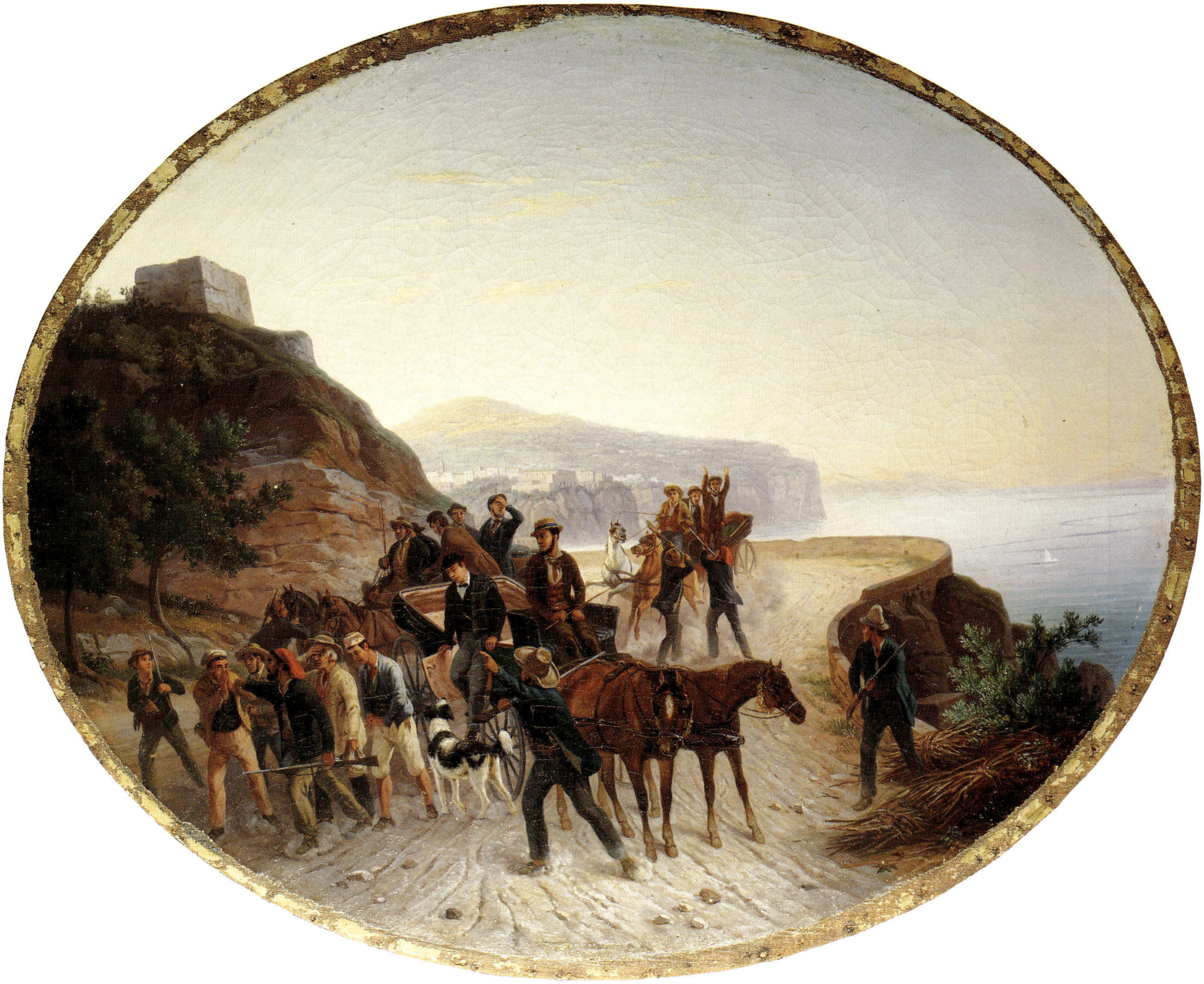

111 *Gefangennahme von Guido Edmondo*, um 1864; Öl auf Leinwand, auf Holz gezogen, oval 47 x 60 cm; Levanto, Claudio Emmer (Kat. 129)

1855–66
Als Pendler zwischen zwei Heimatländern

Nach dem Tod seiner Frau verstärkte der 56jährige Künstler seine Anfragen nach einer Beschäftigung in Deutschland, das in jenen Jahren von den innen- und außenpolitischen Krisen der Reaktionszeit heimgesucht war. Auch dieses Mal fruchteten die postalischen Versuche nicht, so daß Götzloff sich 1857 gezwungen sah, seine Sorrent-Studien zu unterbrechen, um auf eigene Faust nach Dresden zu reisen. Es war der erste Besuch in seiner Heimatstadt nach über 20 Jahren, seit der Einführung seiner Braut in die Familie im Jahre 1835; es sollte auch der letzte sein, da er trotz persönlicher Vorstellungsgespräche keine Anstellung erhielt. Nicht einmal der inzwischen erfolg- und einflußreiche Freund Ludwig Richter, den er am 28. Juni in Dresden traf,[81] konnte ihm weiterhelfen. Der in seinen Erwartungen enttäuschte Maler unterzog sich anschließend noch einer zweiwöchigen Kur in Karlsbad, die ihn zumindest physisch erholt am 25. Juli den Heimweg in die zweite Heimat antreten ließ. Doch auch in Sorrent war ihm keine bessere Zukunft beschieden. Die großen Aufträge blieben weiterhin aus. Sogar die drei 1861 in Dresden ausgestellten Ansichten von Neapel, Sorrent und Palermo fanden keine Abnehmer, so daß seine Schwester Karola Theile sie ihm 1862 nach Neapel zurückschickte. So mußte sich Götzloff mehr oder weniger auf den Verkauf seiner Veduten beschränken, deren verinnerlichte Motive ihm leicht von der Hand gingen. Aus dem schmalen Budget finanzierte er den Unterhalt für den mittlerweile in Wien lebenden Sohn Karl Hermann oder bezahlte Lösegeld für den jüngsten, Guido Edmondo, der im Heer Garibaldis als Soldat diente und 1864 in Gefangenschaft geriet.

In dem im selben Jahr entstandenen Ölbild *Gefangennahme von Guido Edmondo* (Abb. 111, Kat. 129) ist die das Geschehen hinterfangende Landschaft zwar noch wiedererkennbar, doch trotz ihrer feinfühligen Darstellung nicht mehr um ihrer selbst willen abgebildet. Sie wird zur authentischen Kulisse »degradiert«, vor der sich die Szene der Gefangennahme abspielt. Abgebildet ist der sich zwischen Sorrent und Neapel entlang der Küste kurvenreich windende Weg. Über Vico Equense im Mittelgrund gleitet der Blick in einer diagonalen Staffelung von der Anhöhe links oben bis zum Ausläufer des Monte Faito rechts im Hintergrund, der steil ins Meer abfällt. Daran schließt sich unmittelbar die auslaufende Küste von Sorrent an, die von der Sonne ebenso erleuchtet wird wie die ganz rechts über dem Horizont in zartem Rot erscheinende Insel Capri.

Von dem dramatischen Ereignis der Gefangennahme existiert ein Dokument. Edmondo schreibt an seinen Vater, der im Hotel di Roma in Sorrent weilt: »Lieber Vater, bin gefangen worden und kann freigelassen werden, wenn die Summe von zweitausend Dukaten bezahlt wird. Umarme für mich Oscar (jüngerer Bruder; d. Verf.). Euer Sohn, Edmondo Götzloff. Wenn dieser Betrag nicht bezahlt wird, sind wir verloren. Ihr könnt das Geld unverzüglich an den Überbringer dieses Briefes geben. Seht Ihr, wie Ihr die Sache lösen könnt.«[81a]

In dem knapp zehn Jahre früher diesen Ort abbildenden Gemälde *Der Golf von Sorrent bei Vico* (Abb. 110, Kat. 123) meint man bisweilen unterschwellig einen nostalgisch schwermütigen Ton zu vernehmen. Sperrig und wie ein Block kontrastieren die Felsen und Felsvorsprünge mit dem sanft wogenden Spiegel des Meeres. Hinter einer tief schwebenden Wolke bahnt sich die aufgehende Sonne mühsam ihren Weg und wirft ein Bündel aus parallelen, horizontalen Lichtstreifen auf das Meer. Vereinzelte Lichtreflexe funkeln und tanzen auf Blättern und Felsen, die ansonsten noch im tiefsten Schatten liegen. Auf seinem Felsenpodest überragt der alte Wachturm das Kap Orlando, über dem majestätisch mit warmer, gelborangefarbener Aura die Sonne aufgeht. Im ersten Morgenlicht zeichnen sich minaturhaft kleine Fischerboote ab. Ein weiteres Boot taucht im Mittelgrund aus der Dämmerung auf, dem sich zwei kleine Ruderboote nähern. Weit in der Ferne verschwinden Segel im warmen morgendlichen Sfumato. Auf der sich windenden Uferstraße fährt eine Kutsche hoch in Richtung Vico Equense, zu der auf dem Tuffplateau liegenden Stadt. Vereinzelt steigt Rauch in den langsam erwachenden Tag.

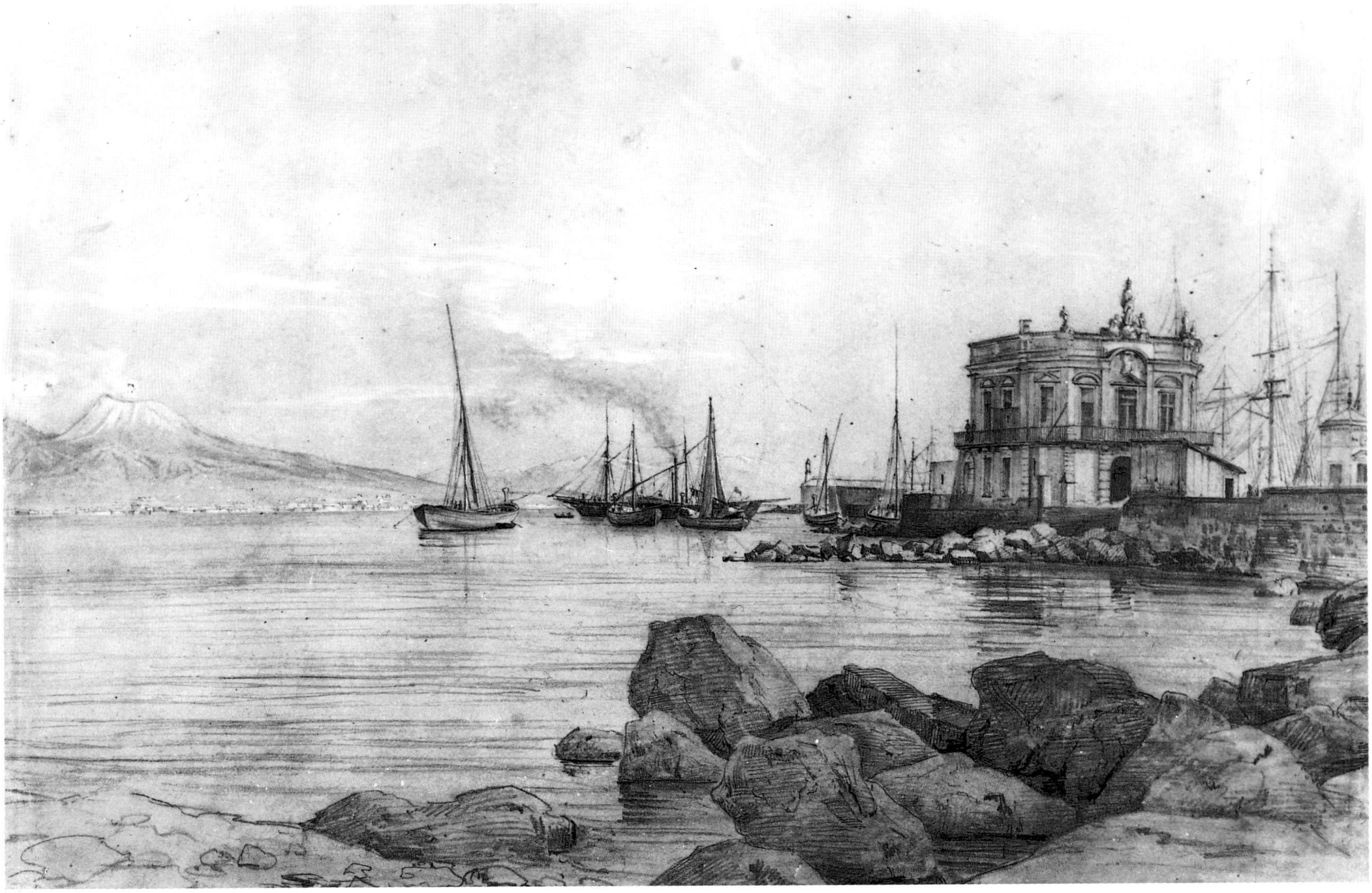

112 *Hafen bei Neapel*, um 1850; Graphit auf Papier, 27,6 x 43,4 cm; Dresden, Kupferstich-Kabinett

Götzloff wird dieses Schauspiel unterhalb der Straße, die in der Gegenrichtung nach Castellammare di Stabia führt, beobachtet haben. Die Route, die Sorrent mit Castellammare verbindet, wurde unter der Herrschaft Ferdinands II. von 1833 bis 1838 gebaut. Auf der Mitte der Strecke liegt Vico Equense, das alte, circa 30 Kilometer von Neapel und 15 Kilometer von Sorrent entfernte Zentrum der Sorrentiner Halbinsel. Die Straße wurde natürlich in der Zwischenzeit erweitert und verbessert. Welcher Reisende, der heute durch den Tunnel aus den siebziger Jahren unseres Jahrhunderts fährt, weiß noch von dem alten Wachturm aus dem 17. Jahrhundert, der längst schon weichen mußte. Wehmut drückt sich in Götzloffs Gemälde aus. Keine auch noch so kleine Szene mit Tänzern, tollenden Hunden oder verspielten Kindern verleiht der Ansicht ein heiteres Moment. Winzig klein und nahezu unkenntlich zeugen vereinzelte Reiter und Passanten im Bildmittelgrund von menschlichem Tun und Handeln in dieser erhaben wirkenden Landschaft.
Es scheint, als kehre die pathetische Stimmung der Frühwerke zurück, als revidiere der gealterte Götzloff zumindest ein wenig sein im Laufe der Jahre geläutertes Verhältnis zur Natur. Die persönlichen wie privaten Schicksalsschläge haben ihre Spuren in seinem Spätwerk hinterlassen, so ist man geneigt zu vermuten. Diese Annahme wird durch die Sorrentansicht *Die Küste von Sorrent mit dem Vesuv* (Abb. 109, Kat. 124) vom Juli 1856 untermauert.

Versucht man Götzloffs Werk einzuordnen, so ist dies gewiß: Götzloffs Landschaftsschilderungen geben sich nicht heroisch im Sinne Joseph Anton Kochs, folgen aber auch nicht bedingungslos dem Vorbild Caspar David Friedrichs, wenn auch Einflüsse der berühmten Zeitgenossen nicht zu leugnen sind. Seine Bilder pendeln vielmehr wie bei Carl Gustav Carus zwischen einem angestrebten Naturalismus und dem bewußten, vor allem in der Spätphase wieder deutlich auflebenden Ausdruck der Empfindung. Von Carus' Anspruch des berühmten »Erdlebenbildes« beherzigt Götzloff aber lediglich die genaue Schilderung topographischer Gegebenheiten unter Berücksichtigung ihrer geologischen Formation, ihrer Vegetation und Population, während die landschaftseigene Stimmung und Atmosphäre oft in ein gleichbleibend güldenes Licht gekleidet wird. Leidenschaftliche Seelenausbrüche, wie sie Carus in die Idee von Natur als einem Sinnbild göttlich waltender Kräfte übersetzte, halten sich bei Götzloff in Grenzen. Der Kampf mit elementaren Gewalten kommt gar nicht oder wenn, nur gedämpft zum Tragen. Heitere Idylle statt Aufruhr, greifbare Wirklichkeit statt unnahbarer Erhabenheit, Harmonie statt Disparität spiegeln sich in seinen Landschaftsdarstellungen, in denen die Menschenstaffage als Stimmungsträger nur selten zur Besinnung aufruft. In der heroischen Weiträumigkeit seiner Landschaftsauffassung kommt er Carl Rottmann (1797–1850) oft nahe.

Am 18. Januar 1866 schließlich hißte das Lebensschiff von Carl Wilhelm Götzloff die Segel zur letzten Fahrt. Ein Jahr nach der Heirat seines jüngsten Sohnes mit Marie Bonnefoi aus Neapel starb der Dresdener Maler in seiner zweiten Heimat Neapel. Wie prophetisch nimmt sich vor diesem Hintergrund eines seiner letzten Werke, *Blick über Gräber zum Vesuv* (Abb. 113, Kat. 130), aus. Das Ölgemälde reiht sich in die romantische Tradition der symbolträchtigen Friedhofsmotive ein, deren verdüsternde Ausdrucksweise von den Romantikern im Alter oft wiederbelebt wurde![82] Menschenleer und doch beseelt entfaltet sich die überwältigende Landschaftskulisse.
Ewig talentiert, aber dennoch ohne den richtigen Durchbruch endete an einem kalten Januartag 1866 ein deutsch-italienisches Künstlerleben des 19. Jahrhunderts. Die der Nachwelt hinterlassenen Werke fügen sich für den heutigen Betrachter in den Kanon romantischer Landschaftsmalerei ein – eine Malerei, der Carl Wilhelm Götzloff zeit seines Lebens verhaftet blieb.

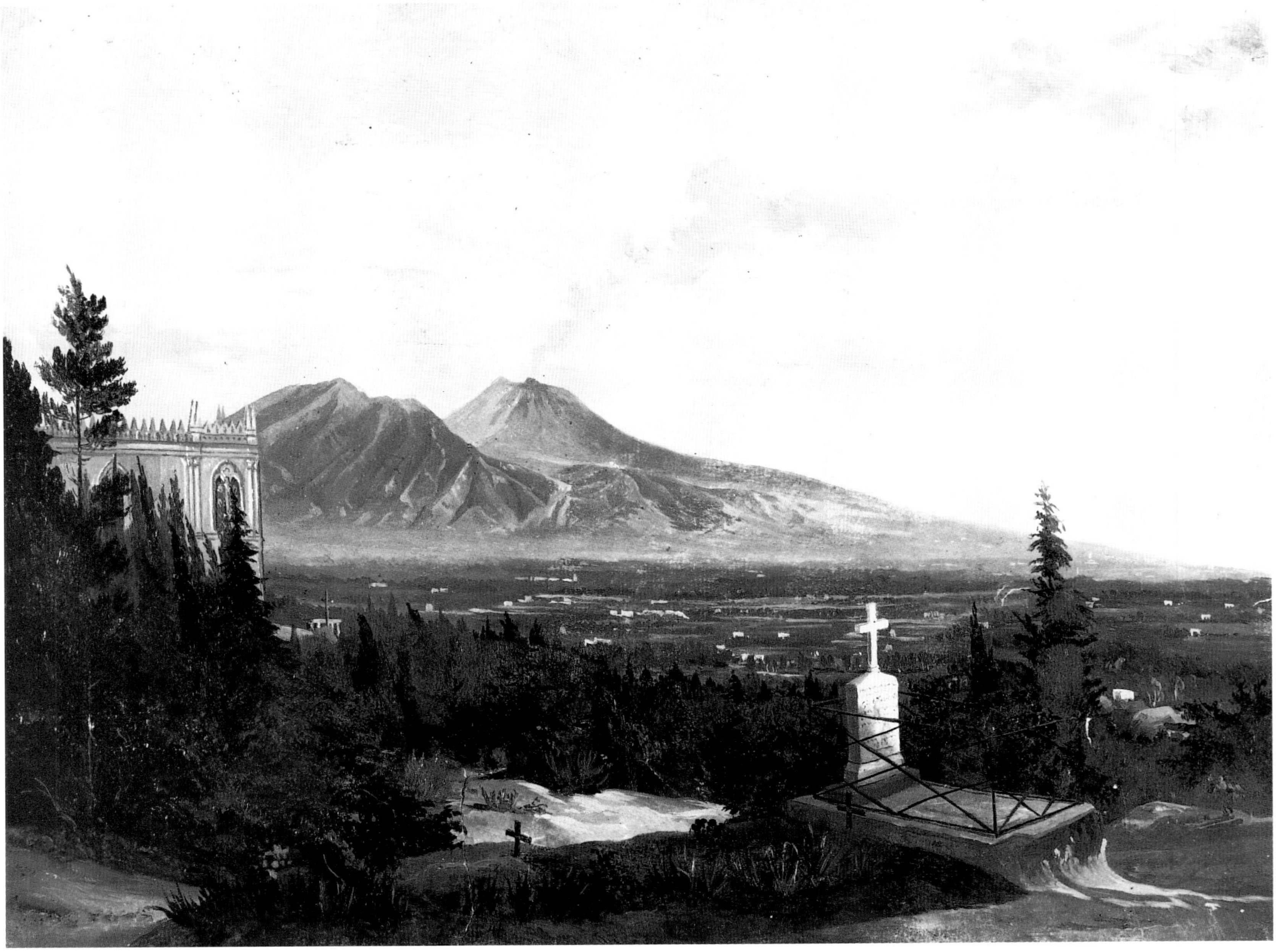

113 *Blick über Gräber zum Vesuv*, um 1865; Öl auf Papier, 25,4 x 34,4 cm; Rom, Nationalgalerie (Kat. 130)

Schlußbetrachtung

Wer sich mit dem Werk Carl Wilhelm Götzloffs beschäftigt, wird zwangsläufig den bitteren Nachgeschmack nicht los, der seinem blassen Ruhm und Ruf anhaftet. Wie, so fragt man sich, konnte einer nur in Vergessenheit geraten, der seinerzeit für so bedeutende Auftraggeber arbeitete wie für die russischen Adligen Fürst Gagarin und Baron Freiherr von Üxküll-Gyllenband, für den König von Belgien alias Prinz Leopold von Coburg, für König Friedrich August von Sachsen oder den König beider Sizilien? Wieso erwies die Nachwelt einem Künstler nicht Anerkennung, dessen Name schon 1835, also in der Mitte seines Lebens, Eingang fand in G. K. Naglers berühmtes »Neues allgemeines Künstler-Lexikon«, wo seine Gemälde als »zu den besten Erzeugnissen der neueren Landschaftsmalerei«[83] gehörig Erwähnung finden?

Hinzu kommt, daß die Kenntnis von Götzloffs Werken nicht nur einem kleinen Kreis von Privilegierten vorbehalten war. Der zeitweilig florierende Verkauf seiner Veduten an durchreisende Italientouristen, vor allem jedoch die druckgraphische Reproduktion vieler seiner Arbeiten haben sein Schaffen gewiß einem breiten Publikum zugänglich gemacht. Noch zu seinen Lebzeiten illustrierten nach seinen Bildern hergestellte Radierungen mehrere literarisch-pädagogische Werke. So erschien zum Beispiel 1835 in Florenz Pietro Manzonis Italienbuch »Corografia fisica, storica e statistica dell'Italia e delle sue isole« mit einer »Sicht auf die Stadt Capri«. Für Carl Frommels Reisebuch »Pittoreskes Italien« von 1840 lieferte Götzloff neben dem Kollegen Franz Ludwig Catel (1778–1856) »Scenen aus dem Volksleben«. Von Nachbildungen im Reiseführer des Freiherrn von Üxküll, »Reise in die Levante«, wird auch an anderer Stelle berichtet.[84] Eine Lithographie nach Götzloffs Zeichnung *Veduta della Città di Capri* (Abb. 114) erschien in dem dreibändigen Werk »Viaggio Pittorico nel Regno delle Due Sicilie« (Neapel, ohne Jahr). Herausgeber ist die neapolitanische Lithographische Anstalt Cuciniello e Bianchi, bei der die Bände 1829–1834 in Lieferung erschienen. Die Ansicht von Capri befindet sich im Band 1, der 1829–30 veröffentlicht wurde; die Seiten der Bände sind nicht numeriert. Aufgenommen wurde die Lithographie in Lucio Finos Buch »Capri nelle stampe«, das 1990 in Neapel erschien. Solche Graphiken sollten ein Loblied auf die Schönheiten des Südens singen. Zudem anerkannten sie – wenn auch nur in zweiter Linie – die Beobachtungsgabe und das Gefühl für reizvolle Motive ihres Urhebers. Götzloffs Fähigkeiten auf diesem Gebiet waren ganz offensichtlich geschätzt.

Weshalb also fand Götzloff nach einem vielversprechenden Debüt und offiziell bestätigter Anerkennung seiner Talente schon zu späteren Lebzeiten keine Förderer mehr?

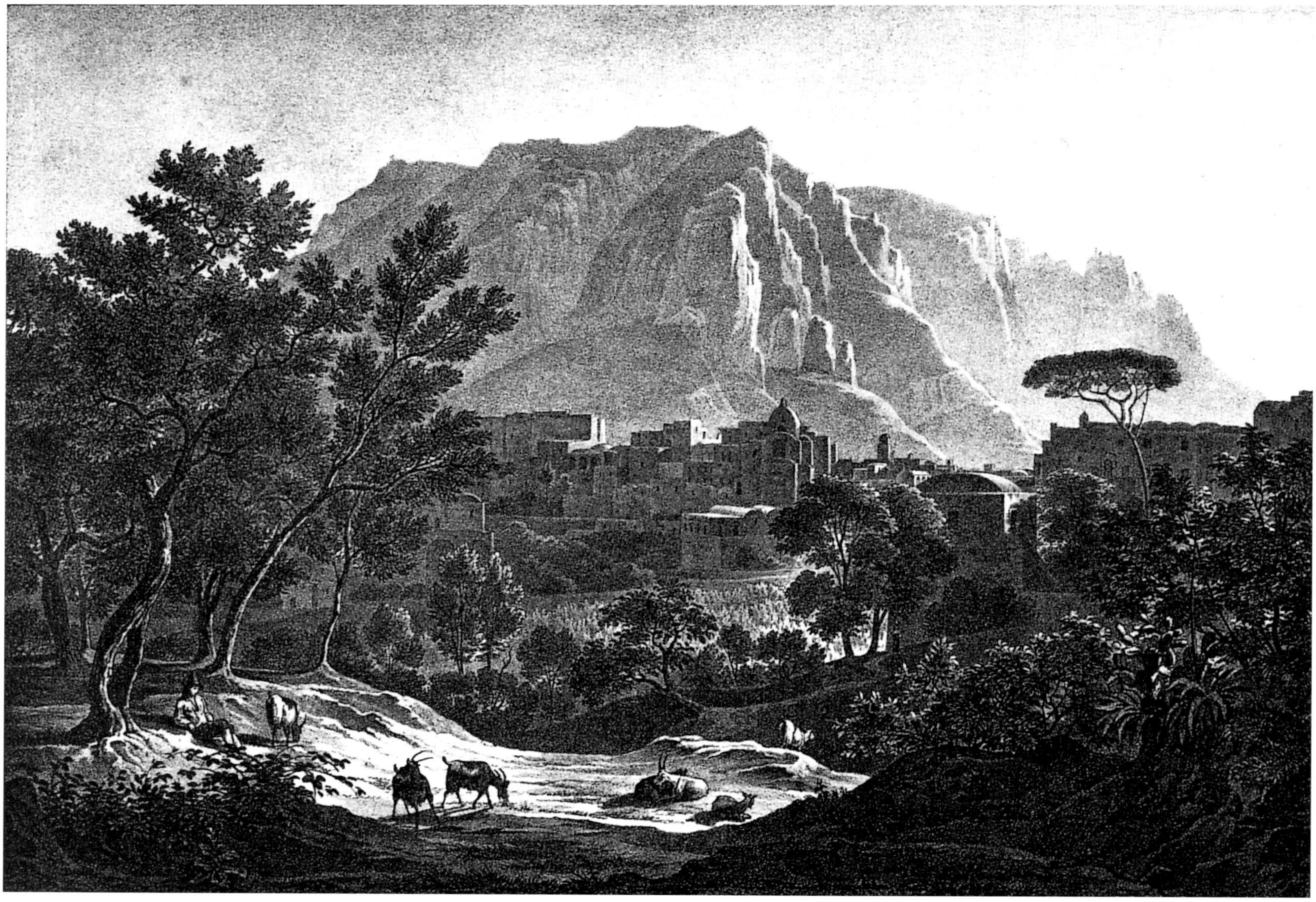

114 *Veduta della Città di Capri*, Lithographie, 21,1 x 31,2 cm

Rufmord betrieb bereits Friedrich Preller d. Ä., der sich 1826 in Rom dem Kreis um J. A. Koch angeschlossen hatte. Preller, der selbst heroisch-melancholische Landschaften schuf, hatte Götzloff noch 1860 in Sorrent aufgesucht und in seinen Lebensbeschreibungen von dessen zahlreichen Motivwiederholungen berichtet. Mag er dem Kollegen Götzloff zu dessen Lebzeiten auch weniger geschadet haben, so begründete er nach dessen Tod die Vorstellung einer minderwertigen, fabrikmäßigen Vedutenproduktion, die sich in der Literatur fortschrieb.[85] Sie etablierte sich um so mehr, als die in Italien entstandenen Werke Götzloffs weder eindeutig der mystischen Romantik C. D. Friedrichs noch der heroisch-pathetischen Auffassung J. A. Kochs oder den empfindsam-naturalistischen Studien J. C. C. Dahls folgten. Möglicherweise empfanden die Fürsprecher seiner Frühzeit einen Mangel an Ernsthaftigkeit in der vom südländischen Licht scheinbar leicht und naiv gestimmten Heiterkeit, weshalb sie seine Bilder entweder als entseelt abqualifizierten oder aber seine Produktion schlicht mit Nichtachtung straften.

Verkennung widerfuhr dem Dresdner Künstler bis in die Todesanzeige der Leipziger Zeitung vom 6. Februar 1866, die hauptsächlich Götzloffs Verdienste als großzügiger Gastgeber zu preisen wußte:

»Götzloff, Karl, Landschaftsmaler, welcher am 18. Januar a. c. in Neapel starb, war ein geborener Sachse und seit dem Jahre 1835 wirkliches Mitglied der Dresdener Akademie der bildenden Künste. Seit einer langen Reihe von Jahren lebte Götzloff in Neapel, wo durch seine liebenswürdige Zuvorkommenheit und Hospitalität sein Haus der Sammelplatz aller Fremden und besonders deutscher Landsleute war.«[86]

Die Vergangenheit läßt sich nicht mehr ändern. Vielleicht aber vermag dieses Buch über Carl Wilhelm Götzloff einen Beitrag zur Revision seines Werkes leisten und einen Künstler rehabilitieren, der bislang – wenn überhaupt – nur am Rande als »Carusschüler« registriert und kategorisiert wurde.[87]

In den letzten Jahren werden in den internationalen Auktionshäusern immer wieder Gemälde von Götzloff angeboten. Aber nicht nur Gemälde, sondern auch Götzloff-Zeichnungen tauchen im Kunsthandel öfter auf. Eine stille Kennerschaft existiert demnach. Gewiß wird sich der Kreis nach dem Einblick in die Schaffenswelt dieses ausgewiesenen Landschaftsmalers noch weiten. Selbst der Vergleich mit anderen, weniger prominenten Künstlern der Romantik läßt Götzloff stets als Maler hervorgehen, dessen Stil aus dem südländischen Naturerlebnis heraus und in der Beschaulichkeit elementarer und kosmischer Größen gereift ist und eigene Prägung erlangte.

Kunstinteressierte, Italienkenner und -reisende werden Götzloffs bezaubernde Welt erleben, in die der empfindsame Betrachter über die einladenden Wege, wie die Rückenfiguren in seinen Bildern, einzutauchen vermag. Unversehens wird sich der Betrachter von der Rolle des Außenstehenden in einer grenzüberschreitenden Erfahrung in die des Mitwirkenden, des Statisten befördert sehen, bis ihn die Realität wieder einholt. Ihr ehemaliges Antlitz hat auch die von Götzloff so geschätzte süditalienische Landschaft in den Jahrzehnten eingebüßt, an dieser Erkenntnis wird kein Weg vorbeiführen. Nicht zuletzt mögen seine Bilder auch in unserer Zeit ein Stück Erinnerung bewahren.

Anmerkungen

1 Jahn, Johannes: Wörterbuch der Kunst. Stuttgart 1989, S. 724.
2 Deutsche Romantik. Gemälde. Zeichnungen. Staatliche Museen/Nationalgalerie. Berlin 1965, S. 9: »Eine einheitliche zielgerichtete Bewegung war die Romantik aber nicht. Das kann man am Beispiel Dresdens sehen. Seine übliche Bezeichnung als romantisches Zentrum verleitet zu der irrigen Annahme, als habe sich hier die Romantik gewissermaßen parteimäßig konstituiert. In Wirklichkeit waren ihre einzelnen Vertreter weitgehend voneinander unabhängig.«
3 Richter, Ludwig: Lebenserinnerungen eines deutschen Malers. Selbstbiographie nebst Tagebuchniederschriften und Briefen. Leipzig 1909, S. 46.
4 Romantische Landschaften. Museum Folkwang, Essen, 28.6.-23.8. 1981, S. 15.
5 Richter, Ludwig: a. a. O., S. 46.
6 Kügelgen, Wilhelm von: Jugenderinnerungen eines alten Mannes. Stuttgart o. J., S. 284.
7 Geller, Hans: Romfahrer der Dresdner Kunstakademie – ein Beitrag zur Geschichte der Akademie anläßlich ihres 200jährigen Bestehens im Jahre 1964. Dresden 1960. Maschinenschrift in Verwahrung des Instituts für Denkmalpflege Dresden. Typoskript »Carl Wilhelm Götzloff«, 25 S., im Besitz von Ernst-Alfred Lentes, S. 1: »In einer Kritik der Kunstausstellung des Jahres 1819 wird von seinen Landschaftsstudien in Oel nach der Natur gesagt, daß ›sie vieles Genie anzeigten‹«.
8 Dresdner Kunst-Blatt, 4. 12. 1820, S. 385.
9 Vgl. mit Gemälden wie *Norwegische Landschaft mit Wasserfall*, 1821 (Öl auf Leinwand, 98,8 x 137,3 cm; Kopenhagen, Thorvaldsens Museum) oder *Gebirgslandschaft mit Wasserfall*, 1820 (Öl auf Leinwand, 59 x 68,5 cm; Privatbesitz) von J. C. C. Dahl. Noch augenscheinlicher wird diese Parallele bei der Gegenüberstellung mit Götzloffs *Lochmühle im Liebethaler Grund* (Abb. 9, Kat. 5) von 1820.
10 1559 urkundlich erwähnt, 1681 von Felsen zertrümmert, wiederaufgebaut, 1828 von einem Brand heimgesucht, nach der Restaurierung eine Gaststätte für den Fremdenverkehr, seit 1989 allerdings leerstehend. Dazu Räuber, Hellmut: Wo Wagners musikalische Lohengrin-Skizzen entstanden. Liebethaler Grund – einst Tor zur Sächsischen Schweiz. In: Sächsische Zeitung, 47. Jg., Nr. 265. Dresden 13. 11. 1992, S. 34.
11 J. C. C. Dahl: *Mühle im Liebethaler Grund*, 1823 (Öl auf Leinwand, 26 x 37,5 cm; Dresden, Gemäldegalerie Neue Meister), C. C. Sparmann: *Lochmühle im Liebethaler Grund*, 1824 (Öl auf Leinwand, 151 x 171 cm; Kassel, Städtische Kunstsammlungen), C. Blechen: *Die Lochmühle im Liebethaler Grund*, 1823 (Öl auf Papier, auf Holz, 29,5 x 36,5 cm; Berlin, Staatliche Schlösser und Gärten, Schloß Charlottenburg).
12 C. G. Carus: *Ausblick vom Montanvert*, 1820 (Öl auf Leinwand, 136 x 171 cm; Essen, Museum Folkwang).
13 Kügelgen, Wilhelm von: a. a. O., S. 289.
14 Neidhardt, Hans Joachim: Brief an den Verfasser, 24. 11. 1991.
15 Vogel von Vogelstein hielt sich von 1813 bis 1820 in Rom auf.
16 Aufbewahrt in der Galleria Nazionale d'Arte Moderna, Viale delle Belle Arti 131, Rom.
17 Führich, Joseph von: Briefe aus Italien an seine Eltern. Freiburg i. Breisgau 1883, S. 4.
18 Richter, Ludwig: a. a. O., S. 176.
19 Geller, Hans: Die Bildnisse der deutschen Künstler in Rom 1800–1830. Berlin 1952, S. VII.
20 Schnorr von Carolsfeld, Julius: Briefe aus Italien, geschrieben in den Jahren 1817 bis 1827. Gotha 1886, S. 375.
21 Geismeier, Willi: Die Malerei der deutschen Romantiker. Dresden 1984, S. 189.
22 Geller, Hans: Romfahrer der Dresdner Kunstakademie, Typoskript, S. 10. Der Brief Adrian Götzloffs vom 4. 7. 1826 wird aufbewahrt in den Akten des Hauptarchivs in Dresden (Minister für Auswärtige Angelegenheiten, Rom Vol. XIII).
23 Schnorr von Carolsfeld, Julius: a. a. O., S. 375.
24 Ebd., S. 401.
25 Ebd., S. 404f.
26 Richter, Ludwig: a. a. O., S. 111.
27 Zit. nach Ludwig Richter und sein Kreis. Ausstellung zum 100. Todestag im Albertinum zu Dresden. März bis Juni 1984. Leipzig 1984, S. 221.
28 Lutterotti, Otto R. von: Joseph Anton Koch. Leben und Werk. Wien/München 1985, S. 52: »Die künstlerische Entdeckung des Felsennestes mit seinem berühmten Eichenhain, der Serpentara, ist aber unstreitig das Verdienst Joseph Anton Kochs.«
29 Zit. nach Romantische Landschaften: a. a. O., S. 19.
30 Zit. nach Geller, Hans: Romfahrer der Dresdner Kunstakademie, a. a. O., Typoskript, S. 3.
31 Zit. nach ebd., S. 4f.
32 Andresen, Andreas: Die Deutschen Maler-Radirer (Peintres-Graveurs) des 19. Jahrhunderts nach ihrem Leben und Werken, 2 Bde. Leipzig 1866. Bd. 2, S. 169.
33 Friedrich, Karl Joseph: Liebenswerte Künstlergestalten um Ludwig Richter. Leipzig/Hamburg 1940, S. 26: »(...) man mußte maskiert erscheinen und führte eine Travestie des Dorfbarbiers auf. (...) Götzloff und Bernhard Stange (1807–1880; d. Verf.) machten den Spaß mit, ich (Wagner; d. Verf.) war ein flinker Schneider. Später hielt die ›Unsinnsgesellschaft‹ eine festliche Sitzung ab.«
34 Zit. nach Geller, Hans: Romfahrer der Dresdner Kunstakademie, a. a. O., Typoskript, S. 7.
35 Schnorr von Carolsfeld, Julius: a. a. O., S. 432.
36 In der Zeichnung *Capo di Sorrento* (Abb. 98) von 1853 ist diese Castellammare mit Sorrent verbindende Trasse deutlich zu erkennen; vgl auch das um 1855 entstandene Ölgemälde *Der Golf von Sorrent bei Vico* (Abb. 110, Kat. 123).
37 Carl Blechen: *Mühlental bei Amalfi*, um 1831 (Öl auf Leinwand, 109 x 77,5 cm; Leipzig, Museum der Bildenen Künste).
38 Schnorr von Carolsfeld, Julius: a. a. O., S. 466.
39 Quandt, Johann Gottlob: Über die neuesten Kunstleistungen deutscher Meister in Rom. In: Böttiger, Carl August (Hrsg.): Artistisches Notizenblatt. Dresden Juli 1824.
40 »Gleich nach der ersten Woche unseres Aufenthaltes in Albano kamen noch andere Freunde aus Rom, welche ebenfalls in unserer Locanda wohnten; Freund Götzloff zunächst, dann die Brüder Rist aus Stuttgart«, notierte Richter in seinen Jugenderinnerungen. In: Richter, Ludwig: a. a. O., S. 169.
41 Ebd., S. 172f.
42 Ebd., S. 173f.
43 Diese Krankheit entwickelte sich aus einer langjährigen Erkältung heraus, die für Reinhold erst tödlich wurde, als er nach dem Selbstmord seines geistesgestörten Freundes Johann Christoph Erhard in der frostigen Nacht vom 18. Januar 1822 nur leicht bekleidet nach Hilfe suchte. Siehe: Winkler, Gerhard: Biographische Skizze zum Leben und Werk des Künstlers. In: Heinrich Reinhold (1788–1825). Italienische Landschaften. Eine Ausstellung aus Anlaß seines 200. Geburtstages in der Kunstgalerie Gera 1988, S. 352.
44 Richter, Ludwig: a. a. O., S. 193.
45 Siehe: Richter, Ludwig: a. a. O., S. 513.
46 Geller, Hans: Romfahrer der Dresdner Kunstakademie, a. a. O., Typoskript, S. 14 (aus einer Ausstellungsbesprechung, in: Böttiger, Carl August [Hrsg.]: Artistisches Notizenblatt, Nr. 19, Oktober 1827, S. 74).
47 Siehe Richter, Ludwig: a. a. O., S. 513. Geller, Hans: Romfahrer der Dresdner Kunstakademie, a. a. O., Typoskript, S. 10 (aus: Böttiger, Carl August [Hrsg.]: Artistisches Notizenblatt, Nr. 2, 1825): »Götzloff hat seine Dienste einem russischen Liebhaber zugesagt, von dem er monatlich 20 Scudi Gehalt nebst Wohnung und freien Tisch erhält und mit dem er in kurzem nach Sizilien abreisen wird.«
48 Geller, Hans: Romfahrer der Dresdner Kunstakademie, a .a. O., Typoskript, S. 14 (aus einer Ausstellungsbesprechung, in: Böttiger, Carl August [Hrsg.]: Artistisches Notizenblatt, Nr. 19, Oktober 1827, S. 74).
49 Richter, Ludwig: a. a. O., S. 235f.
50 Brief Friedrich Adrian Götzloffs vom 4. Juni 1826; zit. nach Geller, Hans: Romfahrer der Dresdner Kunstakademie, a. a. O., Typoskript, S. 10.
51 Greifenhagen, Adolf: Griechische Vasen auf Bildern des 19. Jahrhunderts. Heidelberg 1978, S. 11.
52 Ebd., S. 7.
53 Siehe ebd., S. 10ff.

54 Geller, Hans: Romfahrer der Dresdner Kunstakademie, a. a. O., Typoskript, S. 14 (aus einer Ausstellungsbesprechung, in: Böttiger, Carl August [Hrsg.]: Artistisches Notizenblatt, Nr. 19, Oktober 1827): »(...) 8 Landschaften in Oel (...), die er auch jetzt schon vollendet haben würde, wenn nicht eine von einem Stümper von Arzt ganz falsch behandelte Krankheit ihn bald ans Grab gebracht hätte.«

55 Causa, Raffaello: La Scuola di Posillipo. Mailand 1967. Der Maler Götzloff ist in der italienischen, sowohl älteren als auch neueren Literatur über die Landschaftsmalerei der ersten Hälfte des vergangenen Jahrhunderts so gut wie unbekannt geblieben. In der zweibändigen »Bibliografia per la storia delle arti figurative nell'Italia Meridionale« (Bd. 1, S. 223) von Giuseppe Ceci, Napoli 1937, ist sein Name lediglich als einer der zahlreichen Mitarbeiter an dem »Viaggio pittorico nel Regno delle Due Sicilie« angeführt. Auch in dem Werk von Ortolani ist er nur als solcher kurz erwähnt.

56 *Kapuzinergarten bei Sorrent*, 1823/24 (Öl auf Papier auf Karton, 44 x 54 cm; Schweinfurt, Sammlung Georg Schäfer) und *Kapuzinergarten bei Sorrent*, um 1824 (Öl auf Leinwand, 42 x 55 cm; München, Neue Pinakothek).

57 Siehe Geller, Hans: Romfahrer der Dresdner Kunstakademie, a. a. O., Typoskript, S. 13.

58 Carus, Carl Gustav: Reise durch Deutschland, Italien und der Schweiz im Jahre 1828. Bd. 1, Leipzig 1835, S. 274.

59 Lüdemann, W. von/Witte, C.: Carl Frommel's pittoreskes Italien. Leipzig 1840, S. 479.

60 Führich, Joseph von: a. a. O., S. 53.

61 Ebd., S. 153.

62 Siehe Geller, Hans: Romfahrer der Dresdner Kunstakademie, a. a. O., Typoskript, S. 12. Am 13. 2. 1945 wurde der Zettel durch einen Bombenangriff vernichtet.

63 Emmer, Claudio: Brief an Ernst-Alfred Lentes, 8. 8. 1988.

64 Majo, Elena di: Anton Sminck van Pitloo (1791–1837). Un paesaggista olandese a Napoli: Ventisette opere ritrovate. Galleria Carlo Virgilio, 14.5.–14. 6. 1985. Roma 1985, S. 18.

64a Laubmann, G. v./Scheffler, L. v.: Die Tagebücher des Grafen August von Platen. Bd. 2. Stuttgart 1900, S. 920.

64b Ebd., S. 926.

65 Merrem, Gerhard: Reise durch Salzburg und Tyrol nach Italien. Düsseldorf 1842, S. 162.

66 Siehe Becker, Felix/Thieme, Ulrich: Allgemeines Lexikon der bildenden Künste von der Antike bis zur Gegenwart. Bd. 14, Leipzig 1921, S. 328/29.

66a Stahr, Adolf: Ein Jahr in Italien. Bd. 2. Oldenburg 1848, S. 200.

67 Geller, Hans: Romfahrer der Dresdner Kunstakademie, a. a. O., Typoskript, S. 13.

68 Riemann, Gottfried: Brief an Ernst-Alfred Lentes, 11. 7. 1989.

69 Zit. nach Geller, Hans: Romfahrer der Dresdner Kunstakademie, a. a. O., Typoskript, S. 15 (aus: Kunst-Blatt Nr. 39, S. 156): »Neapel 27. Februar 1838. Herr Goetzloff aus Dresden, Hofmaler und Zeichenlehrer der Königin Mutter, ist, wahrscheinlich infolge der Abreise des Herrn Schmuckler, dessen Günstling er war, seines Amtes entlassen worden.«

70 Carl Wilhelm Götzloff in einem Brief an Julius Schnorr von Carolsfeld; zit. nach Geller, Hans: Romfahrer der Dresdner Kunstakademie, a. a. O., Typoskript, S. 17.

70a Zit. nach Geller, Hans: Romfahrer der Dresdner Kunstakademie, a. a. O., Typoskript, S. 18.

71 Friedrich Hebbel: Briefe, 3. Bd., 1844–1846. Berlin 1905, S. 251.

71a Ebd., S. 261 u. 263.

72 Zit. nach Gurlitt, Ludwig: Louis Gurlitt. Ein Künstlerleben des XIX. Jahrhunderts. Berlin 1912, S. 168.

73 Siehe Wickert, Lothar: Theodor Mommsen. Eine Biographie, Bd. II, Wanderjahre. Frankreich und Italien. Frankfurt a. M. 1964, S. 146.

73a Zit. nach Wickert, Lothar: a. a. O., S. 145.

73b Adolf Stahr: Ein Jahr in Italien. Bd. 2. Oldenburg 1848, S. 201.

74 Emmer, Claudio: Brief an Ernst-Alfred Lentes, 8. 8. 1988.

75 Troisi, Sergio: Vedute di Palermo. Palermo 1991, Tafel 27.

76 Ebd., S. 165: »Il suo lavoro e preciso, aderente al reale e rivela una tecnica da miniaturista.«

77 Eine zweite, identische Fassung dieses Gemäldes, *Blick auf Neapel*, um 1850 (Öl auf Leinwand, 56 x 83,2 cm) (Kat. 113), findet sich auch in den Städtischen Kunstsammlungen in Darmstadt. Sie wird hier aber August Georg Friedrich A. Lucas (1803–1863) zugeschrieben. In: Krimmel, Bernd: Darmstadt in der Zeit des Klassizismus und der Romantik. Darmstadt 1978, S. 387, Abb. 131.

78 Neidhardt, Hans Joachim: Die Malerei der Romantik in Dresden. Leipzig 1976, S, 274.

79 Aufbewahrt in der Nationalgalerie in Rom.

80 Zit. nach Wickert, Lothar: a. a. O., S. 328f.

81 Richter, Ludwig: a. a. O., S. 432.

81a Brief von Edmondo Götzloff im Besitz von Claudio Emmer, Levanto; Kopie liegt dem Autor vor. (Interpunktion wurde der heute gebräuchlichen Zeichensetzung angepaßt.)

82 So z. B. von Carus, der sich in einer 1869 datierten Kohlezeichnung sein eigenes Grabmal setzte. »Eine gotische Kirchenruine steht im verschneiten Walde, rechts von ihr befindet sich ein Grabstein mit der Inschrift: ›C. G. Carus‹«. (Zeichnung in: Kat. Boerner, Nr. 129). In: Bülck, Elisabeth: Carl Gustav Carus, sein Leben und sein Werk im Verhältnis zu Caspar David Friedrich und dessen anderen Schülern betrachtet (Diss.). Hamburg 1943, S. 50.

83 Nagler, G. K.: Neues allgemeines Künstler-Lexikon. Bd. 5, München 1837, S. 261.

84 Siehe Becker, Felix/Thieme, Ulrich: a. a. O., S. 329.

85 Roquette, Otto: Friedrich Preller. Ein Lebensbild. Frankfurt 1883, S. 246.

86 In: Leipziger Zeitung, 6. 2. 1866.

87 Siehe Bülck, Elisabeth: a. a. O., S. 78.

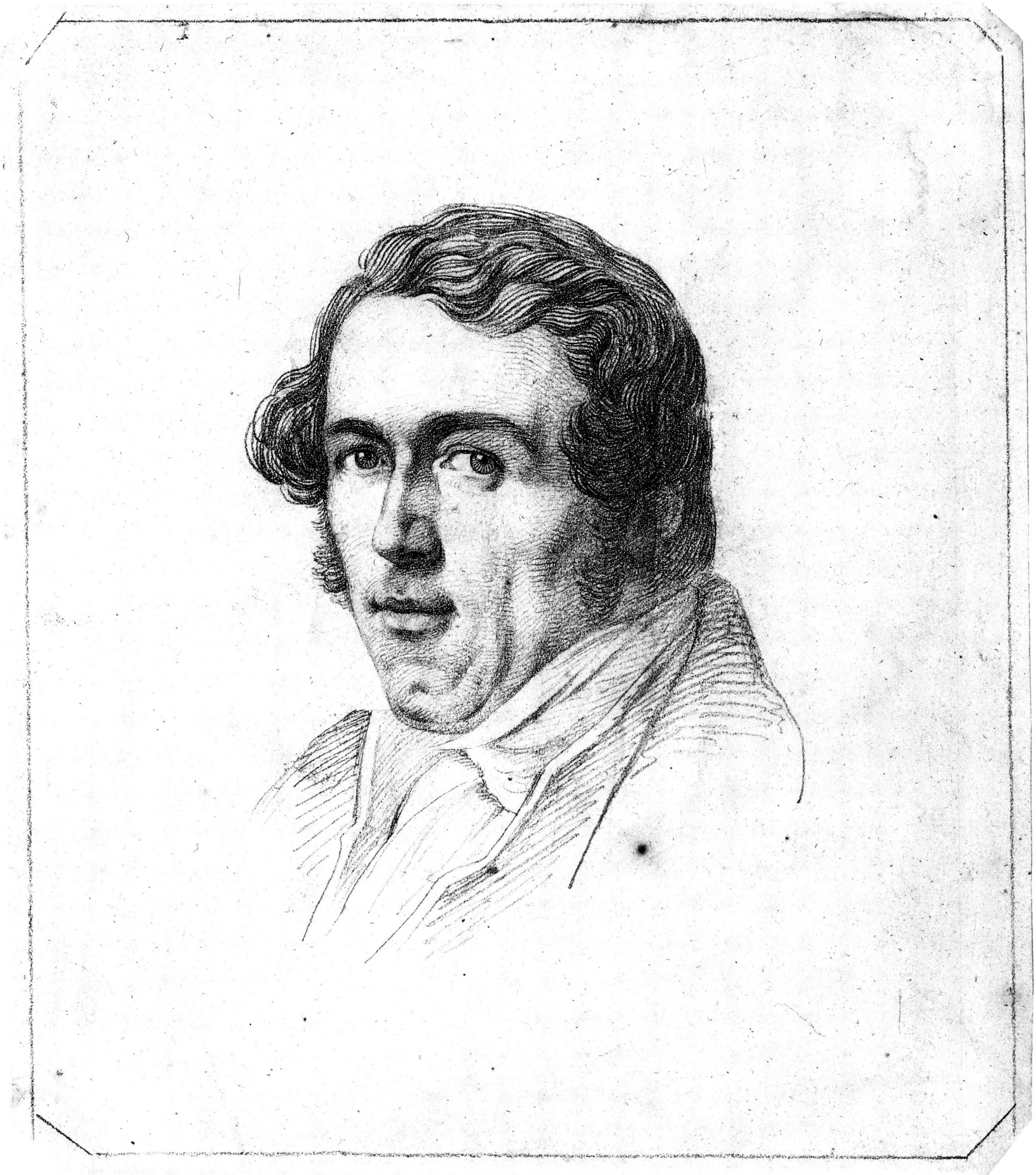

115 *Selbstbildnis*, um 1825; Bleistift auf gelbem Papier; Privatbesitz

Lebensdaten

1799

- Geburt am 27. September in Dresden-Neustadt als jüngstes von vier Kindern (Friedrich, August und Karola) des Stadtwachtmeisters Friedrich Adrian Götzloff und dessen Ehefrau Dorothea, geb. Luder

1814–1821

- Schüler der Kunstakademie in Dresden bei: Johann August Hahn, Zeichenmeister; Carl August Richter, Radierer und Kupferstecher; Johann Adolf Darnstedt, Prof. für Kupferstich; Friedrich Christian Klaß, Prof. für Landschaftsmalerei; Caspar David Friedrich, Mitglied der Akademie; Johan Christian Dahl, Mitglied der Akademie

1820

- Erste Prämierung von zwei Landschaften auf der Ausstellung der Kunstakademie in Dresden
- Verkehrt im Kreis um Carl Ferdinand Berthold

1821

- Als Stipendiat über Trier, Kaub, Heidelberg, Ansteg, St. Gotthard, Bellinzona in Begleitung Josef Anton Drägers nach Rom (25. 10)

1822

- März: Kunstreise mit Johann Christian Reinhart nach Tivoli und Frascati
- Juni bis November: Exkursion mit Heinrich Reinhold ins Albaner- und Sabinergebirge, Bekanntschaft mit Joseph Anton Koch

1823

- Verlängerung des Stipendiums um zwei weitere Jahre
- Mai bis Oktober: Studienreise bis zum Golf von Neapel: Terracina, Neapel, Capri, Amalfi, Sant'-Arcangelo, Cava, Castellammare, Sorrent
- Erste Auftragsarbeiten

1824

- Wanderungen ins Sabiner- und Albanergebirge mit Ludwig Richter, Ernst Ferdinand Oehme, Carl Wagner, Gottfried Rist
- Erneutes Stipendium für zwei Jahre
- Gegen Ende des Jahres mit Baron Üxküll-Gyllenband Reise nach Sizilien: Taormina, Syrakus. Überfahrt nach Malta (Gesamtansicht des Hafens von La Valetta)

1825

- Übersiedlung mit dem neuen Arbeitgeber, Baron von Üxküll-Gyllenband, nach Neapel
- Mai: Ausflug mit Ludwig Richter, Ludwig von Maydell, Johann Nikolaus Hoff, Johann Heinrich Schilbach, Hans Georg Haderer zum Vesuv

1826

- Wohnt Neapel, Vicoletto del Vasto 15, mit Anton Sminck van Pitloo, Giacinto Gigante, Teodoro Duclère
- Verleihung der Ehrenmitgliedschaft der Dresdener Kunstakademie

1827

- Kunstlehrer im Dienst des Prinzen Leopold I. von Sachsen-Coburg in Landschafts- und Sittenstudien, der acht Gemälde in Auftrag gibt
- Bekanntschaft August von Platen und Gustav Gündel

1828

- Zusammentreffen mit Carl Gustav Carus in Pozzuoli
- Aufträge des Prinzen Friedrich von Sachsen
- Aufenthalt in Rom

1829

- Trifft auf Capri Joseph von Führich, Adolf Zimmermann, Carl Blechen, Ludwig Leopold Schlösser, August Kopisch
- Aufenthalt in Sentinella auf Ischia
- Bekanntschaft mit Carl Blechen

1830

- Besuch von Carl Christian Bunsen

1831

- Reise nach Sizilien: Palermo, Taormina, Syrakus

1833

- Aufenthalt in Monti Matese, Piedimonte d'Alife

1835

- Ernennung zum Hofmaler des »Königs beider Sizilien«, Ferdinand II (01. 04.)
- Erste Reise in die Heimat in Begleitung seiner Braut Louisa Chentrens
- Ernennung zum Mitglied der königlichen Kunstakademie in Dresden (30. 10.)
- Eheschließung in Dresden (11. 12.)

1836

- Geburt des ersten Sohnes, Hugo Richard (09. 08.), in Neapel
- Tod des Vaters Friedrich Adrian (23. 12.)

1837

- Sommer mit der Familie nach Sorrent
- Ausflüge nach Venedig, Pola (3.–23.07.; heute: Pula/Istrien) Tirol (27.07.) und an den Comer See (08.09.)
- Bekanntschaft mit Sulpiz Boisserée

1838

- Amtsenthebung am Hof des »Königs beider Sizilien« (27. 02.)
- Geburt des zweiten Sohnes, Karl Hermann (09. 08.)

1839

- Wiederholte, aber erfolglose Bemühungen um eine Anstellung in Dresden

1841

- Geburt des dritten Sohnes, Guido Edmondo (08. 01.)

1842

- Besuch des Schweizer Malers Johann Jakob Frey

1845

- Umzug in Neapel: Cappella Vecchia Nr. 5
- Besuch von Theodor Mommsen
- Reisen nach Sizilien und Ischia
- Bestellungen des belgischen Königs
- Freundschaftliche Beziehungen zu Friedrich Hebbel
- Verhandlungen mit dem Museum in Berlin als Kunstvermittler

1846

- Ernennung zum Antiquitätenagent für das Berliner Museum durch den König der Preußen
- Auftragsarbeit für die russische Zarin
- Besuch von Hermann Kestner

1847

- Bestellungen für die Kaiserin von Rußland und den Prinzen Albrecht von Preußen

1848

- Übersiedlung nach Sorrent während der politischen Unruhen
- Forcierte Anstellungsbemühungen in Berlin aufgrund erneuter finanzieller Engpässe
- Besuch des Freundes Christian August Kestner

1849

- Im April Begleiter des 4. Berner Regiments zur Eroberung von Catania

1850

- Rückkehr nach Neapel
- Tod des ältesten Sohnes Hugo Richard (März)

1852

- Ernennung zum Ritter im »Orden Leopolds, König der Belgier«
- Trennung von seinem zweiten Sohn, Karl Hermann, den er mit Pastor Christian Friedrich Bellermann nach Berlin schickt (17. 05.)
- Reisen nach Sorrent, Genua und in die Schweiz
- In Zürich Zusammentreffen mit Theodor Mommsen

1855

- Tod der Ehefrau Louisa im Herbst
- Verzweifelte Anfrage nach einem Arbeitsverhältnis in Deutschland

1856

- Studien in Sorrent

1857

- Reise nach Dresden
- Zusammentreffen mit Ludwig Richter
- Kur in Karlsbad im Juli (10. 07.–25. 07.)
- Aufenthalt am Comer See

1860

- Sohn Guido Edmondo als Soldat in Garibaldis Armee
- Zusammentreffen mit Friedrich Preller d. Ä.

1861

- Gemälde der Kunstausstellung in Dresden werden nicht verkauft, Schwester sendet sie zurück nach Neapel

1864

- Gefangennahme des Sohnes Guido Edmondo, den er freikaufen muß

1865

- Eheschließung Guido Edmondos mit Marie Bonnefoi aus Neapel

1866

- Tod des Künstlers am 18. Januar
- Geburt des ersten Enkelkindes, Thomas Charles, Sohn Guido Edmondos

Ausgewählte Motive – damals und heute

Wiedersehensfreude! Wer schätzt sie nicht und ihre wohltuende Wirkung auf das allgemeine Befinden. Wer nach langer Zeit einen guten alten Bekannten trifft, einen lang herbeigesehnten Freund wieder umarmen darf oder gar Stätten vergangenen Glücks aufsucht, weiß nur zu gut, wovon die Rede ist. Fassungslos und angenehm berührt ist der Mensch in solchen Augenblicken. »Verweile doch, Du bist so schön …«, mag es leise dann im Ohr erklingen.
Nicht anders erging es mit einst auf Reisen durch Italien, wo ich seltsam vertrauten Landschaften begegnete. Dieses beglückende Déjà-vu-Erlebnis verdankte ich aber nicht etwa einer fantasievollen Vorstellung, sondern meiner Vertrautheit mit dem Werk des Malers Carl Wilhelm Götzloff.

Wiedersehensfreude! Italien erfahren und sehen mit den Augen eines Künstlers des 19. Jahrhunderts. Götzloffs Bilder führen auch heute noch nach Italien.
Die folgenden Seiten bilden eine Auswahl von acht Bildvergleichen, die nach der Entstehungszeit der Bilder geordnet ist. Auf frühere Motive aus der Sächsischen Schweiz, dem Elbsandsteingebirge wurde verzichtet; statt dessen wird der Betrachter zu einer »Italienreise« eingeladen. Götzloff hat die Motive aus künstlerischer Sicht verarbeitet – das verdeutlichen Bildaufbau, Beleuchtung und Perspektive.

Die von warmem Licht erfüllten Gemälde zeigen Götzloffs Sinn für topographische Gegebenheiten und lassen die Faszination erahnen, die die heitere Stimmung und Schönheit des Südens auf den Maler ausübte. Wie damals die Italienreisenden, bei denen die Werke Götzloffs so beliebt waren, wird noch heute der Betrachter von nonchalanten Reiz dieser Landschaften bezaubert. Fernweh wird geweckt, ein freundliches Lebensgefühl. Das Augenmerk widmet sich Sehenswürdigkeiten, die einst und jetzt von Interesse sind. Sonne, Meer und Felsen regen zu Gedankenflügen an.

1822 Rom
Blick auf das Forum Romanum
(Abb. 14)

1823 Capri
Blick auf Capri mit dem Monte Solaro
(Abb. 28)

1827 Sorrent
Die Cocumella bei Sorrent
(Abb. 39)

1828 Amalfi
Grotte bei Amalfi
(Abb. 41)

1830 Atrani
Blick auf Atrani vom Meer aus
(Abb. 71)

1831 Palermo
Hafen von Palermo mit dem Monte Pellegrino
(Abb. 82)

1831 Taormina
Das griechische Theater von Taormina
(Abb. 83)

1845 Neapel
Villa Pignatelli alla Riviera di Chiaia
(Abb. 94)

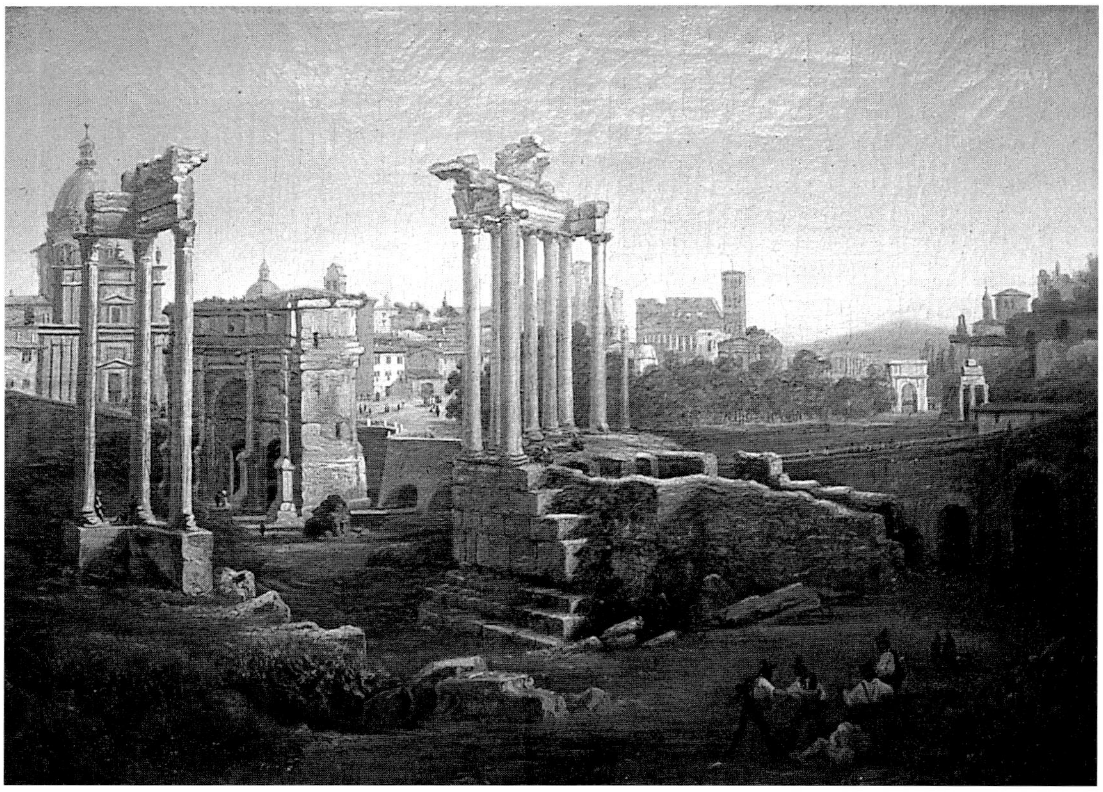

Blick auf das Forum Romanum

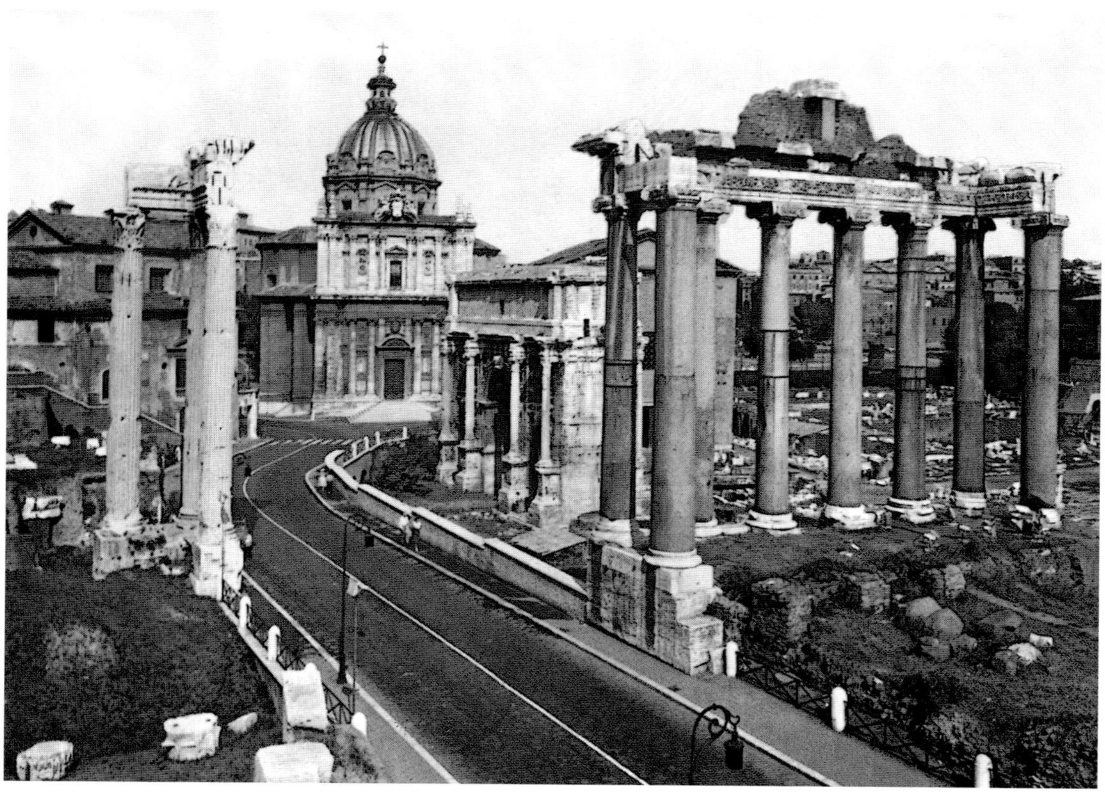

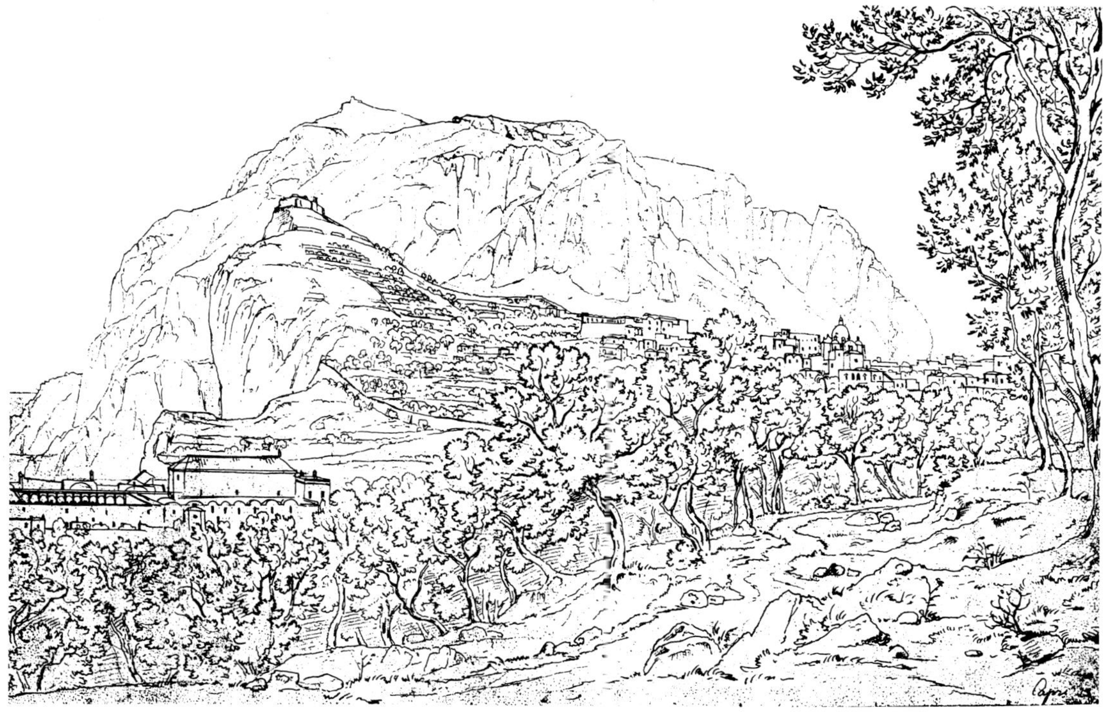

Blick auf Capri mit dem Monte Solaro

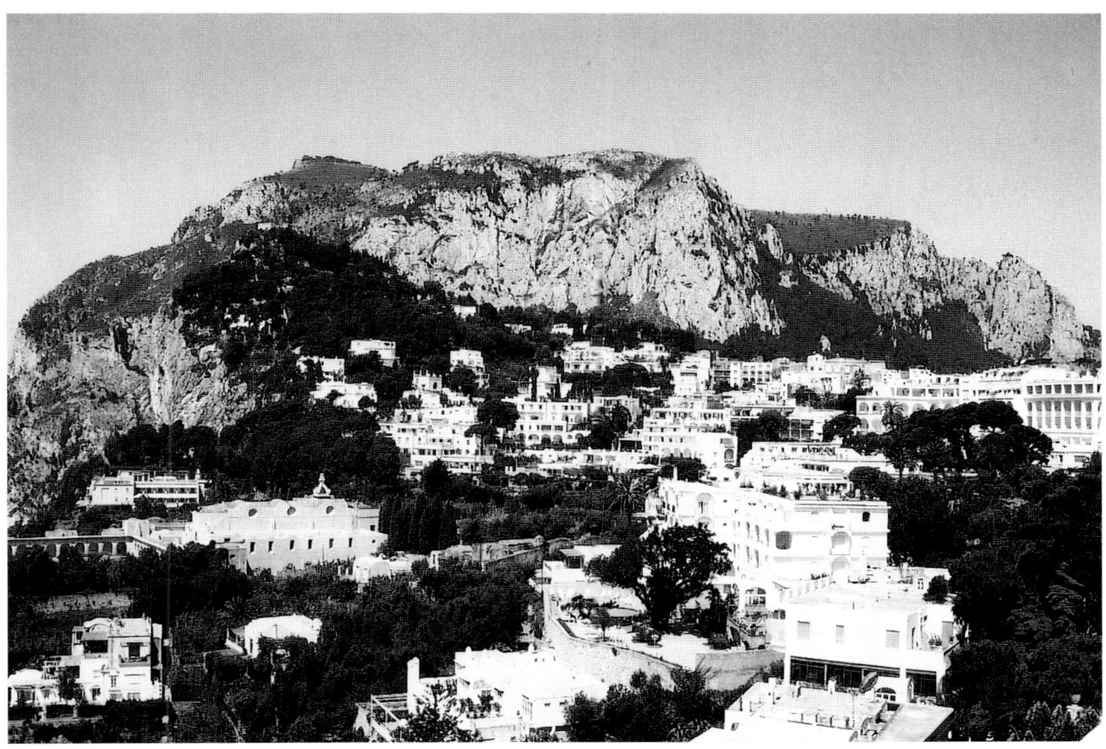

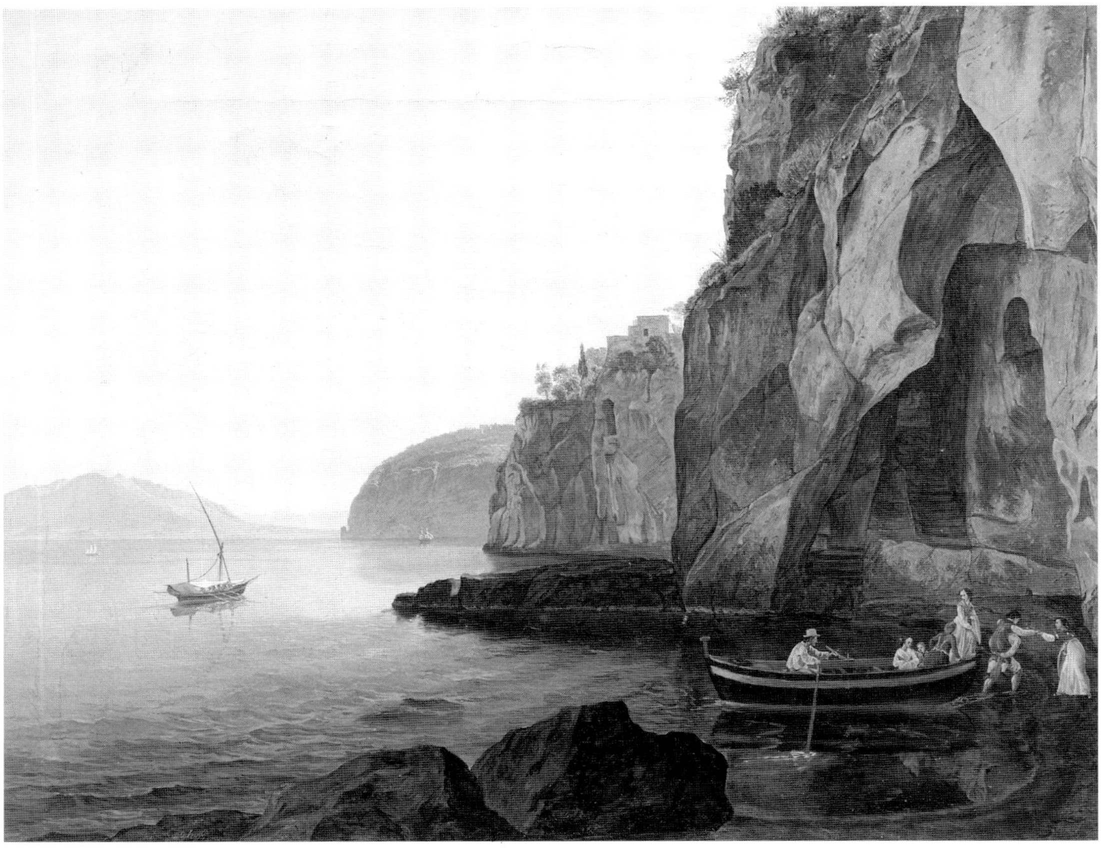

Die Cocumella bei Sorrent

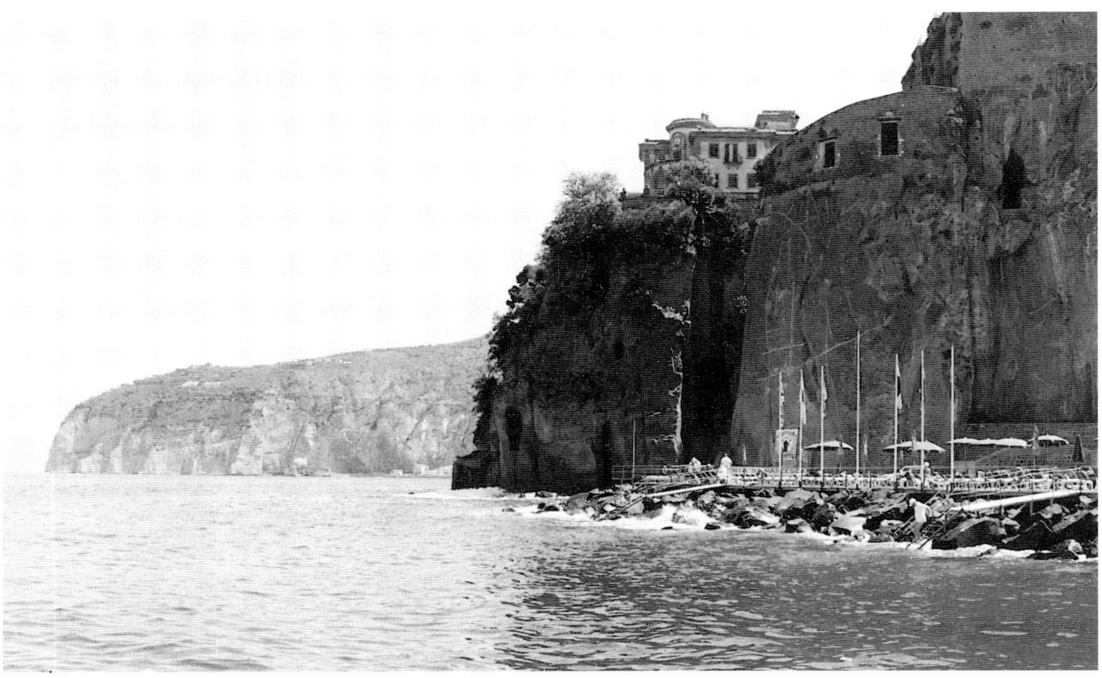

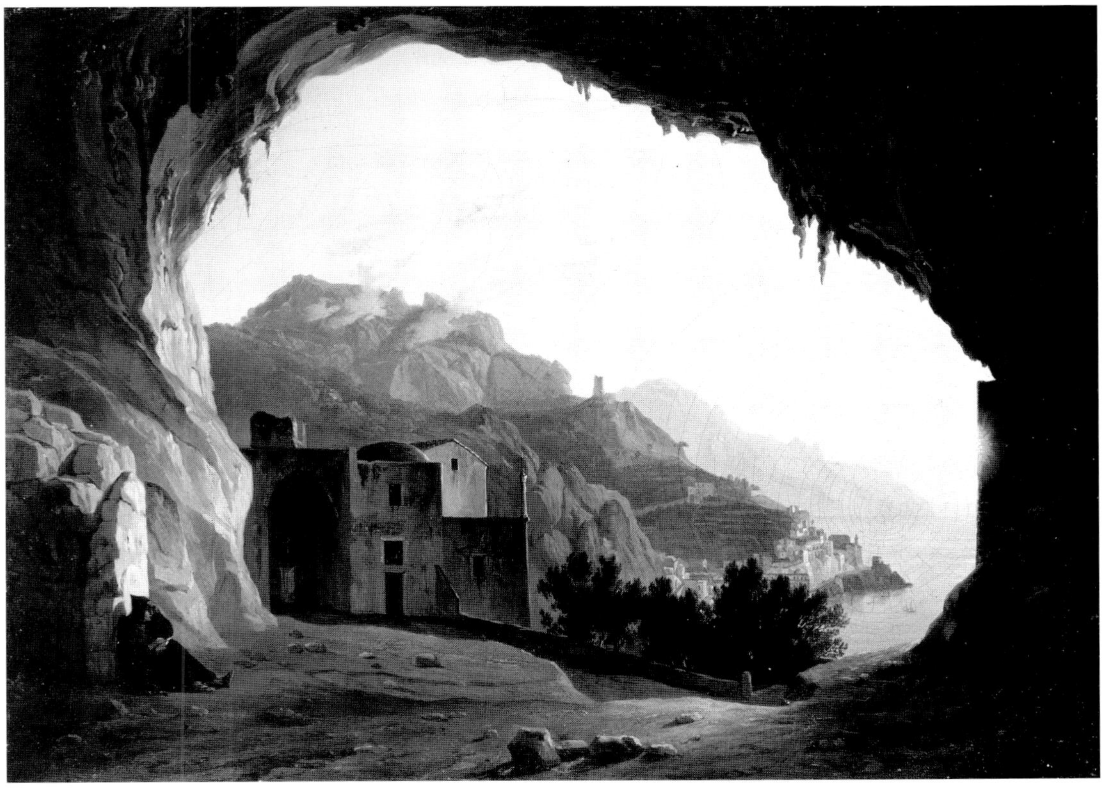

Grotte bei Amalfi

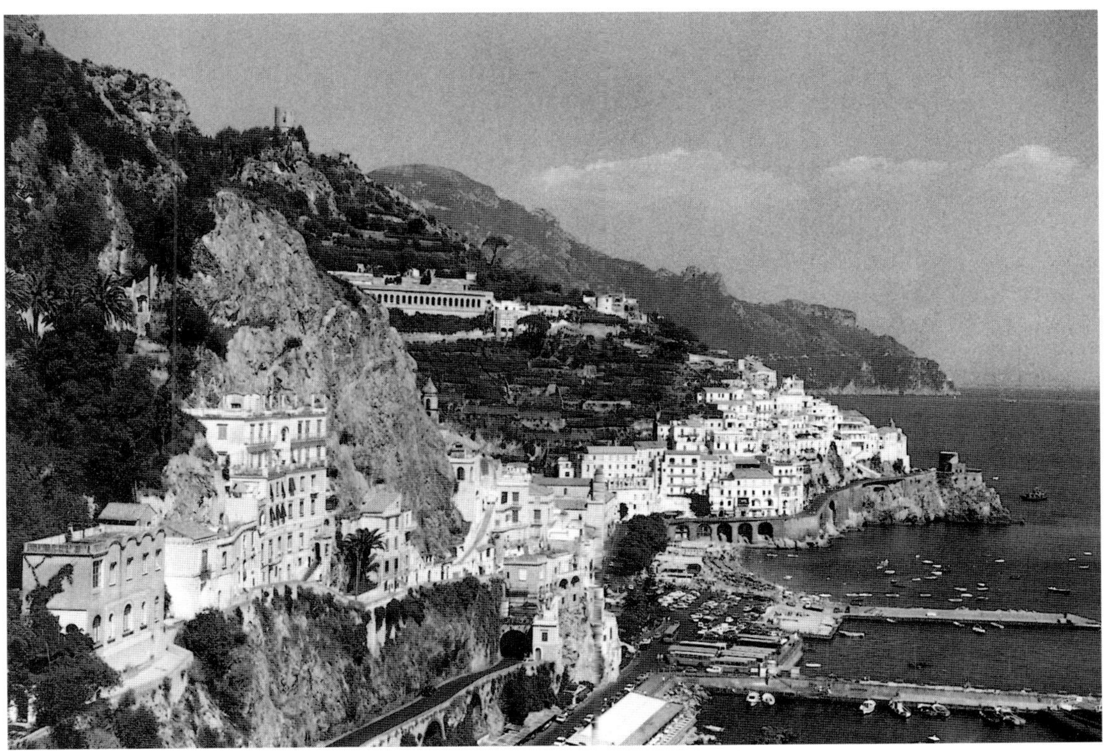

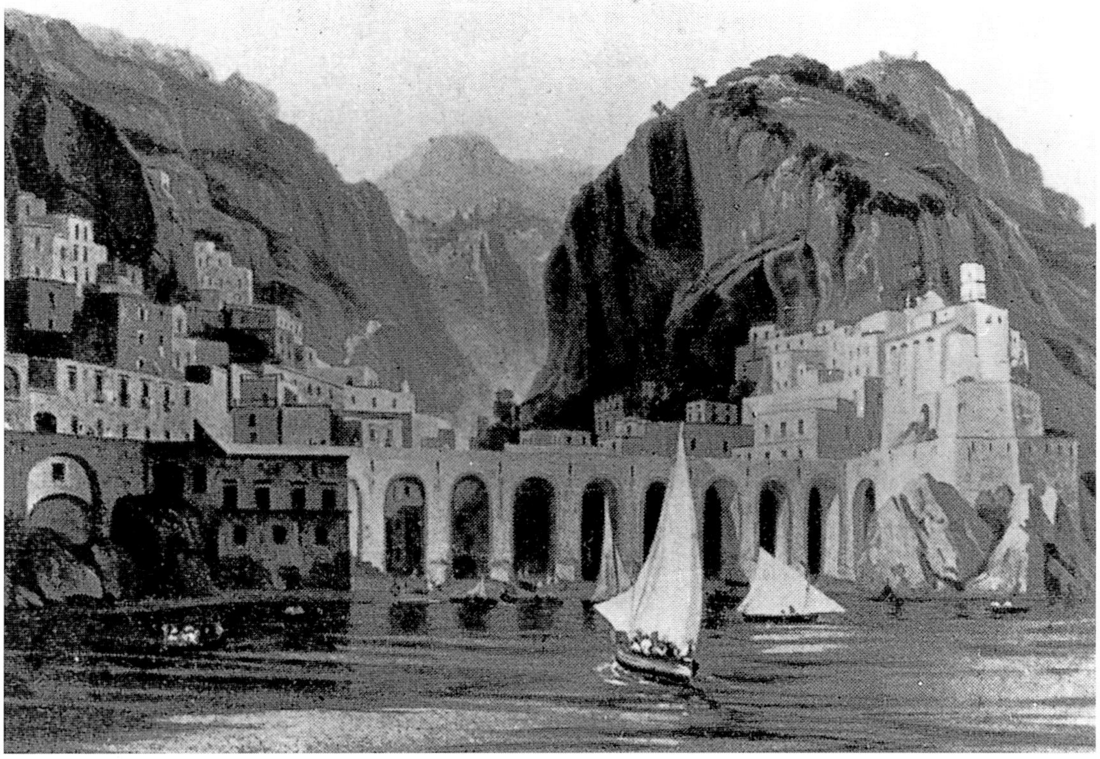

Blick auf Atrani vom Meer aus

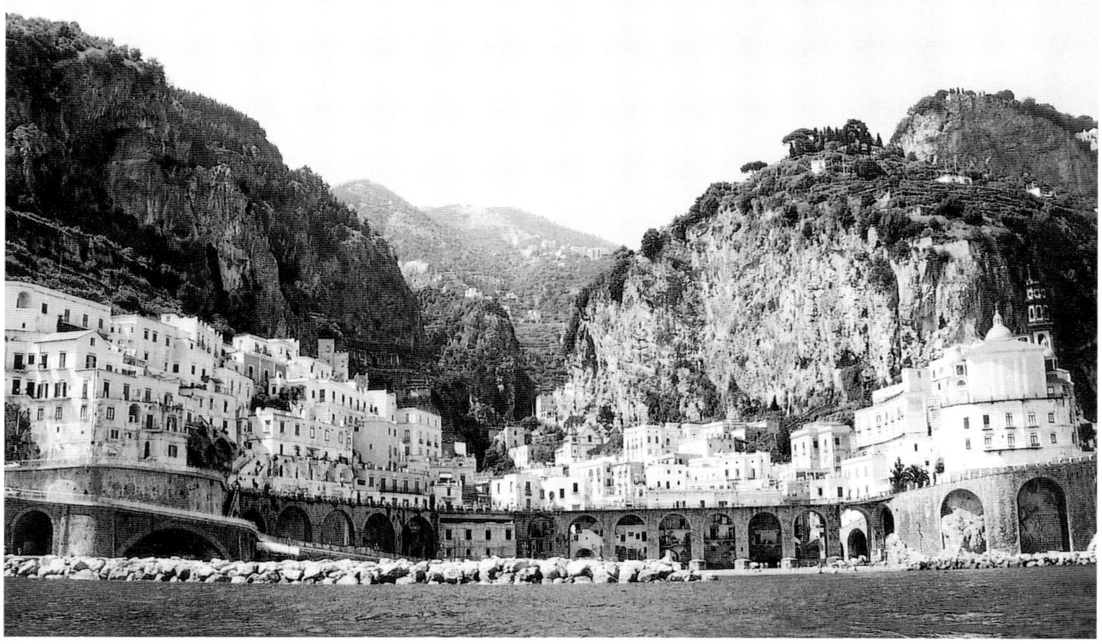

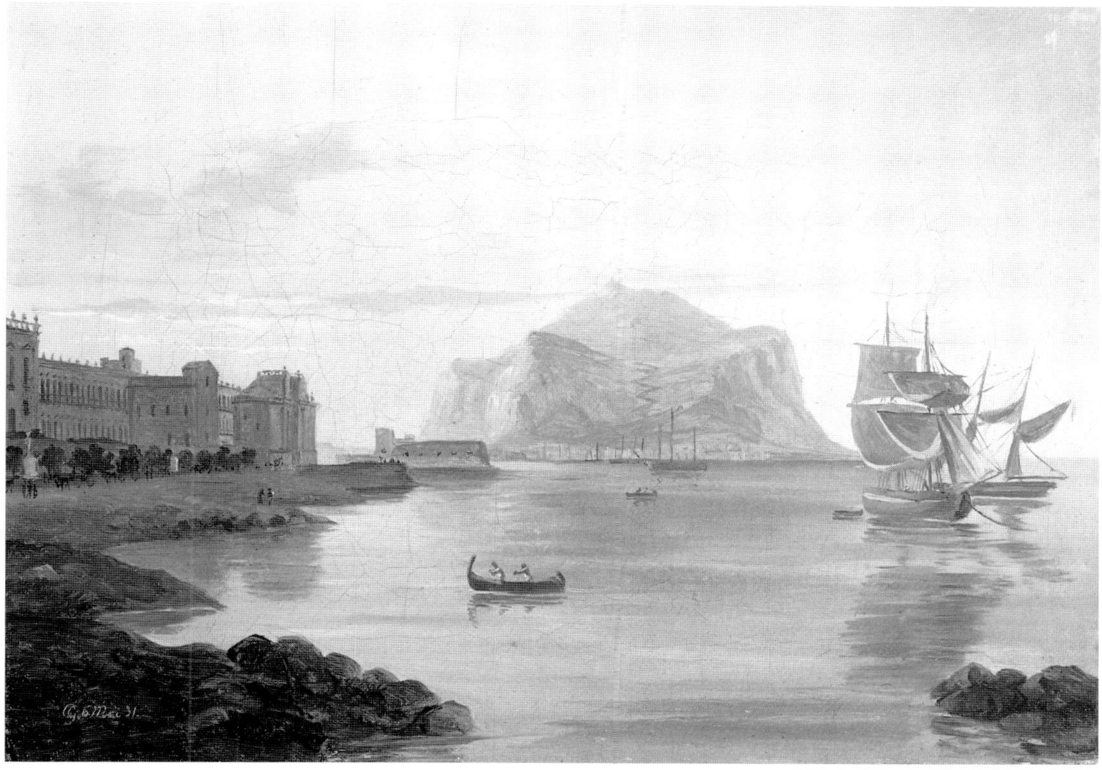

Hafen von Palermo mit dem Monte Pellegrino

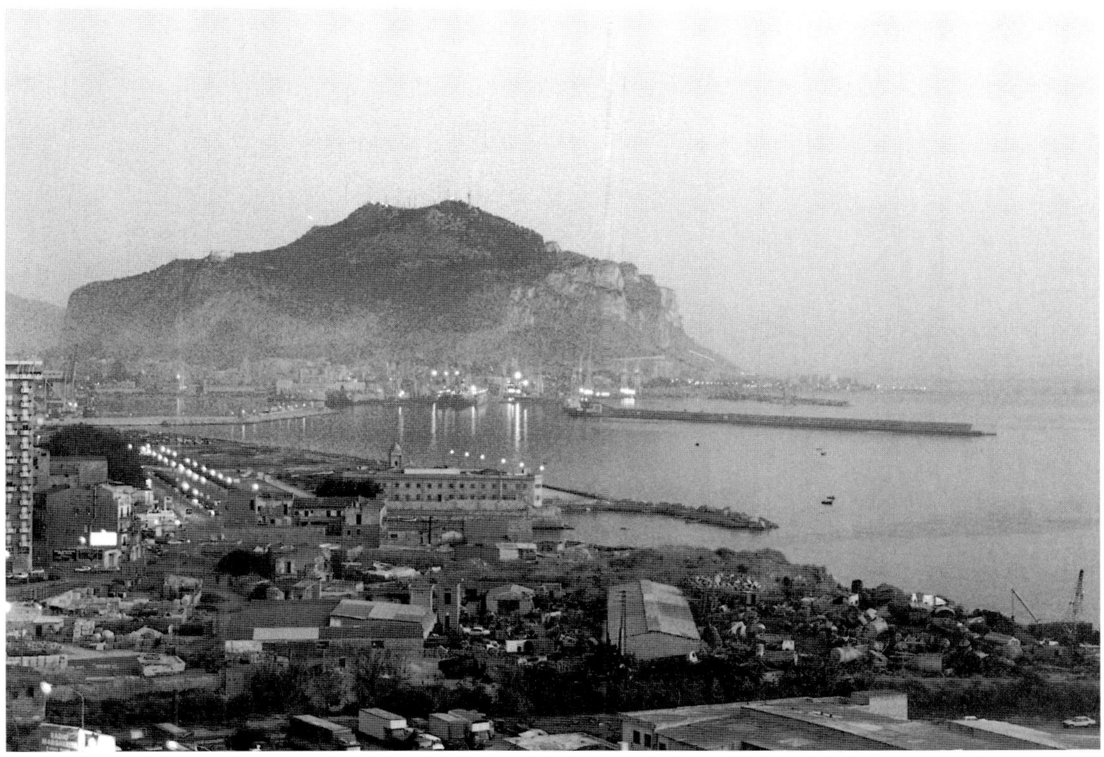

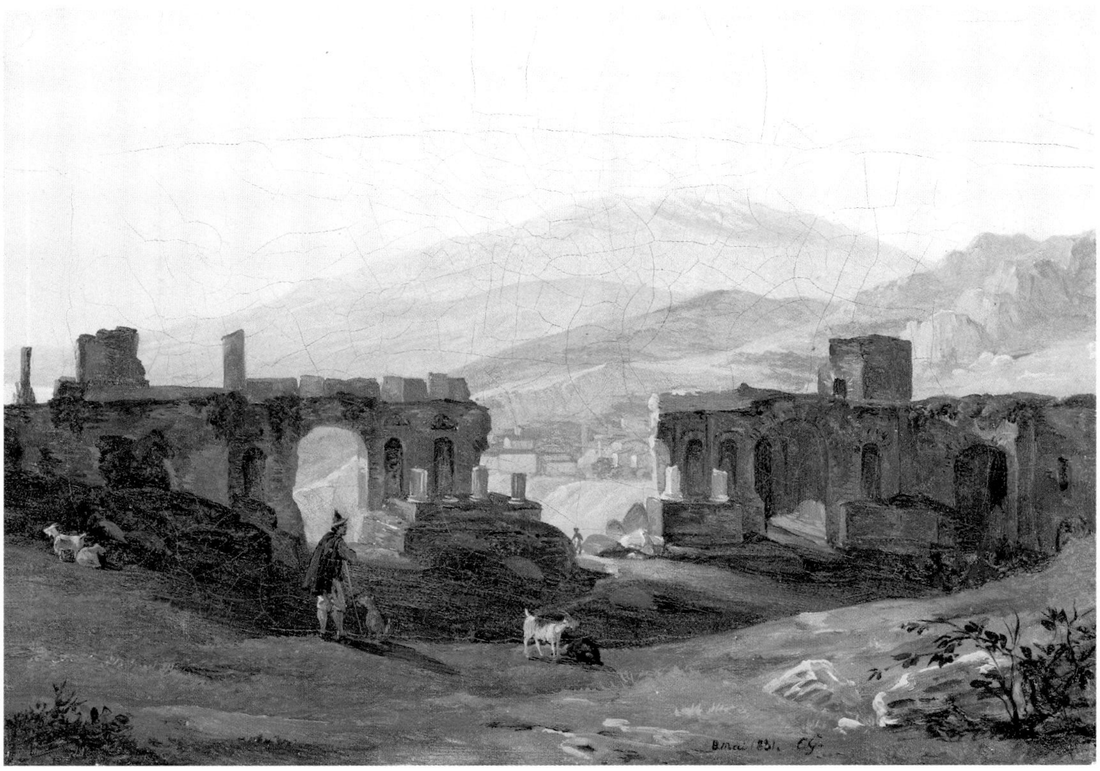

Das griechische Theater von Taormina

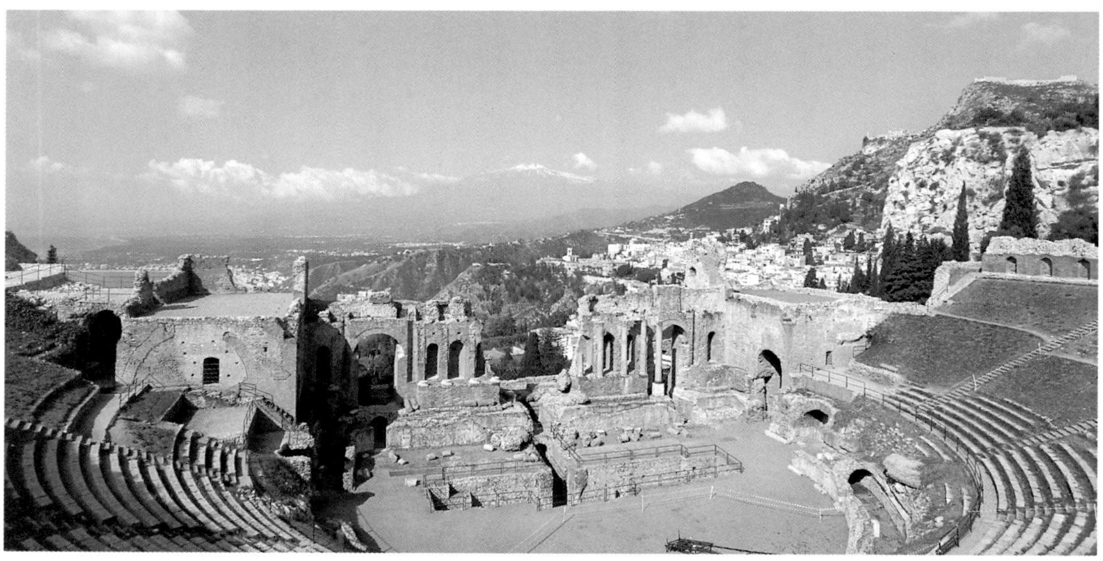

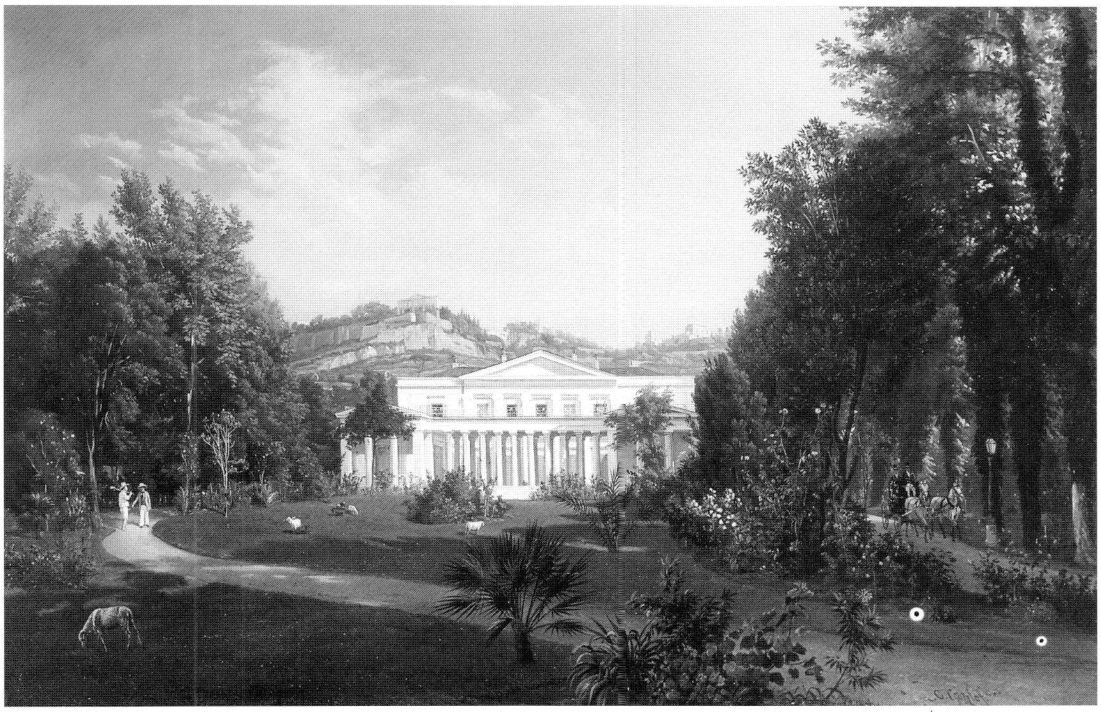

Villa Pignatelli alla Riviera di Chiaia

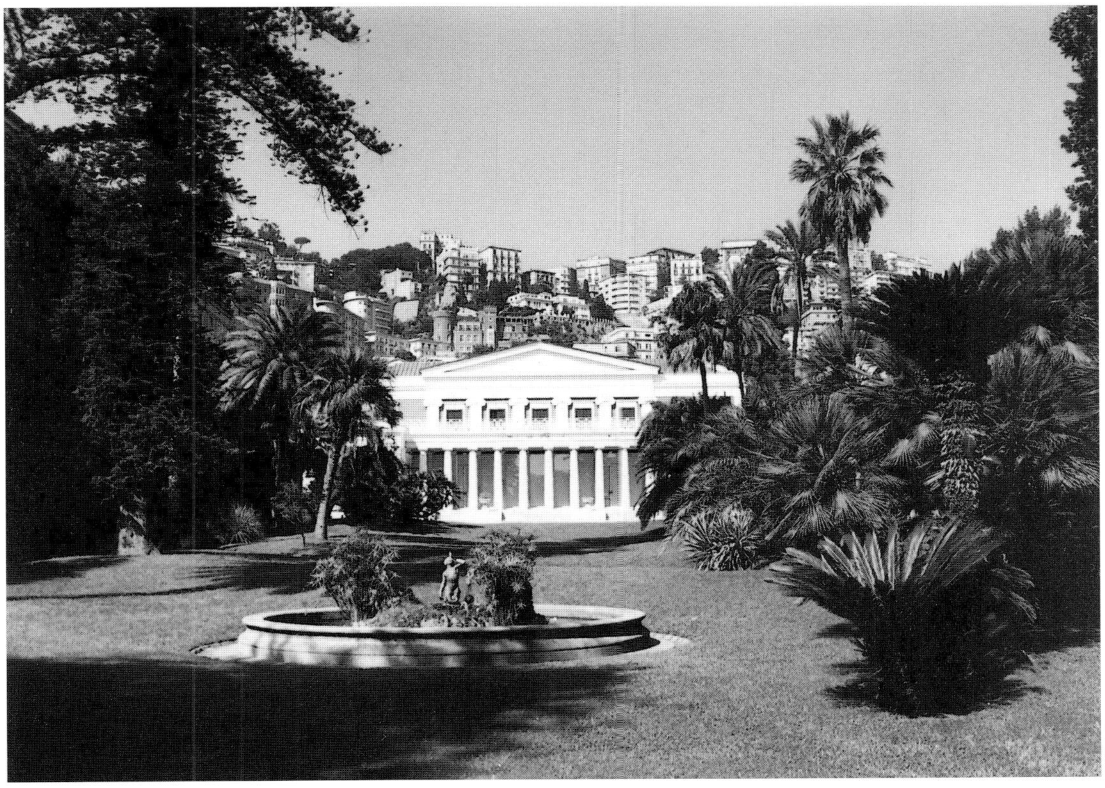

Katalog
Werkverzeichnis der Gemälde

(* verweist auf farbige Abbildung in diesem Band)

1817

1. *Felsige Landschaft – nach einem Kupferstich*
Öl auf Leinwand
Dresdener Kunstausstellung 1817
verschollen
2. *Cavalleriegefecht – nach einem Kupferstich*
Öl auf Leinwand
Dresdener Kunstausstellung 1817, Nr. 389
verschollen

1820

3. *Eine Landschaft im Mondschein*
Öl auf Leinwand
Dresdener Kunstausstellung 1820, Nr. 1
Boetticher Nr. 1
verschollen
4. *Partie im Uttewalder Grund*
(* Abb. 8)
Öl auf Leinwand, 69 x 78 cm
bezeichnet: C. Götzlow 1820
Dresdener Kunstausstellung 1820, Nr. 358
Boetticher Nr. 2
Würzburg, Privatbesitz
5. *Die Lochmühle im Liebethaler Grund*
(* Abb. 9)
Öl auf Leinwand, 59,5 x 68,5 cm
bezeichnet: C. Götzlof
Privatbesitz

1821

6. *Winterlandschaft mit gotischer Kirche*
(* Abb. 7)
Öl auf Leinwand, 67 x 85 cm
bezeichnet: C. Götzlof Pinx 1821
Großschönau, Damast- und Heimatmuseum

1822

7. *Gegend bei Tivoli*
Öl
erwähnt im »Artistischen Notizenblatt«
vom 5. Oktober 1822
verschollen
8. *Blick auf das Forum Romanum*
(* Abb. 14)
Öl auf Leinwand, 26 x 38 cm
bezeichnet: G
Privatbesitz
9. *Campagna-Landschaft mit Brücke, Grabmal und Gebirge*
(Abb. 19)
Öl auf Holz, 29,3 x 39 cm
signiert–1822
Auktion: Stuttgart, Ketterer 30. 10. 1956
Privatbesitz
10. *Partie mit Felsen in Olevano*
Öl auf Pappe, 19,5 x 24 cm
bezeichnet: Olevano 24. 08. 1822
Bicester, Privatbesitz
11. *Kalksteinfelsen in Olevano*
(* Abb. 50)
Öl auf Pappe, 29 x 37 cm
Bicester, Privatbesitz

1823

12. *Die östliche Ansicht von Olevano*
Öl
Dresdener Kunstausstellung 1823, Nr. 3a
erwähnt im »Artistischen Notizenblatt«
vom August 1823, S. 58
verschollen

1824

13. *Landschaft*
Öl
erwähnt im »Artistischen Notizenblatt«
Nr. 19, Oktober 1827, S. 74
Fürst Gagarin, russischer Gesandter in Rom
verschollen

1827

14. *Garten der Kapuziner bei Sorrent*
(* Abb. 37)
Öl auf Leinwand, 33 x 45 cm
bezeichnet: C. Götzloff 1827
Privatbesitz
15. *Hof bei Sorrent*
(* Abb. 38)
Öl auf Leinwand, 36 x 48 cm
bezeichnet: C. Götzloff 1827
Brüssel, Sammlung König von Belgien
Inv. Leopold I., Nr. 2
16. *Die Cocumella bei Sorrent*
(* Abb. 39)
Öl auf Leinwand, 37 x 48 cm
bezeichnet: C. Götzloff
Brüssel, Sammlung König von Belgien
Inv. Leopold I., Nr. 3
17. *Felsen am Meeresstrand*
Öl auf Leinwand
signiert–1827
Brüssel, Sammlung König von Belgien
Inv. Leopold I., Nr. 184
verschollen

1828

18. *Fischer angeln an der Küste*
Öl auf Leinwand, 24 x 55 cm
signiert–1828
Brüssel, Sammlung König von Belgien
Inv. Leopold II., Nr. 20
verschollen
19. *Fischer beim Einholen ihrer Netze*
Öl auf Leinwand, 24 x 55 cm
signiert–1828
Brüssel, Sammlung König von Belgien
Inv. Leopold II., Nr. 21
verschollen
20. *Blick aus dem Innenraum einer Badezelle von Pozzuoli*
Öl auf Leinwand
lt. Brief Carus vom 12. 05. 1828
verschollen
21. *Partie am Golf von Neapel*
Öl auf Leinwand, 32,5 x 40,5 cm
bezeichnet: C. Götzlof
ehemals im Besitz der Königin Olga von Württemberg, geb. Großfürstin von Rußland (1830–1898)
Auktion: Berlin, Spik 20. 10. 1971
Privatbesitz

um 1828

22. *Rauchender Orientale*
Öl auf Pappe, 12,5 x 25 cm
Bicester, Privatbesitz
23. *Sitzender italienischer Hirte*
Öl auf Pappe, 23,5 x 32,5 cm
Bicester, Privatbesitz
24. *Neapolitanische Fischer in einer Grotte*
(* Abb. 40)
Öl auf Leinwand, 25,5 x 35 cm
bezeichnet: C. Götzlof
Auktion: London, Christie's 19. 06. 1992
Privatbesitz
25. *Grotte bei Amalfi*
(* Abb. 41)
Öl auf Leinwand, 39,5 x 55,5 cm
bezeichnet: C. Götzloff
Dresden, Gemäldegalerie Neue Meister
Inv. Nr. 2990

1829

26. *Sentinella auf Ischia*
(* Abb. 36)
Öl auf Leinwand, 37 x 52 cm
bezeichnet: C. Götzloff 1829
Potsdam, Staatliche Schlösser und Gärten,
Schloß Charlottenhof
Inv. Nr. GK I 4481
27. *Blick von der Sentinella in Casamicciola gegen Osten*
(Abb. 64)
Öl auf Leinwand, 38 x 53,5 cm
bezeichnet: C. Götzloff Neapel. 1829
Potsdam, Staatliche Schlösser und Gärten,
Schloß Charlottenhof
Inv. Nr. GK I 4474
verschollen

um 1829

28. *Blick von der Veranda eines Hauses auf Ischia auf die Küste des Festlandes, Familienszene als Staffage*
Öl auf Leinwand, 36 x 56 cm
Auktion: Berlin, Lepke 05. 05. 1914
Privatbesitz
29. *Sorrent*
Öl auf Leinwand
signiert
Potsdam, Staatliche Schlösser und Gärten
Berliner Akademie-Ausstellung 1834, Nr. 1210
30. *Innere Ansicht der Blauen Grotte zu Capri*
Öl auf Leinwand, 42 x 65 cm
Boetticher Nr. 18
Auktion: Berlin, Lepke 28. 06. 1887
verschollen

1830

31. *Grotte bei Amalfi*
Öl auf Leinwand, 38 x 55,5 cm
signiert–1830
Auktion: München, Sotheby's 22. 06. 1993
Privatbesitz

um 1830

32. *Blick auf den Golf von Pozzuoli mit der Solfatara*
(* Abb. 49)
Öl auf Leinwand, 42 x 68 cm
bezeichnet: C. Götzlof
Privatbesitz
33. *Italienische Küste bei Massalubrense*
Öl auf Leinwand, 22 x 32 cm
bezeichnet: C. Götzlof
Auktion: Berlin, Spik 07. 12. 1978
Privatbesitz
34. *Zigeuner*
Öl auf Leinwand
signiert
ehemals Waschwitz bei Dresden, Kgl. Villa
München, Kunsthandlung Keller
Privatbesitz
35. *Neapolitanische Fischer*
Öl auf Leinwand
signiert
1926 dem Haus Hohenzollern verblieben
Potsdam, Staatliche Schlösser und Gärten
Inv. Nr. GK I 4131
36. *Kastell von Bajae*
Öl auf Leinwand, 40 x 65 cm
ehemals Prinz Johann Georg von Sachsen
verschollen
37. *Mühlental bei Amalfi*
(Abb. 72)
Öl auf Leinwand, 18 x 25 cm
bezeichnet: C. Götzloff
Auktion: Berlin, Graupe 06. 06. 1932
Privatbesitz
38. *Sant'Arcangelo presso la Cava*
(Abb. 69)
Öl auf Leinwand, 18 x 25 cm
bezeichnet: C. Götzloff
Auktion: Berlin, Graupe 06. 06. 1932
Privatbesitz
39. *La Cava presso Salerno*
(Abb. 70)
Öl auf Leinwand, 18 x 25 cm
bezeichnet: C. Götzloff
Auktion: Berlin, Graupe 06. 06. 1932
Privatbesitz
40. *Blick auf Atrani vom Meer aus*
(Abb. 71)
Öl auf Leinwand, 18 x 25 cm
bezeichnet: C. Götzloff
Auktion: Berlin, Graupe 06. 06. 1932
Privatbesitz
41. *Sorrento*
Öl auf Leinwand, 18 x 25 cm
bezeichnet: C. Götzloff
Auktion: Berlin, Graupe 06. 06. 1932
Privatbesitz
42. *S. Trinita de la Cava*
Öl auf Leinwand, 18 x 25 cm
bezeichnet: C. Götzloff
Auktion: Berlin, Graupe 06. 06. 1932
Privatbesitz
43. *S. Francesco di Amalfi*
Öl auf Leinwand, 18 x 25 cm
bezeichnet: C. Götzloff
Auktion: Berlin, Graupe 06. 06. 1932
Privatbesitz
44. *Porta di Massa a Sorrento*
Öl auf Leinwand, 18 x 25 cm
bezeichnet: C. Götzloff
Auktion: Berlin, Graupe 06. 06. 1932
Privatbesitz
45. *L'Avoccatella presso la Cava*
Öl auf Leinwand, 18 x 25 cm
bezeichnet: C. Götzloff
Auktion: Berlin, Graupe 06. 06. 1932
Privatbesitz
46. *Salerno*
Öl auf Leinwand, 18 x 25 cm
bezeichnet: C. Götzloff
Auktion: Berlin, Graupe 06. 06. 1932
Privatbesitz
47. *Golf von Neapel*
Öl auf Leinwand, 18 x 25 cm
bezeichnet: C. Götzloff
Auktion: Berlin, Graupe 06. 06. 1932
Privatbesitz
48. *Mondschein über Capri*
Öl auf Leinwand, 15,7 x 23,8 cm
Dresden, Oberbergrat Spitzer
verschollen
49. *Neapel Via Francesco Caracciolo*
Öl auf Karton, 25 x 36 cm
Rom, Nationalgalerie
Inv. Nr. 6688
50. *Neapel*
(* Abb. 87)
Öl auf Leinwand, 33 x 49 cm
bezeichnet: C. Götzloff
Kufstein, Privatbesitz
51. *Golf von Neapel*
Öl auf Leinwand, 39,5 x 61 cm
bezeichnet: C. Götzlof
Auktion: Köln, Kunsthaus am Museum 20. 03. 1985
Privatbesitz

1831

52. *Der Hafen von Palermo mit dem Monte Pellegrino*
(* Abb. 82)
Öl auf Leinwand, 15,7 x 22 cm
bezeichnet: C.G. 6. Mai 31.
Schweinfurt, Sammlung Schäfer
53. *Das griechische Theater von Taormina*
(* Abb. 83)
Öl auf Leinwand, 16,2 x 23 cm
bezeichnet: 8. Mai 1831. C.G.
Schweinfurt, Sammlung Schäfer

um 1831

54. *Blick auf das alte Theater in Taormina*
Öl auf Leinwand, 38,5 x 61,6 cm
bezeichnet: C. Götzlof
Dresden, Sammlung Friedrich August II.
verschollen
55. *Neapel*
Öl auf Leinwand, 19,5 x 29,6 cm
bezeichnet auf der Rückseite:
Neapel C. Götzlof pinx
Schweinfurt, Sammlung Schäfer
56. *Pozzuoli*
(* Abb. 48)
Öl auf Leinwand, 19,5 x 29,5 cm
bezeichnet auf der Rückseite:
C. Götzlof. P.
Schweinfurt, Sammlung Schäfer
57. *Stadtansicht von Palermo*
(* Abb. 56)
Öl auf Leinwand, 19,5 x 29,5 cm
bezeichnet auf der Rückseite:
Palermo C. Götzlof. P.
Schweinfurt, Sammlung Schäfer
58. *Sorrent*
Öl auf Leinwand, 19,5 x 29,6 cm
bezeichnet auf der Rückseite:
Sorrent C. Götzlof. P.
Schweinfurt, Sammlung Schäfer
59. *Der Hafen von Mergellina*
(* Abb. 59)
Öl auf Leinwand, 37 x 55 cm
bezeichnet: C. Götzlof
Auktion: München, Sotheby's
12. 12. 1990
Privatbesitz
60. *Am Golf von Palermo*
(* Abb. 60)
Öl auf Leinwand, 37 x 55 cm
bezeichnet: C. Götzlof
Auktion: München, Sotheby's
12. 12. 1990
Privatbesitz
61. *Palermo di Belmonte*
(* Abb. 57)
Öl auf Leinwand, 36,5 x 53,5 cm
bezeichnet: C. Götzlof
Tutzing, Privatbesitz

1832

62. *Sorrent vom Capo di Monte*
Öl auf Leinwand, 41,5 x 66 cm
signiert–1832
Auktion: München, Neumeister
13. 03. 1991
Privatbesitz

um 1832

63. *Ansicht von Sorrent*
(* Abb. 61)
Öl auf Leinwand, 36,5 x 56,5 cm
signiert
Leipzig, Museum der Bildenden Künste
64. *Blick auf Sorrent*
Öl auf Leinwand, 36 x 56 cm
signiert
Auktion: Berlin, Lepke 05. 05. 1914
Privatbesitz

1833

65. *Terrasse eines Hauses bei Neapel mit Blick zum Vesuv*
(* Abb. 58)
Öl auf Leinwand, 49 x 71 cm
bezeichnet: C. Götzloff 1833
Brüssel, Sammlung König von Belgien
Inv. Leopold I., Nr. 1012

um 1833

66. *Über dem Golf von Neapel*
(* Abb. 99)
Öl auf Leinwand, 29 x 40 cm
bezeichnet: C. Götzloff
Auktion: Berlin, Spik 18. 06. 1987
Privatbesitz

um 1835

67. *Ansicht von Neapel*
Öl auf Leinwand, 20,5 x 29,5 cm
bezeichnet: C. Götzlof
Boetticher Nr. 19
Danzig, Stadtmuseum
verschollen
68. *Capri von Massa aus*
Öl auf Leinwand, 33 x 47,5 cm
signiert
Boetticher Nr. 20
Danzig, Stadtmuseum
verschollen
69. *La Cava*
Öl auf Leinwand, 16 x 21,5 cm
bezeichnet: C. Götzlof
Boetticher Nr. 21
Danzig, Stadtmuseum
verschollen
70. *Nocera*
Öl auf Leinwand, 16 x 21,5 cm
signiert
Boetticher Nr. 22
Danzig, Stadtmuseum
verschollen
71. *Am Golf von Neapel*
Öl auf Leinwand, 12 x 16,8 cm
ehemals Dresden, Sammlung Geller
verbrannt

1836

72. *Tanzende Italiener in Neapel*
(* Abb. 86)
Öl auf Leinwand, 45 x 71,5 cm
bezeichnet: C. Götzloff Neapel 1836
Boetticher Nr. 3
Hamburg, Kunsthalle

um 1836

73. *Italienische Landschaft*
(* Abb. 85)
Öl auf Leinwand, 44,7 x 67,1 cm
bezeichnet: C. Götzlof
Hamburg, Kunsthalle

1837

74. *Ansicht von Corenno Plinio*
(Abb. 79)
Öl auf Leinwand, 45 x 63 cm
signiert
Auktion: Berlin, Spik 30. 10. 1969
Privatbesitz

75. *Oberitalienische Landschaft*
Öl auf Pappe, 22,5 x 31,5 cm
Bicester, Privatbesitz

um 1837/38

76. *Ansicht von Neapel*
(* Abb. 89)
Öl auf Leinwand, 39 x 57 cm
bezeichnet: C. Götzlof
Köln, Privatbesitz

77. *Ansicht von Sorrent*
(* Abb. 88)
Öl auf Leinwand, 39 x 57 cm
bezeichnet: C. Götzlof
Köln, Privatbesitz

1838

78. *Szene aus dem neapolitanischen Volksleben*
Öl auf Leinwand
signiert
Dresdener Kunstausstellung 1838
Boetticher Nr. 4
verschollen

79. *Szene aus dem neapolitanischen Volksleben*
Öl auf Leinwand
signiert
Dresdener Kunstausstellung 1838
Boetticher Nr. 5
verschollen

um 1840

80. *Veduta di Palermo dalla Guadagana*
Öl auf Leinwand, 56 x 82 cm
Palermo, La Persiana Galleria d'arte

81. *Tassos Haus in Sorrent*
Öl auf Holz, 23 x 28 cm
lt. Verzeichnis des Museums Reinharts-hausen von 1860–1870
verschollen

82. *Sorrent*
Öl auf Leinwand, 23 x 35 cm
bezeichnet: C. Götzloff
Kufstein, Privatbesitz

83. *Küstenpartie im Golf von Neapel*
Öl auf Karton, 21 x 30 cm
bezeichnet: C. Götzlof
Auktion: Bern, Stuker 12. und 13. 12. 1969
Privatbesitz

84. *Golf von Sorrent*
Öl auf Karton, 21 x 30 cm
bezeichnet: C. Götzlof
Auktion: Bern, Stuker 12. und 13. 12. 1969
Privatbesitz

85. *Ansicht von Neapel*
Öl auf Karton, 21 x 30 cm
bezeichnet: C. Götzlof
Auktion: Bern, Stuker 12. und 13. 12. 1969
Privatbesitz

86. *Ansicht von Pozzuoli*
Öl auf Karton, 21 x 30 cm
bezeichnet: C. Götzlof
Auktion: Bern, Stuker 12. und 13. 12. 1969
Privatbesitz

87. *Sorrent*
Öl auf Karton, 18 x 25 cm
bezeichnet: C. Götzlof
Auktion: München, Neumeister 24. bis 26. 09. 1969
Privatbesitz

88. *Neapel*
Öl auf Leinwand, 18 x 25 cm
bezeichnet: C. Götzlof
Auktion: München, Neumeister 24. bis 26. 09. 1969
Privatbesitz

89. *Abendstimmung am Golf von Neapel*
Öl auf Leinwand, 22,5 x 35 cm
bezeichnet: C. Götzloff
Privatbesitz

90. *Blick auf Capri von der Küste aus*
Öl auf Leinwand, 22,5 x 29 cm
Bicester, Privatbesitz

91. *Blick auf Sorrent*
Öl auf Leinwand, 29,5 x 40 cm
bezeichnet: C. Götzloff
Dresden, Kunsthandel R. Richter 1949
Privatbesitz

um 1842

92. *Blick aus einer Felsengrotte auf die Küste von Amalfi*
Öl auf Leinwand, 39,5 x 54 cm
bezeichnet: C. Götzloff
Schweinfurt, Sammlung Schäfer

um 1845

93. *Italienische Landschaft mit Landleuten*
(* Abb. 107)
Öl auf Holz, 19 x 24 cm
bezeichnet: C. Götzlof
Würzburg, Privatbesitz

94. *Golf von Palermo mit dem Kap Zafferano*
(* Abb. 81)
Öl auf Leinwand, 90 x 120 cm
bezeichnet: C. Götzlof
Privatbesitz

95. *Blick auf die Bucht von Sorrent mit dem Vesuv*
(* Abb. 101)
Öl auf Leinwand, 66 x 107 cm
München, Kunsthandel

96. *Villa Pignatelli alla Riviera di Chiaia, Neapel*
(* Abb. 94)
Öl auf Leinwand, 41 x 65 cm
London, Rothschild Archiv

97. *Palermo vom Monte Pellegrino aus*
Öl auf Leinwand, 39 x 62 cm
signiert
Boetticher Nr. 17
Auktion: Berlin, Lepke 28. 06. 1887
verschollen

1846

98. *Einschiffung von Landleuten an der Hafen-maut von Neapel*
(Abb. 96)
Öl auf Leinwand
ehemals Kaiserin von Rußland
1930 im Dresdner Kunsthandel
Boetticher Nr. 6
verschollen

99. *Der Golf von Neapel*
Öl auf Leinwand, 130 x 217 cm
ehemals Schloß Kamenz in Schlesien
Prinz Albrecht von Preußen
verschollen

100. *Der Golf von Bajae von der Solfatara aus gesehen*
Öl auf Leinwand, 130 x 217 cm
ehemals Schloß Kamenz in Schlesien
Prinz Albrecht von Preußen
Boetticher Nr. 7
verschollen

1847

101. *Die Küste von Vico bei Sorrent*
Öl auf Leinwand
ehemals Kaiserin von Rußland –
1847 vollendet
Boetticher Nr. 8
verschollen

um 1848

102. *Blick auf den Golf von Neapel*
Öl auf Leinwand, 87 x 134 cm
bezeichnet: Ca. Götzloff
Potsdam, Staatliche Schlösser und Gärten
103. *Golf von Neapel*
Öl auf Leinwand, 67,3 x 99 cm
bezeichnet: C. Götzlof
Auktion: London, Christie's 28. 11. 1980
Privatbesitz

1849

104. *Einnahme von Catania durch das 4. Berner Regiment in der Nacht vom 5. auf den 6. April 1849*
(* Abb. 90)
Öl auf Leinwand, 44 x 57 cm
bezeichnet: C. Götzlof
Boetticher Nr. 9
Bern, Kunstmuseum
Inv. Nr. 626
105. *Brand von Catania nach der Eroberung durch das Berner Regiment am 6. April 1849*
(* Abb. 91)
Öl auf Leinwand, 43,5 x 57 cm
bezeichnet: C. Götzlof
Boetticher Nr. 10
Bern, Kunstmuseum
Inv. Nr. 627

1850

106. *Der Golf von Neapel. Uferstraße mit Fuhrwerken und Staffage*
Öl auf Leinwand, 39 x 61 cm
Auktion: Stuttgart, Ketterer 30. 10. 1956
Privatbesitz

um 1850

107. *Blick auf Neapel vom Monte di Posillipo*
Öl auf Leinwand, 38,5 x 61,5 cm
bezeichnet: C. Götzlof
Zürich, Galerie Dr. Schenk
Privatbesitz
108. *Ansicht von Neapel*
(* Abb. 106)
Öl auf Leinwand, 38,5 x 61,2 cm
bezeichnet: C. Götzlof
Hamburg, Kunsthalle
109. *Golf von Neapel*
Öl auf Leinwand, 63,5 x 101,6 cm
bezeichnet: C. Götzlof
Auktion: London, Christie's 04. und 05. 06. 1970
Privatbesitz
110. *Neapolitanisches Volksleben am Largo di Castello*
(* Abb. 105)
Öl auf Leinwand, 104 x 164 cm
bezeichnet: C. Götzlof
Auktion: München, Neumeister 19. 09. 1990
Privatbesitz
111. *Golf von Neapel mit stark rauchendem Vesuv*
Öl auf Leinwand, 47 x 74 cm
bezeichnet: C. Götzlof
Auktion: Köln, Lempertz 12. 12. 1991
Privatbesitz
112. *Blick auf den Golf von Neapel*
(* Abb. 102)
Öl auf Leinwand, 57,5 x 83 cm
bezeichnet: C. Götzloff
Schweinfurt, Sammlung Schäfer
113. *Blick auf Neapel*
Öl auf Leinwand, 56 x 83,2 cm
unbezeichnet
Darmstadt, Städtische Kunstsammlungen
114. *Bucht von Neapel mit tanzenden Italienern*
(* Abb. 104)
Öl auf Leinwand, 86 x 133 cm
bezeichnet: C. Götzloff
Auktion: London, Christie's 20. 05. 1993
Privatbesitz
115. *Capo di Monte*
Öl auf Leinwand, 43 x 55,6 cm
Boetticher Nr. 15
116. *Ansicht von Neapel*
Öl auf Leinwand, 39 x 61 cm
bezeichnet: C. Götzloff
117. *Der Golf von Neapel oberhalb Portici*
Öl auf Leinwand, 30,5 x 43 cm
bezeichnet: C. Götzloff
Berlin, Privatbesitz
verschollen
118. *Palermo mit dem Monte Pellegrino, zwei Mönche im Vordergrund*
Öl auf Leinwand, 44 x 66 cm
signiert
Boetticher Nr. 16
Auktion: Berlin, Lepke 28. 06. 1887
Privatbesitz
119. *Palermo mit dem Monte Pellegrino*
(* Abb. 103)
Öl auf Leinwand, 39 x 62 cm
bezeichnet: C. Götzlof
Hamburg, Kunsthalle
120. *Vesuv mit Monte Somma von Neapel aus*
Öl auf Leinwand, 39 x 61,5 cm
bezeichnet: C. Götzlof
Auktion: München, Neumeister 13. 03. 1991
Privatbesitz

um 1855

121. *Über der Bucht von Neapel*
Öl auf Leinwand, 42,5 x 65,5 cm
signiert
Auktion: London, Phillips 16. 11. 1993
Privatbesitz
122. *Sorrent*
Öl auf Leinwand, 44 x 66,4 cm
bezeichnet: C. Götzlof
Boetticher Nr. 14
Hamburg, Kunsthalle
123. *Der Golf von Sorrent bei Vico*
(* Abb. 110)
Öl auf Leinwand, 50 x 76 cm
signiert
Auktion: München, Neumeister 12. 12. 1990
Privatbesitz

1856

124. *Die Küste von Sorrent mit dem Vesuv*
(* Abb. 109)
Öl auf Leinwand, 48 x 68 cm
signiert: C. Götzlof Juli 1856
Levanto, Claudio Emmer

um 1860

125. *Die Bucht von Palermo mit dem Monte Pellegrino*
Öl auf Leinwand, 32,3 x 48,1 cm
bezeichnet: C. Götzloff
Tutzing, Privatbesitz

um 1861

126. *Ansicht von Neapel*
Öl auf Leinwand
Dresdener Akademieausstellung 1861
Boetticher Nr. 11
verschollen

127. *Ansicht von Palermo*
Öl auf Leinwand
Dresdener Akademieausstellung 1861
Boetticher Nr. 12
verschollen

128. *Ansicht von Sorrent*
Öl auf Leinwand
Dresdener Akademieausstellung 1861
Boetticher Nr. 13
verschollen

um 1864

129. *Gefangennahme von Guido Edmondo*
(* Abb. 111)
Öl auf Leinwand, auf Holz aufgezogen, oval 47 x 60 cm
Levanto, Claudio Emmer

um 1865

130. *Blick über Gräber zum Vesuv*
(Abb. 113)
Öl auf Papier, 25,4 x 34,4 cm
Rom, Nationalgalerie
Inv. Nr. 6699

Nachtrag zum Werkverzeichnis Gemälde:

1829

131. *Castel Nuovo bei Bajae*
Öl
Se. Kgl. Hoheit Prinz Johann Georg, Herzog von Sachsen
Ausstellung Dresdner Maler und Zeichner 1800–1850. Veranstaltet vom sächs. Kunstverein zu Dresden. Mitte April bis Ende Mai 1908. Brühlsche Terrasse.
Nr. 79

um 1830

132. *Frau mit Fächer*
Öl auf Pappe, 21 x 26,7 cm
Rom, Galleria Nazionale d'Arte Moderna
Inv. Nr. 6682

1837

133. *Oberitalienische Landschaft*
Öl auf Pappe, 22,5 x 31,5 cm
Bicester, Privatbesitz

um 1845

134. *Landschaft bei Reggio di Calabria*
Öl auf Leinwand, 86,4 x 132,1 cm
New York, Kunsthandel

Der Nachlaß von Carl Wilhelm Götzloff befand sich noch bis vor wenigen Jahrzehnten im Besitz seines Urenkels, Herrn Claudio Emmer in Levanto. Dieser verkaufte circa 1500 Zeichnungen, Skizzen und Ölstudien an die Galleria Nazionale d'Arte Moderna in Rom. Dank der Liebenswürdigkeit von Soprintendente Augusta Monferini konnte ich dieses unveröffentlichte Material einsehen, doch leider waren die gewünschten Fotografien nicht zu erhalten.

Bibliographie

All'ombra del Vesuvio. Napoli nella veduta europea dal Quattrocento all'Ottocento. Napoli-Castel Sant'Elmo 12.05.–29.07.1990. Napoli 1990.

Anazawa, Kazuo: Caspar David Friedrich und sein Kreis. Tokyo 1978.

Andresen, Andreas: Die Deutschen Maler-Radirer (Peintres-Graveurs) des 19. Jahrhunderts nach ihrem Leben und Werken. 2 Bde. Leipzig 1866.

Becker, Felix & Thieme, Ulrich: Allgemeines Lexikon der bildenden Künste von der Antike bis zur Gegenwart. Bd. 14. Leipzig 1921, S. 328f.

Billesberger, Siegfried: Sammlung Hans Geller. München 1992.

Böttiger, Carl August (Hrsg.): Artistisches Notizenblatt (Zur Dresdner Abendzeitung). Dresden 1822–34.

Bülck, Elisabeth: Carl Gustav Carus, sein Leben und sein Werk im Verhältnis zu Caspar David Friedrich und dessen anderen Schülern betrachtet. (Diss.) Hamburg 1943.

Carl Gustav Carus und die zeitgenössische Dresdner Landschaftsmalerei. Ausstellung im Alten Rathaus Schweinfurt 14.–25.10.1970.

Carus, Carl Gustav: Reise durch Deutschland, Italien und der Schweiz im Jahre 1828. Bd. 1. Leipzig 1835.

Carus, Carl Gustav: Lebenserinnerungen und Denkwürdigkeiten. Bd. 2. Leipzig 1865.

Causa, Raffaello: La Scuola di Posillipo. Milano 1967.

Deutsche Romantik. Gemälde. Zeichnungen. Staatliche Museen/Nationalgalerie Berlin 1965.

Dittrich, Christian: Vermißte Zeichnungen des Kupferstich-Kabinettes Dresden. Dresden 1987.

Dittrich, Christian: Von Bronzino bis Menzel. Kupferstich-Kabinett der Staatlichen Kunstsammlungen Dresden. Dresden 1990.

Einem, Herbert von: Deutsche Malerei des Klassizismus und der Romantik. 1760–1840. München 1978.

Feuchtmayr, Inge: Johann Christian Reinhart 1761–1847. Monographie und Werkverzeichnis. Passau 1975.

Fino, Lucio: Capri nelle stampe. Vedute costumi e scene di vita popolare. Napoli 1990.

Friedrich, Karl Joseph: Liebenswerte Künstlergestalten um Ludwig Richter. Leipzig/Hamburg 1940.

Führich, Joseph von: Briefe aus Italien an seine Eltern. Freiburg im Breisgau 1883.

Geismeier, Willi: Die Malerei der deutschen Romantiker. Dresden 1984.

Geller, Hans: 150 Jahre deutsche Landschaftsmalerei. Erfurt 1951.

Geller, Hans: Die Bildnisse der deutschen Künstler in Rom 1800–1830. Berlin 1952.

Geller, Hans: I Pifferari. Musizierende Hirten in Rom. Leipzig 1954.

Geller, Hans: Ernste Künstler fröhliche Menschen. Zeichnungen und Aufzeichnungen deutscher Künstler in Rom zu Beginn des 19. Jahrhunderts. München 1947.

Geller, Hans: Romfahrer der Dresdner Kunstakademie – ein Beitrag zur Geschichte der Akademie anläßlich ihres 200jährigen Bestehens im Jahre 1964. Dresden 1960. Maschinenschrift in Verwahrung des Instituts für Denkmalpflege Dresden. (Typoskript: Carl Wilhelm Götzloff, 25 S., im Besitz von Ernst-Alfred Lentes.)

Gemäldegalerie Dresden Neue Meister. Bestandskatalog. Dresden 1987.

Götzloff, Adrian: Brief vom 04.07.1826. Aufbewahrt in den Akten des Hauptstaatsarchivs in Dresden (Min. f. Aus. Angel. Rom, Vol. XIII).

Graupe, Paul: Sammlungen Schloß Reinhartshausen Rheingau. Aus dem Besitz S.K.H. des Prinzen Heinrich von Preußen. Berlin 1932.

Greifenhagen, Adolf: Griechische Vasen auf Bildern des 19. Jahrhunderts. Heidelberg 1978.

Gurlitt, Ludwig: Louis Gurlitt. Ein Künstlerleben des XIX. Jahrhunderts. Berlin 1912.

Hebbel, Friedrich: Briefe. Bd. 3: 1844–1846. Berlin 1905.

Hinz, Sigrid: Caspar David Friedrich in Briefen und Bekenntnissen. Berlin 1968.

Hochschule für Bildende Künste Dresden. Von der Königlichen Kunstakademie zur Hochschule für Bildende Künste. Dresden 1987.

Hoffmann, Hans: Schloß Charlottenhof und die Römischen Bäder. Potsdam-Sanssouci 1985.

Howoldt, Jenns Eric: Hamburger Kunsthalle. München 1985/1989.

Hufschmidt, Tamara Felicitas: Antico Caffè Greco. Gruppo dei Romanisti. Rom o.J.

Ipser, Karl: Mit Goethe in Italien. Herrsching 1987.

Jahn, Johannes: Wörterbuch zur Kunst. Stuttgart 1989.

Johan Christian Dahl 1788–1857. Ein Malerfreund Caspar David Friedrichs. 11.11. 1988–15.01.1989. Neue Pinakothek München 1988.

Kleßmann, Eckhart: Die deutsche Romantik. Köln 1979.

Kraft, Maria: Katalog der Meister des 19. Jahrhunderts in der Hamburger Kunsthalle. Hamburg 1969.

Krimmel, Bernd: Darmstadt in der Zeit des Klassizismus und der Romantik. Darmstadt 1978.

Kügelgen, Wilhelm von: Jugenderinnerungen eines alten Mannes. Stuttgart o.J.

Kunstgalerie Gera: Heinrich Reinhold (1788–1825). Italienische Landschaften. Zeichnungen, Aquarelle, Ölskizzen, Gemälde. Eine Ausstellung aus Anlaß seines 200. Geburtstages. Gera 1988.

Kuthy, Sandor: Kunstmuseum. Gemälde des 19. Jahrhunderts. Bern 1983.

Landert, Markus: Augenblick und Ewigkeit. In: Berner Kunstmitteilungen, Nr. 275. Bern, Mai–August 1990.

Laubmann, G.v./Scheffler, L.v.: Die Tagebücher des Grafen August von Platen. Bd. 2. Stuttgart 1900.

Laux, Walter Stephan: Ideal und Idyll. Zeichnungen und Aquarelle des 19. Jahrhunderts in der Kunsthalle Mannheim. Weinheim 1988.

Lentes, Ernst-Alfred: Carl Wilhelm Götzloff – ein deutscher Maler in Italien. Jahresschrift 1992 Damast- und Heimatmuseum Großschönau. Großschönau 1993.

Lentes, Ernst-Alfred: Southern Italy in European Art of the Romantic Period: C.W. Götzloff / Il Mezzogiorno nella pittura romantica europea: Carl Wilhelm Götzloff. In: Stagioni d'Italia, Bd. 3. Napoli 1991, S. 91-101.

Lüdemann, W. von & Witte, C.: Carl Frommel's pittoreskes Italien. Leipzig 1840.

Lutterotti, Otto R. von: Joseph Anton Koch. Leben und Werk. Wien/München 1985.

Majo, Elena di: Anton Sminck van Pitloo (1791–1837). Un paesaggista olandese a Napoli: Ventisette opere ritrovate. Galleria Carlo Virgilio 14.05.–14.06.1985. Roma 1985.

Merrem, Gerhard: Reise durch Salzburg und Tyrol nach Italien. Düsseldorf 1842.

Museum der Bildenden Künste Leipziger Kunstverein. Deutsch-Römische Malerei und Zeichnungen 1790–1830. Leipzig 1926.

Nagler, G.K.: Neues allgemeines Künstler-Lexikon oder Nachrichten von dem Leben und den Werken der Maler, Bildhauer, Baumeister, Kupferstecher, Lithographen, Formschneider, Zeichner, Medailleure, Elfenbeinarbeiter etc. (1835–1852). Bd. 5. München 1837.
Neidhardt, Hans Joachim: Die Malerei der Romantik in Dresden. Leipzig 1976.
Neidhardt, Hans Joachim: Ludwig Richter. Leipzig 1991.
Noack, Friedrich: Das Deutschtum in Rom seit dem Ausgang des Mittelalters. Bd. 2. Berlin/Leipzig 1927.

Occhipinti, Emanuele: Capri: historischer und geographischer Reiseführer. Como 1986.
Ostländer, Elke: Kunsträume. Die Länder zu Gast in der Nationalgalerie Berlin. Berlin 1987.

Peters, Ursula: Künstlerleben in Rom. Bertel Thorvaldsen (1770–1844). Der dänische Bildhauer und seine deutschen Freunde. Nürnberg 1991.

Quandt, Johann Gottlob: Über die neuesten Kunstleistungen deutscher Meister in Rom. In: Boettiger, Carl August (Hrsg.): Artistisches Notizenblatt. Dresden Juli 1824.

Räuber, Hellmut: Wo Wagners musikalische Lohengrin-Skizzen entstanden. Liebethaler Grund – einst Tor zur Sächsischen Schweiz. In: Sächsische Zeitung, 47. Jg., Nr. 265. Dresden 13.11.1992, S. 34.
Richter, Ludwig: Lebenserinnerungen eines deutschen Malers. Selbstbiographie nebst Tagebuchniederschriften und Briefen. Leipzig 1909.
Richter, Ludwig: Lebenserinnerungen eines deutschen Malers. Berlin 1922.
Ludwig Richter und sein Kreis. Ausstellung zum 100. Todestag im Albertinum zu Dresden. März bis Juni 1984. Leipzig 1984.
Riemann, Gottfried: Karl Friedrich Schinkel. Reisen nach Italien. Berlin 1979.
Robels, Hella: Sehnsucht nach Italien. Bilder deutscher Romantiker. München 1974.
Romantische Landschaften. Museum Folkwang, Essen, 28.06.–23.08.1981.
Roquette, Otto: Friedrich Preller. Ein Lebensbild. Frankfurt 1883.
Ruhmer, Eberhard: Neue Pinakothek München. Katalog. München 1989.

Schenk-Sorge, Jutta: Carl Blechen und der Beginn der Freilichtmalerei. Bonn 1989.
Schnorr von Carolsfeld, Julius: Briefe aus Italien, geschrieben in den Jahren 1817 bis 1827. Gotha 1886.
Schuster, Peter-Klaus (Hrsg.): Carl Blechen. Zwischen Romantik und Realismus. München 1990.
Sieber, Helmut: Schlösser in Schlesien. Frankfurt am Main 1971.
Stahr, Adolf: Ein Jahr in Italien. 3 Bde. Oldenburg 1848.

Troisi, Sergio: Vedute di Palermo. Palermo 1991.

»Werte der Deutschen Heimat. Pirma und seine Umgebung.« Hrsg. von der Akademie der Wissenschaften der DDR, Institut für Geographie und Geoökologie – Arbeitsgruppe Heimatforschung. Berlin 1965.
Wickert, Lothar: Theodor Mommsen. Eine Biographie. Bd. 2: Wanderjahre. Frankreich und Italien. Frankfurt a.M. 1964.
Winkler, Gerhard: Biographische Skizze zum Leben und Werk des Künstlers. In: Heinrich Reinhold (1788–1825). Italienische Landschaften. Eine Ausstellung aus Anlaß seines 200. Geburtstages in der Kunstgalerie Gera 1988.

Ortsregister

(Abbildungsnummern sind kursiv gesetzt.)

Personenregister

(Abbildungsnummer sind kursiv gesetzt.)

Fotonachweis

Sämtliche Vorlagen der Schwarzweißreproduktionen und der Farbtafeln, die in diesem Verzeichnis nicht aufgeführt sind, stammen aus dem Archiv des Autors. Angegeben sind die Abbildungsnummern.

Berlin-Brandenburg, Stiftung Preussische Schlösser und Gärten 36, 64
Bern, Kunstmuseum 90, 91
Chemnitz, Städtische Kunstsammlungen 78, 92
Dresden, Deutsche Fotothek 25, 66, 68
Dresden, Gemäldegalerie Neue Meister 41
Dresden, Kupferstich-Kabinett 2, 4, 5, 10, 11, 13, 20, 21, 22, 23, 24, 27, 31, 42, 54, 62, 112
London, Christie's 1, 32, 35, 40, 104
München, Sotheby's 59, 60, 94
Rom, Bibliotheca Hertziana 76
Schweinfurt, Sammlung Georg Schäfer 48, 56, 82, 83, 96 a, 100, 102
Vaduz, Stiftung Ratjen 12
Veste Coburg, Kunstsammlungen 67

C. G. Boerner, Düsseldorf 33, 34
Güther Heidisch-Becker, Großschönau 7
Arno Hensmanns, Kassel 45
Christoph Sandis, Leipzig 61
Giuseppe Schiavinotto, Rom 3, 15, 16, 65, 77, 84, 95, 98, 113
Speltdoorn et Fils, Brüssel 38, 39, 58
Elke Walford, Hamburg 47, 73, 85, 86, 103, 106